人体解剖规范

主　编　海向军

副主编　马　斌

编　委（按姓氏拼音排序）

白静雅　海向军　　马　斌

莫晓丹　欧阳思维　魏　栋

U0200581

科学出版社

北京

内 容 简 介

本书以人体大体标本解剖规范为基准，解剖人体较大、层次界线清晰和容易操作的部位，包括上肢、下肢、胸部、腹部、盆部和头颈等。编写方式突破传统系统解剖学和局部解剖学的人体系统结构。编写中重视人体大体标本解剖操作规范，同时结合现代临床医学需要，详细阐述操作步骤的每一环节，准确把握人体解剖规范要领。内容编写中突出解剖规范和解剖层次，绘制解剖层次模式图，总结各部位的结构层次及内容，帮助学生更好地掌握各部位的重点，起到事半功倍的效果。内容编写中强调临床应用，每章节（除第八章外）均设有临床应用解剖，帮助学生提高对临床实践的认知，培养学生的临床思维能力，达到培养学生早期接触临床的目的。

本书可作为临床医学类本科生、专业硕士研究生、住院医师规范化培训人员及临床青年工作者的参考用书。

图书在版编目（CIP）数据

人体解剖规范/海向军主编. —北京：科学出版社，2022.11
ISBN 978-7-03-073705-2

Ⅰ.①人… Ⅱ.①海… Ⅲ.①人体解剖学–规范 Ⅳ.① R322-65

中国版本图书馆 CIP 数据核字（2022）第 208282 号

责任编辑：朱 华 钟 慧/责任校对：宁辉彩
责任印制：李 彤/封面设计：陈 敬

科 学 出 版 社 出版
北京东黄城根北街 16 号
邮政编码：100717
http://www.sciencep.com
北京中石油彩色印刷有限责任公司 印刷
科学出版社发行 各地新华书店经销
*

2022 年 11 月第 一 版 开本：787×1092 1/16
2023 年 11 月第二次印刷 印张：11
字数：325 000
定价：98.00 元
（如有印装质量问题，我社负责调换）

前　言

　　人体解剖学是医学的基础学科之一，尤其是对于临床医学类专业，其重要性并没有因为某些新学科的兴起和高新技术的发展而显逊色。然而，由于解剖用人体大体标本的匮乏，如何准确地完成人体大体标本的解剖操作，打好外科学基础，服务临床医学类专业，是当前迫切需要解决的问题。人体结构的复杂性，造成认知的困难，医学教育需要紧紧围绕培养目标，重视医学类学生的动手能力，教学内容密切联系临床实践，才有可能帮助临床医学类本科生、专业硕士研究生、住院医师规范化培训人员等更好地掌握"人体奥秘"。为达到以上的目的，本编写团队经过多年积累与多次探讨确定了本书的编写思路。本书在编写时有以下几方面的特点。

　　1. 内容编写中按照循序渐进的原则进行，以人体大体标本解剖操作规范为基准，解剖人体较大、层次界线清晰和容易操作的部位，如上肢、下肢、胸部、腹部、盆部和头颈等，突破传统系统解剖学和局部解剖学的人体系统结构的编写方式。

　　2. 内容编写中重视人体大体标本解剖操作规范，结合现代临床医学需要，详细阐述操作步骤的每一环节，准确把握人体解剖规范要领。

　　3. 重视基础与临床的结合，立足临床实践，以局部的层次毗邻、血供、神经分布、淋巴回流为解剖的重点，详细描述器官、血管、神经和淋巴操作规范，让学生有临床手术操作的实践感觉，是人体解剖学实验教学的指导用书。

　　4. 内容编写中强调临床应用，每章节（除第八章外）都设有临床应用解剖，培养学生临床思维能力。

　　5. 各部分均设有解剖层次及内容项目，项目以层次、结构和内容为基准，绘制线路图及模式图，总结各部位的结构层次及内容，帮助学生更好地掌握各部位的重点，可起到事半功倍的效果。

　　本书可作为临床医学类本科生、专业硕士研究生、住院医师规范化培训人员及临床青年工作者的参考用书。

　　本书得以问世，有赖于各位参编人员的辛勤劳动和全力配合；同时也得到了西北民族大学医学部领导的鼎力相助。在本书即将出版之时，特向所有为本书做出过贡献的人致以最衷心的感谢。

　　最后还必须提及的是，由于编者水平所限，书中疏漏之处在所难免，恳请各位读者给予批评和指正。

海向军

2022 年 7 月于兰州

目　　录

第一章 绪 论

一、人体解剖学概述

人体解剖学（human anatomy）是研究正常人体形态结构的学科，其目的在于阐明正常人体各器官的形态、系统的形态和结构特征，各器官、结构间的毗邻关系，属于生命科学中形态学的范畴。在医学教育中安排这门课程，是为了让医学生理解和掌握人体各器官、系统的正常形态结构及相互联系，掌握人体各部位的解剖层次、血液供应、淋巴回流、神经支配及毗邻关系等，以便为学习其他基础医学和临床医学课程奠定必要的形态学基础。医学发展史说明，现代医学是在解剖学的基础上发展起来的，医学中 1/3 以上的名词来源于解剖学。由此可见，人体解剖学是一门重要的医学基础课，是学习基础医学（如生理学、病理学等）和临床医学（如诊断学，内、外科学等）的基础课程。

二、人体解剖学的分科及发展

早在我国春秋战国时代已有"解剖"一词，与古希腊时代"anatomie"这个词一样，其含义均为用刀剖割以观察生物体的形态结构。现代解剖学早已远远超出了这个范畴，不但在使用工具与研究方法上有了极大的改进，对于机体形态也不仅限于描述，而是联系功能、结合应用等进行分析探讨，从而使解剖学的研究范围大大扩展了。之前主要是借助用刀剖割和肉眼观察来研究人体的形态结构，称人体解剖学。研究不同脊椎动物的形态并探讨其进化发展规律的则称比较解剖学（comparative anatomy）。随着科学技术的发展，研究形态学的手段也在不断改进，形态学的知识不断丰富、深入，因而不断分化出新的学科。运用显微镜观察、研究器官组织的细微结构的学科称显微（微视）解剖学（microanatomy），如组织学（histology）和细胞学（cytology）；研究由受精卵发展到成体过程中形态结构衍变的学科称发育解剖学（developmental anatomy）或称胚胎学（embryology）。所有这些学科都研究生物体的形态构造，属于广义的解剖学，但各有其独特的范围。目前我们所称的人体解剖学，一般是指主要用肉眼观察人体形态的大体解剖学（gross anatomy）。

医学的发展不断向解剖学提出新的要求，因而大体解剖学的研究范围也在逐渐扩大与深入，可根据研究对象和研究方法的不同而分为若干学科。例如：按系统（如消化系统、神经系统等）研究各器官形态、结构的称系统解剖学（systematic anatomy）；按局部（如头颈部、胸部、腹部、上肢、下肢等）研究各种器官构造及其在该局部的位置、毗邻和连属等关系的称局部解剖学（regional anatomy）。联系临床应用，特别是外科，探讨人体形态、结构特征的称应用解剖学（applied anatomy）或外科解剖学（surgical anatomy）；研究人体表面形态特征、配合临床应用的称表面解剖学（surface anatomy）。利用 X 射线摄像技术来研究人体形态结构的称 X 射线解剖学（X-ray anatomy）。配合 X 射线断层、超声、计算机断层扫描（CT）和磁共振增强扫描等研究各局部或器官的断面形态的学科称断层解剖学（sectional anatomy）或断层影像解剖学（sectional image anatomy）。结合体育运动研究人体形态、构造的学科称运动解剖学（locomotive anatomy）。联系绘画、雕塑等艺术活动的形态学研究则称艺术解剖学（art anatomy）等。

当前很多科学研究都具有多学科性，解剖学也不例外。如现代神经解剖学的研究多从形态、生理、生化、药理等多个方面，以及实验室研究与临床实践相结合的多学科综合性研究，这样就又形成了新的综合性学科——神经生物学（neurobiology）。而将现代计算机信息技术与断层解剖学相结合，就开辟了人体虚拟解剖学这一新的研究领域。总之，人体解剖学的研究空间已从大体、器官、组织、细胞、亚细胞，一直延伸到基因和分子；其内容涉及的时间从亿万年之前（古人类学研究）持续至今。可以说，人体解剖学发展的空间和时间是无限的，它必将继续为现代医学的发展做出特有的贡献。

人体解剖是医学的"根"，在人体解剖的发展历史上，解剖学之父安德烈·维萨里做出了巨大贡献，其主要贡献是其于 1543 年发表的《人体构造》一书，该书总结了当时解剖学的成就，建立的解剖学为血液循环的发现开辟了道路。同年哥白尼的《天体运行论》出版。维萨里与哥白尼一样，为了捍卫科学真理，遭教会迫害。但他建立的解剖学为医学的发现开辟了道路，成为人们铭记他的丰碑。2019 年 8 月，在伦敦举行的第十九届国际解剖学工作者协会联盟（Federation of Associations of Anatomists，IFAA）大会上，IFAA 和各国解剖学会联合倡议，为纪念解剖学之父维萨里去世而将 10 月 15 日作为世界解剖日。

三、人体解剖规范概述

（一）观察标本

学习各器官的形态结构时，需采用观察标本的方法；学习脊髓、脑内部结构时，则用观察脑厚片标本和用低倍显微镜观察脊髓和脑切片的方法。

1. 观察标本时，先依据解剖学姿势确定标本的上、下、前、后和左、右等方位，然后依据人体解剖学图谱内容，观察标本上的各结构。

2. 观察脑厚片和切片时，先结合外形确定其切取部位和方位、外周大势及其分部，然后按脑的内容，参考切片图谱，用肉眼和低倍显微镜，观察它们的内部各结构。

（二）解剖操作

为了观察人体各部结构，通常采用局部分层剖查方法，由浅入深逐层解剖观察。

1. 切剥皮肤　先按所需切口在皮肤上用刀尖背面划一浅痕。沿划痕切开皮肤，切皮勿太深，以恰好切透皮肤为宜，防止切断浅筋膜中的浅部血管、神经。用有齿镊夹持两条切线相交处的皮角，向上反扯，拉紧皮片，刀刃与皮片约成 45°，刀口向着皮片切划，在皮肤与浅筋膜之间剥离皮肤，避免切穿皮肤和伤及皮下的血管和神经。解剖后皮片尽量保留，以包裹解剖部位，防止标本干燥。

2. 解剖皮下血管、皮神经和剥除皮下脂肪　在血管、神经浅出处或沿其走行切开皮下脂肪，寻认血管和神经。神经呈条索状，无管腔，有光泽；动脉壁厚、腔小、有弹性；静脉壁薄、腔大、塌陷，常充有血块。用无齿镊提起血管、神经，用刀或剪紧贴分支，小心清除其周围的结缔组织。按照皮肤切口切开皮下脂肪层达深筋膜，注意一边切一边用镊子分开脂肪层，以确定是否已达深筋膜。尽量将脂肪层整层翻起剥除，注意保留血管、神经和淋巴结等。

3. 解剖淋巴结　多为数个群集，沿血管排列。在淋巴结所在部位，用刀尖分开脂肪组织，找到淋巴结。将其稍提起，用刀尖背面从淋巴结向周围轻轻推开，可见有若干细丝与淋巴结相连，此即淋巴结的输入管和输出管。

4. 解剖深筋膜　用平镊提起深筋膜，使刀刃平贴肌表，与肌纤维方向一致再行刀，将筋膜从肌表面切除。躯干部深筋膜与肌结合较牢，只能分小片切除；四肢与腰背部深筋膜强厚，包被肌，可成层地剥除或切开翻起，以显露深层结构。若该部位的深筋膜作为肌的起点或形成腱纤维鞘，则无须去除。

5. 解剖肌　清除肌表的结缔组织和脂肪（注意有的肌边缘处有血管、神经出入，勿损伤），观察肌的位置、层次、形态及肌纤维方向和起止，并了解其作用。肌的血管、神经多从肌的深面或侧缘入肌，掀起肌时应多加注意，重要肌的血管、神经应解剖出并尽量保留。切断肌时，先将该肌与深处结构游离，以垂直于肌束的方向整齐地切开。

6. 解剖深部血管、神经 应从血管、神经较粗的一端开始，沿血管、神经走行方向用刀尖划开包绕它们的结缔组织，然后用平镊提起血管、神经，沿其两侧用刀尖背面、刀柄、镊或剪刀双尖的开闭运动做钝性分离，至其进入器官处，分离中可见与该血管、神经相连的分支。剥除结缔组织时，用镊尖夹起清除的组织，确认其中无动脉和神经后，方可在直视下清除。需去除静脉和淋巴结时，务必分离清楚后进行。较大的静脉切除时，需先在切除的两端做双重结扎，在两端的结扎线间切断去除该段静脉，以免淤血流出渍染周围结构。

7. 解剖脏器 首先原位暴露，观察脏器的位置、形态、毗邻和浆膜配布，并理解其体表投影。然后剖查其血管、神经。必要时可切断血管、神经及其他固定装置，完整地取下脏器进行观察；或根据操作要求切开脏器，观察其内腔和腔壁或切面上的结构。

（三）注意事项

1. 必须尊重大体标本，严格遵守操作规程。不得任意切割、破坏标本。随时注意在学习专业知识的同时，培养良好的学风、严肃认真的科学态度和医学人文精神。

2. 注意学习操作过程中的分工协作，小组内相互配合，加强与临床的联系，培养独立思考、分析问题、解决问题的能力和互助协作的团队精神。

3. 解剖操作之前，根据解剖步骤规范，认真解剖寻找、显示有关结构；并学会利用图谱配合操作，独立准确地辨认各局部结构。

4. 重视表面解剖，骨性标志是寻找有关软组织的重要依据，解剖各局部时应配合观察相关骨性标本，如进行头面部解剖时，则应备一颅骨，随时查证。

5. 注意大体标本可能出现的变异类型，随时加以记录，写入实验报告，并对照正常情况进行讨论。

6. 保持大体标本的湿润，解剖后需洒上防腐保存液；对暂不解剖的部分不可长时间暴露，要及时湿润、覆盖并包裹好。注意不可用普通清水湿润大体标本，以防霉变。

7. 注意保持解剖器械的洁净、锋利，并妥善保管。使用标本、模型和工具后，及时放回原处。每次解剖结束，应整理已经解剖的结构，使之恢复原位，并清理台面，洗洁器械，收好大体标本，保持实验室整洁。

8. 解剖中要重视理论联系实践，基础联系临床，将解剖规范与临床手术操作路径结合起来。

第二章 胸前区、腋窝和背部

胸前区属于胸部的内容。腋窝属于上肢的内容。为便于上肢部分的解剖和学习，将胸部、腋窝、背部的内容集中于此一并描述。

第一节 概 述

一、境界与分区

（一）境界

胸部位于颈部与腹部之间，其上部两侧借肢带与上肢相连。胸部的上界自颈静脉切迹、胸锁关节和锁骨上缘、肩峰至第 7 颈椎棘突所做的连线与颈项为界。下界自剑胸结合向两侧沿肋弓、第 11 肋前端、第 12 肋下缘至第 12 胸椎棘突与腹部分界。两侧上部以三角肌前、后缘上份和腋前后襞下缘中点的连线与上肢为界。

（二）分区

胸部由胸壁、胸腔及其内容所构成。胸壁一般划分为胸前区、胸外侧区和胸背区。

1. 胸前区 又称胸前部。内侧界为前正中线，外侧界为腋前线和三角肌前缘，上界为颈静脉切迹、胸锁关节和锁骨，下界为剑胸结合和肋弓前部。

2. 胸外侧区 又称侧胸部，介于腋前、后线之间。上界为腋前、后襞下缘中点的连线，下界为腋前、后线之间的肋弓后部和第 11 肋前份。

3. 胸背区 又称背部。其外至腋后线，内至后正中线，上至肩峰与第 7 颈椎棘突的连线，下至第 12 肋尖端与第 12 胸椎棘突的连线。

二、体表标志

活体上能触摸到或能观察到的体表标志，在临床诊断和治疗上有一定意义（与这些标志高度相同的椎骨序数注在括弧中）。

1. 肩胛骨上角，对第 2 肋上缘（第 2 胸椎棘突）。

2. 肩胛冈，肩胛冈的内侧端平第 3 胸椎棘突。

3. 肩胛骨下角，对第 7 肋或第 7 肋间隙（第 6 胸椎棘突）。

4. 胸骨柄和胸骨体，胸骨柄的所在位置相当于第 3～4 胸椎的高度，覆盖在主动脉弓的前方，胸骨体的所在位置相当第 5～8 胸椎的高度，正好覆盖着心脏。

5. 胸骨柄上缘，即胸骨颈静脉切迹（又名胸骨上切迹）（第 2 胸椎与第 3 胸椎之间）。

6. 剑胸结合，对第 7 肋软骨（第 9 胸椎）。

7. 胸骨角，即路易斯（Louis）角，又称路德维希（Ludwig）角，是胸骨柄与胸骨体结合处的横嵴，两侧接第 2 肋软骨，与第 5 胸椎体或第 4 与第 5 胸椎之间的椎间盘相对。通过此角的水平面是上、下纵隔的分界平面，也是心上缘和主动脉弓起、止端的界线。气管杈和双侧肺门上界都位于胸骨角的后方。食管的第二处狭窄的部位。奇静脉进入下腔静脉的部位。胸导管跨脊柱处。

8. 肋骨，除了第 1 和第 12 肋之外，其余肋骨均能触摸到。胸部检查中，描述病变位置常以胸部的标志线及肋骨（或肋间隙）的序数为基准，因此需查数肋骨，查数的方法有：①与胸骨角相对的为第 2 肋软骨，可以此为准向下依次查数。②肩胛骨下角对第 7 肋或第 7 肋间隙，也可据此向上、下依次查数。③男性乳头位于第 4 肋间隙，上方为第 4 肋，下方为第 5 肋，也可据此向上、下依次查数。

9. 胸椎棘突，在背部正中线上，能摸到全部胸椎棘突。查数时可以最突出的第 7 颈椎棘突（隆椎）为基准。

10. 乳头，在女性，乳头的位置变化很大；在男性，乳头常位于第 4 肋间隙，距正中线约 10cm（成人）。

11. 心尖搏动，正常位于左侧第 5 肋间隙，距正中线不超过 9cm（成人），在左乳头的内下方，左锁骨中线内侧 1 ～ 2cm 处。心尖搏动处一般可表示心脏的最低和最外侧的部位。

12. 胸骨上窝，为位于胸骨颈静脉切迹上方、两侧胸锁乳突肌之间的凹陷，窝底可摸到气管颈段。临床上，可在此检查气管是否有移位。

13. 胸部的肌肉，在肌肉发达的人，胸前部的胸大肌轮廓以及胸侧部前锯肌和腹外斜肌的起始肌齿均能清楚看到。

三、胸腔主要器官的体表投影

（一）胸部

胸部的标志线，为了确定脏器在体表的投影，通常在胸壁做下列标志线。

1. 前正中线　身体前面正中的垂直线。

2. 胸骨线　沿胸骨最宽处外侧缘引出的垂直线。

3. 锁骨中线　自锁骨中点向下引出的垂直线，男性和儿童常通过乳头定位，故又名乳头线。

4. 腋前、中、后线　分别经过腋窝的前皱襞、腋窝顶和腋窝后皱襞向下引出的垂直线。

5. 肩胛线　自肩胛骨下角向上、下引出的垂直线。

6. 后正中线　身体后面正中，即椎脊棘突所做的垂直线。

（二）心

心的体表投影，可用一不规则的四边形表示，此四边形可由下列 4 点绘出。

1. 左上点　在左侧第 2 肋软骨下缘距胸骨外侧缘约 1.2cm 处。

2. 右上点　在右侧第 3 肋软骨上缘距胸骨外侧缘约 1.2cm 处。

3. 右下点　在右侧第 6 胸肋关节 。

4. 左下点　在左侧第 5 肋间锁骨中线内侧 1 ～ 2cm（即心尖搏动处）。

心左界（由左上、下点间做一微凸向左的弧线表示）几乎全由左心室形成；心下界（由左、右下点间做一直线代表）相当于右心室和左心室的心尖部；心右界（由右上、下点间做一稍微凸向右的弧线表示）由右心房形成，心上界由左、右上点间做一直线表示。了解心左、右界的正常位置，对叩诊判断心界是否扩大有参考价值。

（三）胸壁血管

在胸膜腔穿刺时，要避免损伤血管，所以需辨认胸壁血管的体表标志。

1. 胸廓内血管　在肋软骨的后面下行，距胸骨外侧缘约 1.2cm。

2. 肋间血管　在肋角外侧，各肋间血管主干一般紧贴肋骨的内面，并靠近下缘向前行，伴行静脉在动脉上方，肋间神经在动脉的下方。

第二节　解剖规范

一、胸　壁

胸壁由皮肤、浅筋膜、胸大肌、胸小肌和深筋膜等组成。浅筋膜内有皮神经、皮血管、浅淋巴管和淋巴结及乳房。

（一）解剖规范

1. 结合大体标本和骨骼摸认下列体表标志和理解胸部的体表标志线。

在胸前壁，胸骨柄的上缘有颈静脉切迹。胸骨柄、体相接处向前凸为胸骨角，它的两侧平对第2肋软骨，此处临床上可作为数认肋骨和肋间隙的标志。胸骨体的下端接剑突，剑突的两侧有肋弓。两侧肋弓之间的夹角为胸骨下角，此角一般在 70° ～ 110°。大部分肋骨均可摸到，相邻两肋骨之间的间隙称肋间隙。

肩部前面皮下可清楚地摸到锁骨全长，其内侧半凸向前，外侧半凸向后；胸骨端膨大，突出于胸骨颈静脉切迹的两侧；肩峰端向外与肩峰相连。肩峰为肩部最高点。肱骨大结节恰在肩峰的下外方，是肩部最外侧的骨性边界。在锁骨中、外 1/3 交界处的下方有一三角形小凹，为锁骨下窝，此窝的外侧部，约距锁骨 2cm，自三角肌前缘向后可摸到肩胛骨的喙突。在喙突尖端的外侧 2 ～ 5cm 处，略低于喙突末端的水平。自三角肌的前面用拇指按压可触及肱骨小结节。在肩部的后面，自肩峰向内可摸认肩胛冈全长。自肩胛冈内侧端向下摸认肩胛骨内侧缘至下角，下角平对第7胸椎棘突水平（第7肋或第7肋间隙）。

2. 皮肤切口：①自胸骨柄的中点沿正中线向下到达剑突尖端。②自切口上端，沿锁骨的上缘向外，经肩峰向下至臂中部；再自此向内至臂内侧。③自切口①下端沿肋弓向外至腋中线。切皮勿太深，使刀尖恰好切透皮肤至皮下脂肪；用有齿镊夹持皮缘向外反扯（若为女性大体标本，将切口环绕乳房，保留乳房待解剖用）。

3. 观察浅筋膜并寻找其中的皮神经和血管，沿皮肤切口的顺序切开浅筋膜（浅筋膜由疏松结缔组织构成，含大量脂肪，厚度因人而异）；自内向外揭起，将筋膜片翻至腋中线附近，可见小的血管和神经束自每一肋间隙穿出。在肋间隙内侧段穿出的是肋间神经前皮支和胸廓内血管的穿支；在腋中线附近穿出的是肋间神经外侧皮支和肋间后血管的外侧皮支。任选一个肋间隙，追踪它们的分支，观察其分布范围。

4. 解剖和观察乳房。若为女性大体标本（特别是年轻女性大体标本），可将乳房外上 1/4 皮肤自周围剥至乳头；用镊子剔除脂肪，暴露出乳腺的乳腺叶，并向乳头方向追踪输乳管。然后将整个乳房从其深方的胸大肌筋膜上分离下来。取下的乳房通过乳头做矢状切开，按照下述乳房的内容进行观察。但由于解剖的多为老年女尸，难以查看结构，所以对乳房的观察应对照示教标本和模型进行。

5. 观察胸大肌表面的深筋膜和暴露头静脉，清除胸前区的浅筋膜，观察其深发的胸肌筋膜向外与腋筋膜相延续。分离三角肌与胸大肌锁骨部之间的间隙，在间隙内寻找头静脉。

6. 观察胸大肌，暴露胸内、外侧神经和胸肩峰动脉，修洁胸大肌表面的深筋膜及肌的边界，观察胸大肌在锁骨、胸骨和腹外斜肌腱膜上的起点，以及至肱骨大节结嵴的止腱。然后沿锁骨下缘小心切断其锁骨部，并翻向止点，注意胸外侧神经和胸肩峰动脉的分支穿锁胸筋膜后进入此部。在距胸骨缘 2 ～ 3cm 处，用刀柄或手指插入胸大肌其余部分的深面，使其与深方的结构分离，边分离边切断肌纤维（切口与肌纤维方向垂直），并翻向止点，可见胸内侧神经穿过胸小肌后进入胸大肌。切断此神经，将胸大肌全部翻向止点。

7. 观察锁胸筋膜，揭起胸大肌后，即见位于锁骨、喙突与胸小肌上缘之间的锁胸筋膜；它向上包裹锁骨下肌并附着于锁骨，向下外包裹胸小肌后延续为腋筋膜。锁胸筋膜的神经和血管，暂不追踪它们的起点。

8. 观察胸小肌：修洁胸小肌前面的筋膜和其上、下缘，观察胸小肌起于第 3 ～ 5 肋，止于肩胛骨喙突。注意保留其附近的血管和淋巴结。

（二）解剖层次

胸壁浅层：皮肤、浅筋膜、深筋膜、肌肉（图 2-1）。

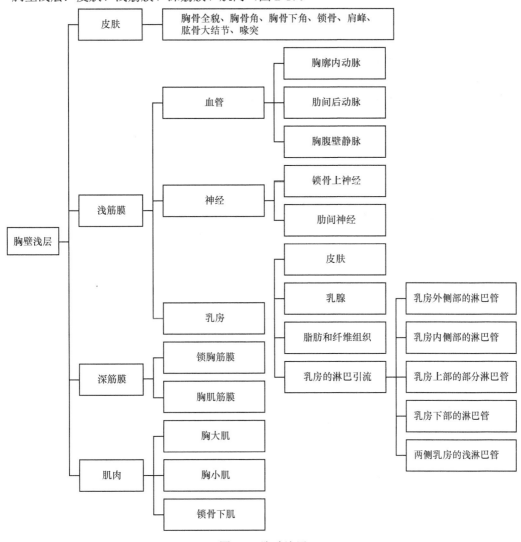

图 2-1　胸壁浅层

（三）解剖内容

1. 皮肤　略。

2. 浅筋膜

（1）血管

1）胸廓内动脉（internal thoracic artery）的穿支：在胸骨侧缘处伴随肋间神经前皮支浅出，并有静脉伴行。其中第 2 ～ 4 肋间隙的穿支可分布至乳房。

2）肋间后动脉（posterior intercostal artery）的外侧皮支：在腋中线附近伴肋间神经外侧皮支

浅出，并有静脉伴行。第 3 ～ 5 肋间后动脉的外侧皮支还发出乳房支至乳房。

3）浅静脉：胸壁的浅静脉无动脉伴行，在浅筋膜内吻合成网，并与颈、腹部的浅静脉互相吻合。胸壁较大的浅静脉是胸腹壁静脉（thoracoepigastric vein），起于腹前壁，沿躯干侧壁上行到腋窝，经胸外侧静脉入腋静脉，向下与腹壁浅静脉吻合，最后入股静脉。

（2）神经

1）锁骨上神经（supraclavicular nerve）：是颈丛发出的皮神经，包括锁骨上内侧、中间和外侧 3 支神经。它们在颈阔肌深方，越过锁骨和肩峰的浅面，分布于肩部和第 2 肋间隙以上的胸前壁皮肤。

2）肋间神经（intercostal nerve）皮支：胸前区第 2 肋以下的皮肤由肋间神经皮支分布。肋间神经发出肋间神经前皮支和外侧皮支。前皮支在胸骨侧缘稍外方穿肋间隙浅出，分布于胸前壁皮肤。外侧皮支在腋中线附近穿肋间隙浅出，分布于胸外侧部皮肤。第 2 肋间神经外侧皮支较粗大，行向外侧经腋窝至臂上部内侧，分布于腋窝底和臂上部内侧皮肤。第 4 ～ 6 肋间神经外侧皮支还发出乳房外侧支至乳房。

（3）乳房：乳房（mamma/breast）为哺乳动物特有的结构。人类的乳房在男性不发达，在女性青春期开始发育生长，妊娠和哺乳期的乳腺有分泌活动。

1）乳房的位置、形态：略。

2）乳房的构造：乳房由皮肤、乳腺、脂肪和纤维组织所组成。乳腺分为 15 ～ 20 个乳腺叶（lobe of mammary gland），以乳头为中心呈放射状排列。每叶有一个输乳管（lactiferous duct），在乳头基部输乳管扩大形成输乳管窦（lactiferous sinus），其末端变细开口于乳头。乳房手术时，宜尽量沿输乳管的方向做放射状切口，以减少对乳腺叶和输乳管的损伤。乳腺周围的纤维组织可向深方发出纤维束连于胸肌筋膜，并可向浅方发出小的纤维束连于皮肤和乳头，乳房上部的这些纤维束较为发达，这些纤维束称为乳房悬韧带（suspensory ligament of breast）或库珀（Cooper）韧带，它们对乳腺起支持和固定的作用。乳腺癌早期，因乳房悬韧带受侵，纤维组织增生，韧带缩短，使局部皮肤产生一些凹陷。乳腺癌晚期，肿瘤压迫或侵及皮肤毛细淋巴管，淋巴回流受阻而淤积，皮肤水肿，高出毛囊小凹，使皮肤呈"橘皮样"。临床上可借助这些特征，辅助诊断乳腺癌。

3）乳房的淋巴引流：乳房的淋巴主要有 5 条引流途径。①乳房外侧部的淋巴管沿胸大肌下缘注入腋淋巴结的胸肌淋巴结，这是乳房淋巴回流的主要途径；②乳房内侧部的淋巴管注入沿胸廓内血管排列的胸骨旁淋巴结；③乳房上部的部分淋巴管可穿胸大肌，注入腋淋巴结的尖淋巴结；④乳房下部的淋巴管可穿腹前壁至膈上淋巴结（前组），从而间接与膈和肝上面的淋巴管相联系；⑤两侧乳房的浅淋巴管有广泛吻合。

当乳房出现炎症或肿瘤时，可沿上述途径扩散和转移，侵及周围的淋巴结，引起不同程度的肿大，因此淋巴引流途径对疾病的诊断，以及手术切除肿瘤时的手术范围的选择有重要临床意义。

3. 深筋膜　胸前区深筋膜分浅、深两层。浅层贴附在胸大肌的表面，称胸肌筋膜，向上附于锁骨前面，向下与腹壁深筋膜延续，向外增厚移行为腋筋膜。深层位于胸大肌深面包裹胸小肌和锁骨下肌，较浅层致密。深筋膜张于锁骨下肌与胸小肌之间的部分称锁胸筋膜（clavipectoral fascia），它的深面是包裹至上肢的大血管和神经的血管神经鞘。穿锁胸筋膜的结构主要有头静脉、胸肩峰动静脉和胸外侧神经等。

4. 肌肉　主要包括胸大肌、胸小肌和锁骨下肌。

（1）胸大肌（pectoralis major）覆盖胸前壁大部，呈扇形，宽而厚，起自锁骨的内侧 2/3 段、胸骨前面、第 1 ～ 6 肋软骨和腹外斜肌腱膜。肌束向外集中，以肌腱止于肱骨大结节嵴。作用为内收和内旋肱骨，使下垂的上肢移向前内方。当上肢固定时，可上提躯干（引体向上）和上提肋骨，辅助吸气。神经支配为胸外侧神经和胸内侧神经。

（2）胸小肌（pectoralis minor）在胸大肌深方，起自第 3 ～ 5 肋，纤维向上外方，止于肩胛骨喙突。作用为向前下方牵引肩胛骨。当肩胛骨固定时，可以上提肋助吸气。神经支配为胸内侧神经。

（3）锁骨下肌（subclavius）是锁骨下方的一块小肌，连于第 1 肋与锁骨之间，可拉锁骨向下内方。由臂丛的分支支配。

二、腋　　窝

腋窝（axillary fossa）为一锥形腔隙，位于臂上部与胸廓外侧壁之间。腋窝有顶（即上口）、底和 4 个壁：前壁、后壁、内侧壁和外侧壁。从颈部和胸部走向上肢的大血管、神经由上口进入腋窝，沿外侧壁向下到达臂部。此外，腋窝内还有脂肪、血管和神经的分支，以及淋巴结和淋巴管等。

（一）解剖规范

1. 揭开腋窝前壁　胸大、小肌参与形成腋窝前壁。揭起已切断的胸大肌，再将胸小肌与其深方的组织分离，然后在起点（与肋骨连接处）横断胸小肌，翻向止点，注意观察和保护由深面进入胸小肌的血管、神经。

2. 观察和清除腋窝内结构　将上肢固定于外展位，清除腋筋膜和脂肪组织，暴露腋动脉的分支、腋静脉的属支、臂丛各束的分支以及腋淋巴结群。腋淋巴结群分为数群，除中央群埋藏于腋窝中央的脂肪内，其他群的淋巴结一般沿腋血管分支排列。淋巴结的形态一般为卵圆形、豆形，人小不等，质地稍硬呈褐色，注意与脂肪小团相区别。观察它们与周围血管的位置关系。如腋静脉的属支较多时，可适当切除；剔除锁胸筋膜，追踪胸肩峰动脉至腋动脉第 2 段的起始处；追踪胸内、外侧神经至臂丛内、外侧束。

3. 修洁腋窝内侧壁　清除胸侧壁的前锯肌表面筋膜，观察此肌以数个肌齿起于上 8 个或 9 个肋骨。注意保护在腋中线附近沿前锯肌浅面下行的胸长神经，以及在神经前方沿胸小肌外侧缘下行的胸外侧动脉，分别追踪它们至臂丛和腋动脉的发出处。

4. 修洁腋窝的外侧壁　自内向外清理起自肩胛骨喙突的喙肱肌和肱二头肌短头的近侧部。在此两肌的内侧寻找腋动脉和伴行的腋静脉。腋静脉在大圆肌下缘收受上肢的贵要静脉或肱静脉。在胸小肌的后方，腋动脉被臂丛的内侧束、外侧束和后束围绕，3 束分别位于腋动脉的内、外、后方。在腋动脉的前方首先找出最粗大的正中神经，它由起自臂丛内、外侧束的内、外侧根合并而成。沿内侧根向上确认臂丛内侧束，再寻找发自内侧束的其他神经，在腋动、静脉之间的后方有尺神经；以及较细小的臂内侧皮神经和前臂内侧皮神经，将胸内侧神经追踪至内侧束。再沿正中神经外侧根向上确认臂丛外侧束，在喙肱肌的内侧找出穿入此肌的肌皮神经，再复认发自外侧束的胸外侧神经。

5. 修洁腋窝后壁　清理肩胛骨前面的肩胛下肌及其下方的大圆肌的边界；清理背阔肌下缘的边界，观察其止腱与大圆肌止腱的位置关系。在肩胛下肌、大圆肌和肱骨之间的三角形间隙内，清理出从臂部向上止于肩胛骨盂下粗隆的肱三头肌长头，它将三角形间隙分为内侧的三边隙（三边孔）和外侧的四边隙（四边孔），其中穿行的血管、神经待查。向外牵开腋动、静脉，找出位于腋动脉后方的较粗大的桡神经，并追踪至后束；再向上至肩胛下肌下缘处，找出后束发出的腋神经，它伴旋肱后动脉（发自腋动脉）穿四边孔向后，追踪动脉至腋动脉的发出点。肩胛下动脉发自腋动脉，是腋动脉中最大分支；肩胛下动脉向下分为胸背动脉和旋肩胛动脉；旋肩胛动脉穿三边孔向后至冈下窝；胸背动脉伴同名神经下行，动脉分布到背阔肌和前锯肌，神经支配背阔肌。胸背神经由臂丛后束发出，后束还发出 2～5 支肩胛下神经，支配肩胛下肌和大圆肌。

6. 根据腋窝内所观察到的部分淋巴结，理解腋淋巴结的分群、与血管的排列关系以及收纳淋巴管的范围。

（二）解剖层次

1. 腋窝的组成　顶、底、前壁、内侧壁、外侧壁和后壁（图 2-2）。

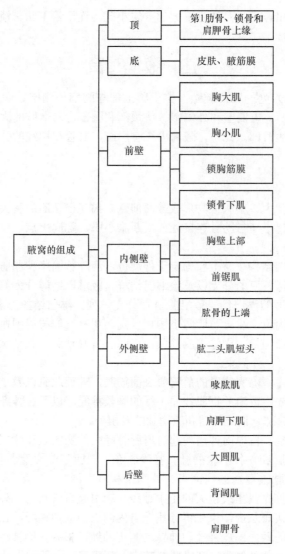

图 2-2　腋窝的组成

2. 腋窝内结构　血管（腋动脉、腋静脉），神经（臂丛）和腋淋巴结（图 2-3）。

（三）解剖内容

1. 腋窝的组成　略。

2. 腋窝内结构　腋窝内结构包括腋动脉及其分支、腋静脉及其属支、臂丛的分支、腋淋巴结和疏松结缔组织等。被臂丛包绕的腋动脉沿腋窝外侧壁行入臂部，腋静脉位于腋动脉的内侧。腋动、静脉和臂丛周围包有结缔组织鞘，称腋鞘，它是颈部椎前筋膜的延续。

（1）腋动脉（axillary artery）是锁骨下动脉在第 1 肋外缘的直接延续。它自腋窝上口进入腋窝后，沿外侧壁向下，至大圆肌下缘续为肱动脉。在活体，臂外展 90° 时，可在腋窝处触及腋动脉的搏动。以胸小肌为标志将腋动脉分为 3 段；胸小肌上缘以上为第 1 段，胸小肌后方为第 2 段，有臂丛各束所包绕；胸小肌下缘以下为第 3 段。腋动脉分支供应肩部、胸壁和乳房。它的主要分支有：

1）胸上动脉（superior thoracic artery）：为起自第 1 段的小支，分布到第 1 肋间隙。

2）胸肩峰动脉（thoracoacromial artery）：起自第 2 段或第 1 段，为一短干，伴胸外侧神经穿锁胸筋膜，在胸大肌深方分为数终支：①胸肌支至胸大、小肌；②三角肌支沿头静脉下行至三角肌；

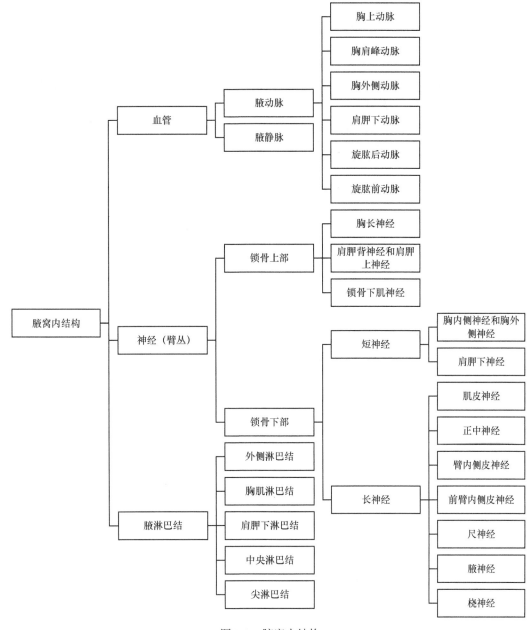

图 2-3　腋窝内结构

③肩峰支至肩峰等。

3）胸外侧动脉（lateral thoracic artery）：起自第 2 段，沿胸小肌下缘行向内下至胸壁，分出乳房外侧支至乳房，肌支至前锯肌和胸肌等。

4）肩胛下动脉（subscapular artery）：是腋动脉最大的分支，发自第 3 段，沿肩胛下肌下缘向后下方，即分为旋肩胛动脉和胸背动脉。①旋肩胛动脉（circumflex scapular artery）穿三边孔至冈下窝，营养邻近的肌，并与附近动脉吻合。②胸背动脉（thoracodorsal artery）伴胸背神经继续沿肩胛下肌下缘下行，分支营养背阔肌和前锯肌。

5）旋肱后动脉（posterior humeral circumflex artery）：在肩胛下动脉的下方起自腋动脉第 3 段（也常发自肩胛下动脉），与腋神经伴行穿四边孔，绕肱骨外科颈的后外侧，分支营养三角肌和肩关节。

6）旋肱前动脉（anterior humeral circumflex artery）：较小，起点与旋肱后动脉邻近，在喙肱肌和肱二头肌深方，绕肱骨外科颈前方与旋肱后动脉吻合，并分支至邻近的肌和肩关节。

腋动脉各分支的起点常有变异，尤以胸外侧动脉和肩胛下动脉变化最大，可根据动脉的分布范围来帮助确认上述各分支。

（2）腋静脉（axillary vein）：位于腋动脉的内侧，在大圆肌下缘收受上肢的贵要静脉或肱静脉，至第1肋外缘延续为锁骨下静脉。腋静脉在肩胛下肌下缘附近收受肱静脉，在终末部接受头静脉。腋静脉收受上肢浅、深静脉的全部血液。

（3）臂丛（brachial plexus）：由颈神经5～8的前支和第1胸神经前支的大部构成。它们在颈部先合成3个干，各干再分成前、后股，经锁骨后方进入腋窝后又集中成3个束。三束包绕腋动脉第2段的内、外、后三面，分别称为内侧束、外侧束和后束。在腋窝，臂丛较为集中，是臂丛阻滞麻醉常选用的部位之一。臂丛的分支可依据其发出的部位分为锁骨上、下两部。

1）锁骨上部的分支是较短的神经，发自臂丛的神经根或干，分布至胸部、肩部和部分背部的肌。分支有：①胸长神经（long thoracic nerve），起自神经根，在臂丛和腋动脉的后方下降进入腋窝，沿前锯肌表面下行，支配此肌。②肩胛背神经和肩胛上神经，见背部浅层和肩胛区。③锁骨下肌神经（subclavian nerve），自臂丛的前方下行，支配锁骨下肌。

2）锁骨下部的分支都发自三个束，有短神经和长神经两类。

短神经支配腋窝前、后壁的肌肉，分支有：①胸内侧神经和胸外侧神经（medial pectoral nerve and lateral pectoral nerve），分别起自臂丛的内、外侧束。胸外侧神经穿锁胸筋膜入胸大肌；胸内侧神经支配胸小肌，并穿胸小肌入胸大肌。②肩胛下神经（subscapular nerve），常有2～3支，发自臂丛后束。上肩胛下神经入肩胛下肌；下肩胛下神经向下后，支配肩胛下肌下外部和大圆肌。③胸背神经（thoracodorsal nerve）起自后束，伴同名血管沿肩胛骨外缘下降至背阔肌，并支配此肌。

长神经都位于腋动脉周围：腋动脉外方有肌皮神经；前方被正中神经两根夹持；内侧有前臂内侧皮神经和尺神经，腋静脉内侧还有臂内侧皮神经；腋动脉后方有腋神经和桡神经。长神经主要支配自由上肢的肌和皮肤，在腋窝仅见到它们的起始部。①肌皮神经（musculocutaneous nerve），自外侧束发出，斜穿喙肱肌，在肱二头肌和肱肌之间下行。在腋窝，它穿喙肱肌前发一小支支配该肌。②正中神经（median nerve），它以内侧根和外侧根分别起自内侧束和外侧束，两根夹持腋动脉，向下合成一干。正中神经在腋窝无分支。③臂内侧皮神经（medial brachial cutaneous nerve），发自内侧束，在腋静脉的内侧下行到臂部，分布于臂内侧的皮肤。④前臂内侧皮神经（medial antebrachial cutaneous nerve），发自内侧束，在腋动、静脉之间下行到臂，后伴肱动脉下行前臂。⑤尺神经（ulnar nerve），发自内侧束，在腋动、静脉之间的后方下行，在腋窝无分支。⑥腋神经（axillary nerve），发自后束，自腋窝向后，伴旋肱后动脉穿四边孔。⑦桡神经（radial nerve），发自后束，在腋动脉后方下行入桡神经沟。

（4）腋淋巴结（axillary lymph node）：位于腋窝内，数目甚多（15～20个）。它们接受上肢、胸壁和乳房、脐以上腹壁以及髂嵴以上的腰背部等处的淋巴管。腋淋巴结按其排列位置大致可分为5群，①外侧淋巴结（lateral lymph node），位于腋窝外侧壁，沿腋静脉远侧段排列，收纳来自上肢的淋巴管（沿头静脉走行的部分淋巴管除外）。手或前臂的感染首先侵及此群淋巴结。②胸肌淋巴结（pectoral lymph node），位于胸小肌下缘，沿胸外侧血管排列，收纳乳房大部、胸壁前外侧部和脐平面以上的腹壁的淋巴管。乳腺癌转移时，可侵及该群淋巴结使之肿大，临床上可在腋前襞深面触及它们。乳腺癌根治术摘除此群淋巴结时，应注意勿伤及胸长神经。③肩胛下淋巴结（subscapular lymph node），位于腋窝后壁，沿肩胛下血管排列，它收纳背及项部的淋巴管。此群淋巴结肿大时，可在腋后襞深面触及它们。摘除此群淋巴结时，应注意保护胸背神经。④中央淋巴结（central lymph node），位于腋窝中央的脂肪组织内，接受以上3群淋巴结的输出管。此群淋巴结肿大时，将手指插入腋窝中央触摸，可感觉其在手指下滑动。⑤尖淋巴结（apical lymph node），位于腋窝尖、胸小肌与锁骨之间，锁胸筋膜的深方，沿腋静脉近侧段排列。它收纳上述各群淋巴结和锁骨下淋巴结的输出管和乳房上部的淋巴管，其输出管组成锁骨下干，左侧入胸导管或左静脉角，右侧入右淋巴导管或右静脉角。

三角胸肌淋巴结（deltopectoral lymph node）又称锁骨下淋巴结（infraclavicular node），1～2个，位于锁骨下窝的头静脉末端附近，它收纳沿头静脉上行的部分浅淋巴管，它的输出管穿锁胸筋膜注入尖淋巴结。

乳腺癌根治术较为复杂，手术需切除乳腺、胸大肌、胸小肌的大部，结扎和切断胸肩峰动、静脉的胸肌支和胸内、外神经，并摘除腋淋巴结群。在手术过程中要注意勿伤头静脉、胸长神经和胸背神经。

三、背　　部

（一）解剖规范

1. 体表标志　枕外隆凸在头颈交界处，自此向下沿后正中线，首先摸到第 7 颈椎棘突，当颈前屈时则更为明显，其余颈椎棘突由于上覆项韧带，不易触到。胸椎及腰椎的棘突均可逐个摸认。沿骶骨中线向下，可触及骶正中嵴和位于骶管裂孔两侧的骶角。尾骨尖在肛门后方约 2.5cm 处，骶管裂孔在尾骨尖上方约 5cm 处。在进行会阴部手术时，可借此骨性标志，经骶管裂孔向骶管内硬膜外腔注入麻醉药，进行阻滞麻醉。在背部可摸到肩胛骨的上角和下角、肩胛冈、肩峰；在腰背部可摸到髂嵴、髂后上棘。以下各连线可作为确定椎骨序数的标志：两侧肩胛骨下角的连线横过第 7 胸椎的棘突；左右髂嵴最高点的连线经过第 3、4 腰椎间或第 4 腰椎的棘突。在棘突的两侧，有纵行的肌性隆起，为竖脊肌的轮廓。

2. 切皮　将大体标本俯卧，颈下垫一木枕，沿下列各线切开皮肤。①自枕外隆凸沿背部中线垂直向下至骶骨后面中部；②自枕外隆凸沿上项线至乳突；③自第 7 颈椎棘突向外至肩峰；自第 1 腰椎棘突斜向上外至腋后襞；自骶骨后面中部沿髂嵴至髂前上棘。将三张皮板向外揭起。此区浅筋膜较厚而致密，尤其是颈部和背下部。揭开皮瓣时可多带些浅筋膜，但注意不要伤及深方的深筋膜。

3. 清除残留的浅筋膜　注意沿正中线两侧由深筋膜穿出的脊神经后支和伴行的皮下血管。可追踪 1～2 支，观其大致即可。

4. 暴露并观察斜方肌和副神经　修洁斜方肌表面的深筋膜及肌的前缘和后缘，寻找自前缘的中、下 1/3 交界处潜入此肌深方的副神经。观察斜方肌在上项线上的起点，以及在锁骨、肩峰和肩胛冈的止点。

5. 暴露并观察背阔肌　从腋窝已暴露的背阔肌止端向下，修洁此肌余部的深筋膜及其上、下缘，观察它在胸椎棘突、腰椎棘突、骶正中嵴和髂嵴等处的起点。

（二）解剖层次

背部：皮肤、浅筋膜、深筋膜、肌肉、神经和动脉（图 2-4）。

（三）解剖内容

1. 皮肤　略。

2. 浅筋膜　略。

3. 深筋膜　背部深筋膜分浅、深 2 层，浅层覆盖背部浅层肌，一般都较薄弱；深层覆盖背部深层肌，较发达。深筋膜被覆于背部浅、深各肌。在斜方肌和背阔肌表面的深筋膜比较薄弱，但包裹在竖脊肌和腰方肌周围的筋膜则较发达，称为胸腰筋膜（thoracolumbar fascia）。胸腰筋膜可分为浅、中和深层。浅层位于竖脊肌的浅面（背面），向内附着于棘上韧带，外侧附于肋角，与背阔肌的腱膜紧密愈合，向下附于髂嵴。中层分隔竖脊肌和腰方肌，中层和浅层在外侧汇合，它们共同构成竖脊肌鞘。深层覆盖于腰方肌的前面，3 层筋膜在腰方肌外侧缘汇合，作为腹内斜肌和腹横

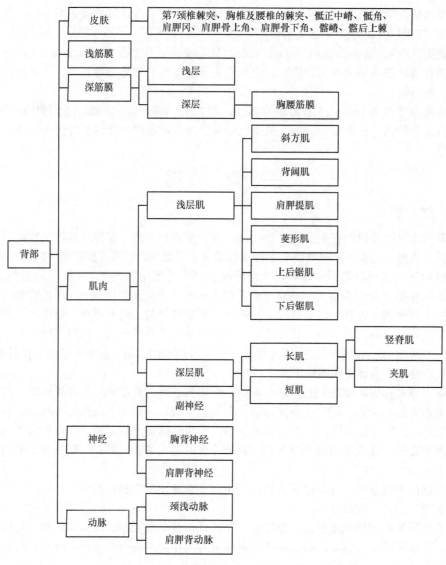

图 2-4　背部

肌的起始部。由于腰部活动多，在剧烈运动中，胸腰筋膜常可损伤，为引起腰肌劳损的原因之一。

4. 肌肉

（1）浅层肌：背部浅层肌数目众多，分层排列，又可分为 2 层，第 1 层为斜方肌和背阔肌；第 2 层为肩胛提肌和菱形肌。它们起于脊柱的不同部位，止于上肢带骨和肱骨。其深方还有上后锯肌和下后锯肌。支配这些肌的神经有副神经、胸背神经和肩胛背神经；营养此区结构的血管有颈部浅血管和肩胛背血管。

1）斜方肌（trapezius）：为位于项部和背上部的三角形阔肌，左、右两侧合在一起呈斜方形。它起自枕外隆凸、上项线、项韧带、第 7 颈椎棘突和全部胸椎棘突。上部的肌束斜向下外方，中部的水平向外，下部的斜向外上方，3 部肌束向外汇聚止于锁骨外侧 1/3、肩峰和肩胛冈。作用：上部纤维收缩可使肩胛骨上提；下部纤维收缩，使肩胛骨下降；两侧肌同时收缩，使肩胛骨向中线靠拢。若肩胛骨固定，一侧肌收缩，颈屈向同侧，面转向对侧；两侧肌收缩，使头后仰。神经支配：副神经和第 3、4 颈神经的分支。

2）背阔肌：为全身中最大的扁肌，位于背的下半部及胸的后外侧。它以腱膜起自下 6 胸椎的棘突、全部腰椎棘突、骶正中嵴及髂嵴后部等处。肌束向外上方集中，移行为扁腱，止于肱骨的结节间沟底。作用为使肱骨内收、旋内和后伸。当上肢上举被固定时，可引体向上。神经支配为胸背神经。

　　3）肩胛提肌（levator scapulae）：位于项部两侧，斜方肌的深方，起自上 4 个颈椎的横突，止于肩胛骨的上角，作用为上提肩胛骨，如肩胛骨固定，可使颈向同侧屈曲。神经支配为肩胛背神经。

　　4）菱形肌（rhomboideus）：位于背上部斜方肌的深方，为菱形扁肌，起自第 6、7 颈椎和第 1～4 胸椎的棘突，止于肩胛骨的内侧缘。作用：使肩胛骨向脊柱靠拢并稍向上。神经支配为肩胛背神经。

　　5）上后锯肌（serratus posterior superior）：在菱形肌的深方，起自第 6、7 颈椎和第 1、2 胸椎的棘突，纤维斜向外下，止于第 2～5 肋的背面，此肌上提肋，辅助吸气。神经支配为第 2～5 肋间神经。

　　6）下后锯肌（serratus posterior inferior）：在背阔肌的深方，起自第 11、12 胸椎和第 1、2 腰椎的棘突，纤维向外上方，止于第 9～12 肋。此肌拉下位肋向后下方，固定末肋，辅助吸气。神经支配为第 9～12 肋间神经。

　　（2）深层肌：分为长肌和短肌。

　　1）长肌包括竖脊肌和夹肌。

　　A. 竖脊肌（erector spinae）：在背浅肌的深方，位于棘突的两侧，纵列于棘突两侧的沟内。起自骶骨背面和髂嵴的后部，向上分出许多肌齿，沿途止于椎骨和肋骨，最上可达颞骨乳突。两侧竖脊肌同时收缩，可以仰头和挺伸脊柱；一侧收缩，可使脊柱侧屈。此肌由脊神经后支支配。竖脊肌分外、中、内 3 列。外侧列附着于肋骨，称髂肋肌（iliocostalis）；中间列附着于横突，称最长肌（longissimus）；内侧列附着于棘突，称棘肌（spinalis）。

　　B. 夹肌（splenius）：位于颈后区及上胸部的背侧，起自项韧带和第 1～6 胸椎的棘突，纤维斜向外上方，其中止于颞骨乳突的，称头夹肌（splenius capitis），止于第 1、2、3 颈椎横突的，称颈夹肌（splenius cervicis）。夹肌一侧收缩，使头向同侧回旋；两侧同时收缩，使头后仰。此肌由第 1～5 颈神经的后支支配。

　　2）短肌：横突棘肌（transversospinale）在竖脊肌的深面，由多数斜行短肌束组成。起自横突，纤维斜向内上方，止于上位椎骨的棘突。此肌可分数层，浅层为半棘肌（semispinalis），肌纤维较长且直，跨过椎骨的数目较多，依所在部位分别称头半棘肌、项半棘肌及胸半棘肌。在半棘肌的深方是多裂肌（multifidi），再深方是回旋肌（rotatore），只见于胸部，它们的肌纤维短而斜，仅跨过邻近椎骨。横突棘肌的作用是，一侧收缩使脊柱向同侧屈并向对侧旋转，两侧同时收缩可以挺伸脊柱。此肌由脊神经后支支配。

　　在枕骨下方，项部肌的最深层，有属于枕下肌（suboccipital muscle）的 4 对小的短肌。位于寰枕、寰枢关节的背面，包括 2 对斜肌（头上斜肌、头下斜肌）和 2 对直肌（头后大直肌、头后小直肌）。各肌参与头的回旋和后仰运动。由第 1 颈神经的后支支配。

　　5. 背部的神经和动脉　背部的神经主要有副神经、胸背神经、肩胛背神经，动脉主要有颈浅动脉和肩胛背动脉。

第三节　临床应用解剖

一、胸部常用手术切口的解剖部位

　　1. 前外侧切口　自术侧胸骨外缘沿第 4、5 肋间隙，在乳房下皮肤皱褶处做弧形切口至腋中线。如为女性，切口应绕过乳房下缘，适用于心脏手术、食管切除术及肺上、中叶切除术和前纵隔手术等。切口层次有皮肤、皮下组织、胸大肌、胸小肌和部分前锯肌，从肋间隙中间或下位肋骨上缘切开肋间肌。在胸骨旁操作时需注意保护胸廓内动脉，必要时可在胸廓内动脉外侧切断上位或下位肋软骨。前外侧切口常作为开展心脏手术的切口，故亦称心血管手术的标准切口。

2. 后外侧切口　自术侧脊柱旁沿拟切除的肋骨或肋间隙行向前下，至胸骨与肋软骨交界处，经肋床法或肋间隙法显露胸腔。切开时应注意绕过肩胛下角两横指，女性胸前区应绕过乳房下缘。此切口手术视野暴露良好，操作方便，所以适用广泛，除心脏手术外的各种胸腔手术，尤其是进行胸部大手术常用此切口，故亦称标准胸切口。切口层次有皮肤、浅筋膜、"听三角"或肩胛下三角、背阔肌及菱形肌。

3. 腋下切口　自腋窝中心沿腋中线垂直向下，至第 7、8 肋骨平面，适用于胸膜腔疾病及后纵隔肿块切除术，以及肺边缘缝合成楔形切除等胸部的各种浅表手术。切口层次有皮肤、浅筋膜、胸大肌与背阔肌之间的间隙、前锯肌、肋间肌。

4. 双侧剖胸横切口　自双侧腋前线间，经第 4 肋间隙行横弧形切口，经胸骨表面上时宜行横行切口，适用于心包剥脱术、前纵隔巨大肿瘤切除术及其他心脏与大血管手术等。

5. 胸腹联合切口　自术侧腋后线，沿第 7 ~ 9 肋间隙行向前下，达肋弓处剖胸，然后向下继之以腹正中或旁正中切口进腹。适用于胸下部及上腹部器官的手术，如贲门癌的手术，全胃、脾、左肾及肝叶切除术及胸腹联合损伤之手术等。切口层次有皮肤、浅筋膜、背阔肌、前锯肌、肋间肌。

二、乳房常用手术切口的解剖部位

根据乳房的解剖特点与病变部位选择适当的切口。

1. 乳晕周边弧形切口　适用于乳晕部的表浅脓肿。

2. 放射状切口　以乳头为中心，与输乳管走行方向平行，做放射状切口，适用于腺叶间脓肿。

3. 弓形切口　乳房下方边缘与胸壁皮肤交界的皱褶处，做弓形切口，适用于乳房后间隙脓肿。

4. 乳房单纯切除切口　一般多以乳头为中心，自外上至内下做梭形或椭圆形切口，上下均应超过乳房边缘，如为癌肿，切口应距癌肿 5cm。

5. 乳癌根治术切口　以肿瘤为中心，自外上至内下做菱形或椭圆形切口。应注意切口上端不应使瘢痕留在腋下或紧靠腋下，以免术后影响上肢外展或抬高。

第三章 上　肢

第一节 概　述

上肢分为肩、臂、前臂和手四部分。肩是连接上肢与躯干的部分，包括腋窝、肩胛区以及构成腋窝前壁的胸前区和构成后壁的背部浅层；臂为肩与肘之间的部分；前臂为肘与腕之间的部分；手包括腕、掌和指。

一、境界与分区

上肢借肩部、腋区与颈部和胸部相连。上以锁骨上缘外 1/3 至肩峰与第 7 颈椎棘突连线的外 1/3 与颈部为界，内侧以三角肌前、后缘上份和腋前、后皱襞下缘各点的连线与胸部为界。上肢可分为肩、肘、前臂和手部，各部又可分为若干区。

二、体表标志

（一）肩

锁骨的皮下缘全长可以触及，还能触及经过锁骨浅面的锁骨上（感觉）神经在锁骨表面滚动。如自锁骨干向外触摸，则可触及锁骨的肩峰端与肩峰以斜面相接。

1. 肩峰　在肩胛冈的外侧端，有一明显骨缘，位于光滑的三角肌隆起的正上方，易于触及。肩峰的尖在肩锁关节稍前，其外缘向后 5cm 处与肩胛冈相连，两者相接处构成肩胛角。此角为测量臂长度的标志之一，由此至肱骨外上髁，为臂之长度。

2. 肩胛骨喙突　位于锁骨中外 1/3 交界处的下方，被三角肌前缘所覆盖。但在锁骨外侧向后弯曲的前下 2.5cm 处，即相当于三角肌、胸大肌间沟处，向后下可清楚触及。

3. 肩胛冈　在相当于第 3 胸椎棘突平面处，起自肩胛骨的脊柱缘，由此向外终于肩峰。肩胛骨的脊柱缘（内侧缘）及下角在上肢下垂时极易触及。但当上肢伸向前方时，则因前锯肌及菱形肌的收缩而不甚明显。

4. 肱骨头　正常情况在肩峰之下，向前、外侧突出，肩之所以呈圆形，即由肱骨上端被覆三角肌所致。肩关节外展时，可以在腋窝内触及肱骨头，注意在上肢旋转时它的活动情况。在三角肌瘫痪时，肩峰与肱骨头之间的距离增大，手指可伸入其间的凹陷内。

5. 肱骨大结节　突出于肩峰之外，为肩部最外的骨点。在臂极度外展发生肩关节脱位时。因大结节与关节盂边缘相抵撞，故有 1/3 的患者合并有大结节骨折。如无骨折，肱骨大结节转向内下方，肩峰变为最外之点，肩变为方形，称方肩。

6. 肱骨小结节　位于喙突外侧 2.5cm 处的稍下方。置指尖于该处，旋转肱骨即可触及其在指下滚动。上肢外展是由肩关节外展、胸锁关节上举和肩胛骨旋转所构成的复合动作，后两种运动，可以由自己清楚触及。

7. 三角肌止点　是肩的一个重要表面标志，它不仅是肱骨滋养动脉穿入骨骼和桡神经绕行肱骨背面的平面，而且还是喙肱肌附着于肱骨内侧的平面。

（二）肘

在肘关节两侧，可以触及肱骨下端的内、外上髁，在后方可以触及尺骨鹰嘴，它们是肘的三个骨性标志，其中尤以内上髁较为显著。内上髁的后下方有尺神经沟，尺神经由此通过，易触及。外上髁在肘关节半屈时易触及，伸直时则隐入肌群的凹陷内。凹陷的内侧为肘肌，外侧为桡侧各伸肌。

上述肘的三个骨性标志在伸肘时，位于同一水平线上，而在屈肘时，则三点呈等腰三角形。肱骨髁上骨折位于这三个骨性标志之上，保留等腰三角形的关系。在肘关节后脱位或尺骨鹰嘴骨折时屈肘时，三者的关系则发生改变，屈肘时，尺骨鹰嘴与内、外上髁接近在一条直线上。

在外上髁的下方，肘关节的背外侧，另有一凹陷，称肘后窝，正对着肱桡关节。在前臂交替作旋前、旋后动作时，在此凹陷内可清晰触及桡骨头的旋转。当关节腔内有积液时，此凹陷即不可见，故是肘关节穿刺的部位。当肘关节屈曲 90° 时，桡骨头居于外上髁之前约 2.5cm 处，与肱骨外上髁及尺骨鹰嘴在肘关节外侧亦形成一三角形，肘关节的后外侧部居其深面。当桡骨头骨折造成肘关节积血时，血肿可由此处膨出，如自此三角的中心，向前下方穿刺，易进入关节腔内。

（三）前臂

尺骨背面自尺骨鹰嘴至尺骨茎突，均位于皮下，全长均能明显触及，此面无重要神经血管经过，故可作切口。桡骨头在肘后窝中，可以触及，稍下桡骨干即为肌肉所覆盖，至前臂中点以下又重新可以触及，一直到达桡骨茎突。

（四）腕

在腕掌侧可以看到三条横行的皮肤皱襞。上襞平尺骨小头；中襞平桡、尺骨茎突，相当于桡腕关节线的两端；下襞通过腕中关节线的最高点。桡、尺骨的下端均可触及，桡骨下端腕关节面的粗糙前缘较为显著。在腕背中点外侧，桡骨背侧结节［利斯特（Lister）结节］向后突出，可作为标志。桡骨茎突位于解剖学鼻烟窝内，可以触及。此窝的外侧界为拇短伸肌和拇长展肌腱。内侧界为拇长伸肌腱，窝底为舟骨、大多角骨及第 1 掌骨底。月骨骨折后，此处可有压痛。窝内还有桡动脉经过，故在舟骨手术由此进入时，须注意勿损伤桡动脉。桡骨茎突比尺骨茎突低并靠前，二者相距约 1.25cm。桡骨远端骨折时，这种位置关系就发生改变。前臂处于半旋前位时，尺骨茎突更为突出。尺骨头远比桡骨远侧端小，故桡骨占腕部横径的外侧 2/3，而尺骨仅占内侧 1/3。

在腕远侧皮肤皱襞的外侧可触及舟骨结节，其远侧为大多角骨结节，二者构成腕桡侧隆起。在皱襞的内侧可触及豌豆骨，其远侧为钩骨钩。二者构成腕尺侧隆起。腕桡、尺侧隆起上有腕横韧带附着，与腕骨沟共同构成腕管。豌豆骨上有尺侧腕屈肌腱附着，当屈腕，尺侧腕屈肌腱松弛时，豌豆骨即可稍稍向侧方移动。豌豆骨是腕掌侧最重要的骨性标志之一。

三、体表投影

1. 锁骨下动脉　自胸锁关节至同侧锁骨中点向上引一弓形线，弓背最高点距锁骨正中上约 1cm。

2. 腋动脉与肱动脉　上肢外展 90° 锁骨中点到肘窝中点稍远方的连线。

四、上肢的轴线及提携角

上肢轴线是经肱骨头→肱骨小头→尺骨头中心的连线。臂轴是经过肱骨纵轴的线，前臂轴即尺骨长轴。正常情况下，臂轴与前臂轴的延长线，构成向外开放的 165° ～ 170°，其补角为 10° ～ 15°，即提携角。此角大于 15° 为肘外翻；0° ～ 5° 为直肘；小于 0° 为肘内翻。

第二节　解剖规范

一、肩　胛　区

肩胛区主要包括肩关节周围的结构，有上肢带肌及分布于它们的血管、神经。上肢带肌有三角肌、冈上肌、冈下肌、小圆肌、大圆肌和肩胛下肌；血管和神经有肩胛上动、静脉和神经，旋肩胛动、静脉，腋神经和旋肱前、后动、静脉。

（一）解剖规范

1.触及上肢体表标志　肘部两侧可摸到肱骨内、外上髁，肘部后方可触及尺骨鹰嘴。肘伸直时，在肱骨外上髁远侧的凹陷处可摸到桡骨头，前臂旋转时，桡骨头亦随之转动。自尺骨鹰嘴沿前臂后面向下，可摸到尺骨后缘全长。

腕部外侧可摸到自桡骨末端向外突出的桡骨茎突；腕部内侧可摸到尺骨头及其后内侧向下突出的尺骨茎突。在腕的背侧面，桡骨下端背面可摸到桡骨背侧结节。腕前面的皮肤远侧横纹（皮纹）的稍下方可摸到两个骨性隆起，桡侧的由舟骨和大多角骨构成；尺侧的由豌豆骨和钩骨构成。

2.暴露和观察三角肌、腋神经和旋肱后动脉　修剔三角肌表面的筋膜，检查其起止和边界，然后沿锁骨、肩峰和肩胛冈切断三角肌的起端，翻肌向下。找寻已解剖出的腋神经主干至支配三角肌和小圆肌的分支，同时找出与腋神经伴行的旋肱后动脉。

3.暴露并观察肩胛骨背面的肌肉　翻开三角肌，清除冈上、下肌和大、小圆肌表面的筋膜。清理它们的边界，并检查它们分别起自冈上窝、冈下窝、肩胛骨下角和肩胛骨外侧缘。然后追查冈上肌、冈下肌和小圆肌至止点，观察三肌止端的位置关系以及它们与肩关节囊的关系。再在大、小圆肌之间找出肱三头肌长头，从背面复认三边孔和四边孔以及穿过它们的旋肩胛动脉、旋肱后动脉和腋神经。

（二）解剖层次

肩胛区：皮肤、浅筋膜、深筋膜、肌肉、神经和动脉（图 3-1）。

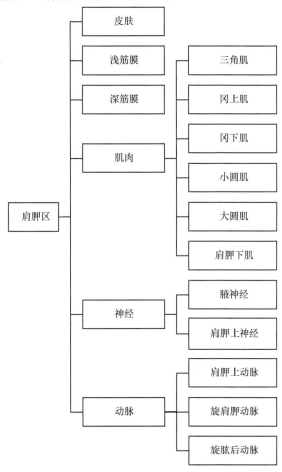

图 3-1　肩胛区

（三）解剖内容

1. 皮肤　略。

2. 浅筋膜　略。

3. 深筋膜　肩部深筋膜包被上肢带肌。覆盖冈上、下肌和小圆肌的筋膜很强厚；三角肌筋膜向下延续为臂筋膜。

4. 肌肉　上肢带肌配布于肩关节周围，均起于上肢带骨，止于肱骨，能运动肩关节，又能增强肩关节的稳固性。

（1）三角肌（deltoid）位于肩部，呈三角形。它起自锁骨的外侧段、肩峰和肩胛冈，肌束从前、外、后三面包裹肩关节，逐渐向外下方集中，止于肱骨体外侧面的三角肌粗隆。肱骨上端由于三角肌的覆盖，使肩部呈圆隆形，此肌萎缩时，肩部原有的圆形消失。作用为使肩关节外展；前部纤维可使肩关节屈和旋内；后部纤维则相反，使肩关节伸和旋外。神经支配为腋神经。

（2）冈上肌（supraspinatus）位于斜方肌深面，起自肩胛骨的冈上窝，肌束向外，经肩峰和喙肩韧带的下方，跨越肩关节，止于肱骨大结节的上部。作用是使肩关节外展。神经支配为肩胛上神经。

（3）冈下肌（infraspinatus）位于冈下窝内，肌的一部分被三角肌和斜方肌遮盖。它起自冈下窝，肌束向外经过肩关节后面，止于肱骨大结节中部。作用是使肩关节旋外。神经支配为肩胛上神经。

（4）小圆肌（teres minor）位于冈下肌的下方，起自肩胛骨外侧缘上 2/3 的背侧面，止于肱骨大结节的下部。作用是使肩关节旋外。神经支配为腋神经。

（5）大圆肌和肩胛下肌解剖内容见腋窝部分。

肩胛下肌、冈上肌、冈下肌和小圆肌的止腱，经肩关节的前、上和后方至肱骨上端时，与关节囊紧贴，且有许多腱纤维编入关节囊，形成"腱袖"，或称"肩袖"。腱袖可加强关节囊，对稳定肩关节起着重要作用。

5. 神经

（1）肩胛区腋神经在腋窝发自臂丛后束，伴旋肱后动脉穿四边孔，绕肱骨外科颈至三角肌深方。肌支支配三角肌和小圆肌；皮支为臂外侧上皮神经，分布于臂上部后外侧部的皮肤。肱骨外科颈骨折、肩关节脱位或使用腋杖不当时，可损伤腋神经。

（2）肩胛上神经（suprascapular nerve）在颈后三角中发自臂丛上干，向后经肩胛骨上缘入冈上窝，再经肩峰前方绕肩胛冈外侧缘至冈下窝，支配冈上、下肌。

6. 动脉

（1）肩胛上动脉（suprascapular artery）自锁骨下动脉的甲状颈干发出后，行向外下，伴同名神经至冈上、下窝，营养冈上、下肌和肩胛骨。

（2）旋肩胛动脉和旋肱后动脉见腋窝。

二、自由上肢的浅层

自由上肢的浅层结构包括皮肤、浅筋膜和其内的浅静脉、皮神经和浅淋巴管等。

（一）解剖规范

1. 切皮　将大体标本恢复仰卧位。沿下列各线切开皮肤：①沿臂、肘和前臂前面正中线至腕前远侧横纹；②沿腕前远侧横纹绕腕一周；向两侧翻起臂、肘和前臂的皮肤并完整揭去。

2. 修洁浅静脉　沿已解剖出的头静脉向下追踪到手背静脉网的桡侧；然后在肘前修洁连接头静脉和贵要静脉的肘正中静脉，观察它们的连接方式。最后可保留主要静脉干，可切去不必要的静脉属支。

3. 观察和理解上肢皮神经的分布范围　①在肱二头肌内侧沟内追寻伴贵要静脉穿深筋膜的前臂内侧皮神经。②从腋窝向下追踪臂内侧皮神经。③在肱二头肌外侧，靠近肘部头静脉附近寻找自此穿深筋膜浅出的前臂外侧皮神经，它是肌皮神经的终支。④在桡骨茎突上方约 5cm 处，寻找穿深筋膜浅出的桡神经浅支。

（二）解剖层次

自由上肢浅层：皮肤和浅筋膜（浅静脉、浅淋巴结、皮神经）（图 3-2）。

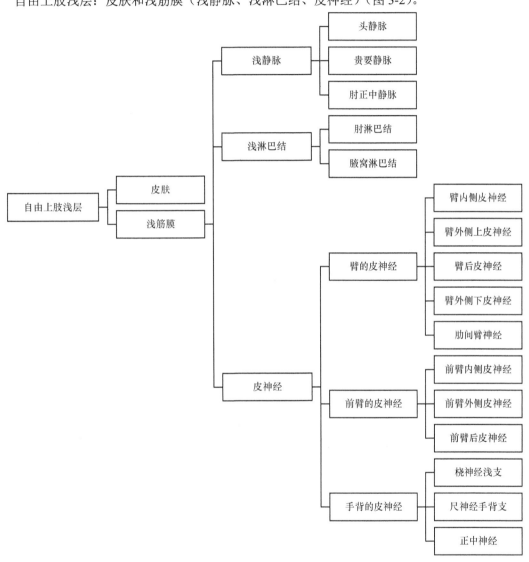

图 3-2　自由上肢浅层

（三）解剖内容

1. 皮肤　略。

2. 浅筋膜

（1）浅静脉：手指的静脉较丰富，在各指背面形成两条互相吻合的指背静脉，上行至指根附近分别合成 3 条掌背静脉，它们在手背中部形成不恒定的手背静脉网。

1）头静脉（cephalic vein）起自手背静脉网桡侧，沿前臂外侧上行，在肘窝处借肘正中静脉与贵要静脉交通，再沿肱二头肌外侧上行，经三角肌、胸大肌间沟，穿锁胸筋膜注入腋静脉或锁骨下静脉。头静脉收纳手和前臂桡侧掌、背面的浅静脉。

2）贵要静脉（basilic vein）起自手背静脉网尺侧，上行逐渐转到前臂的屈侧，于肘窝内上方接受肘正中静脉，沿肱二头肌内侧继续上行，至臂中点稍下方穿深筋膜，注入肱静脉或伴肱动脉上行到大圆肌下缘延续为腋静脉。

3）肘正中静脉（median cubital vein）在肘窝的稍下方，是自头静脉发出斜向内上方至贵要静脉的一条交通支。

（2）浅淋巴结：上肢浅淋巴管较多，与浅静脉伴行，分内、外两组。内侧组收受手和前臂尺侧部分的淋巴，伴贵要静脉上行，注入肘淋巴结（cubital lymph node），其输出管伴肱血管上行入腋窝淋巴结的外侧淋巴结。外侧组收受手和前臂桡侧部分的淋巴，伴头静脉上行，至臂部大部分越至内侧，加入内侧组上行；小部分继续伴头静脉注入三角肌胸肌淋巴结（锁骨下淋巴结），后者输出管入腋窝淋巴结的尖淋巴结。

（3）皮神经：上肢的皮神经主要发自臂丛。

1）臂的皮神经：①臂内侧皮神经，发自臂丛内侧束，在臂内侧中点穿深筋膜浅出，分布于贵要静脉后方的臂下部内侧的皮肤。②臂外侧上皮神经（superior lateral brachial cutaneous nerve），为腋神经的皮支，自三角肌的后缘浅出，分布于肩部和臂外侧区上部的皮肤。③臂后皮神经（posterior brachial cutaneous nerve）发自桡神经腋窝部，在腋后襞下方穿臂部筋膜浅出，分布于三角肌止点以下的臂后面皮肤。④臂外侧下皮神经（inferior lateral brachial cutaneous nerve），在桡神经沟内发自桡神经，在三角肌止点下方、外侧肌间隔的后方浅出，分布于三角肌止点以下的臂外侧面皮肤。⑤肋间臂神经（intercostobrachial nerve）为第2肋间神经的外侧皮支，分布于臂上部内侧和腋窝底的皮肤。

2）前臂的皮神经：①前臂内侧皮神经，发自臂丛内侧束。在臂内侧中点稍下，伴贵要静脉穿深筋膜浅出，下行分布于前臂内侧的前、后面。②前臂外侧皮神经（laterol antebrachial cutaneous nerve）是肌皮神经的终支。在肘部附近肱二头肌外侧穿深筋膜浅出，分布于前臂外侧的前、后面。③前臂后皮神经（posterior antebrachial cutaneous nerve），在桡神经沟内发自桡神经。在臂外侧下部穿深筋膜浅出，分布于前臂背面的皮肤。

3）手背的皮神经：①桡神经浅支（superficial branch of radial nerve）为桡神经终支之一。在桡骨茎突上约5cm处浅出，然后转至背侧与头静脉起始部伴行，分布于手背桡侧和桡侧两个半手指背面的皮肤。②尺神经手背支（dorsal branch of ulnar nerve），在前臂中部发自尺神经，在腕的尺侧稍上方穿深筋膜浅出，以后转向背侧下行，与贵要静脉起始部伴行，分布于手背尺侧半、小指、环指尺侧半背面的皮肤以及环指桡侧半和中指尺侧半近节指背面的皮肤。③正中神经，分布于手背中指、示指末节背面皮肤。

三、臂、肘窝和前臂前区

臂以肱骨和内、外侧肌间隔为界分为臂前区和臂后区两部。

肘窝（cubital fossa）为肘关节前面的尖向下的三角形凹陷区，肱骨内、外上髁连线为其上界，前臂的肱桡肌近侧部为外侧界，旋前圆肌构成内侧界。

前臂前区是位于桡骨、尺骨和前臂骨间膜以前的部分，主要含有前臂肌前群以及它们的神经和血管。

（一）解剖规范

1. 揭开臂部深筋膜，将臂固定在外展位，清除臂部残留的浅筋膜，沿臂前面正中线切开深筋膜至肘窝尖，再做横切口，注意保留自肱二头肌腱向下连于前臂内侧深筋膜的肱二头肌腱膜，将深筋膜完整地翻向两侧，暴露深方的臂前面屈肌。再从肘窝尖继续向下纵向切开深筋膜至腕部，在腕部做横切口，向两侧揭起深筋膜，注意此处深筋膜较强厚。

2. 修洁和观察臂肌前群 ①喙肱肌起自肩胛骨的喙突，自腋窝追踪此肌至肱骨中部的止点。②在喙肱肌的外侧观察肱二头肌，它的起点有两个头，短头起自肩胛骨的喙突，长头在短头的外侧，起自肩胛骨的盂上结节，经结节间沟下降，二头在臂下部汇合成一腹，向下进入肘窝。③肱肌位于肱二头肌的深方，先在肱二头肌的外侧缘清理肱肌的边界，再检查它起自肱骨下部的前面；肱骨的外侧有前臂的肱桡肌，二肌交界处有桡神经和其伴行的肱深动脉终支。

3. 修洁和观察前臂前群肌浅层 先检查起自肱骨内上髁附近的肌，自外向内依次检查下列各肌（注意保护周围的血管、神经）：①旋前圆肌起点较高，位于最外侧，它的止点斜向外下止于桡骨中部。②在旋前圆肌的内侧追踪桡侧腕屈肌向下至腕部。③掌长肌位于前者的内侧，向下移行为细长的腱入掌。④尺侧腕屈肌位于最内侧，追其向下止于豌豆骨。前臂前群肌浅层的肱桡肌起于肱骨外上髁，待后解剖。

4. 检查前臂前群肌深层 前臂浅层肌的深方为指浅屈肌，它的上部被浅层肌所覆盖，先分开浅层肌查看此肌，再追踪其肌束向下，它移行为4条肌腱。拉开指浅屈肌的4条肌腱，可见其深方桡侧的拇长屈肌和尺侧的指深屈肌，可见后者也移行为4条肌腱至腕部入掌。

5. 检查肌皮神经、正中神经和尺神经的走行 ①从臂丛外侧束追踪肌皮神经主干至穿入喙肱肌，并寻找至喙肱肌、肱二头肌和肱肌的分支。在前臂外侧复认和追踪它的终支为前臂外侧皮神经。②从臂丛内、外侧束追踪正中神经至肘窝上部，它向下进入肱二头肌腱膜深方，穿旋前圆肌至指浅屈肌深方，查看它发分支至旋前圆肌、桡侧腕屈肌、掌长肌和指浅屈肌。在拇长屈肌和指深屈肌之间，正中神经于肘窝尖附近发出骨间前神经（它与骨间前动脉伴行）分支至拇长屈肌、指深屈肌桡侧半及旋前方肌。接近腕部时，正中神经位置表浅，位于指浅屈肌腱与桡侧腕屈肌腱之间，掌长肌腱深方。③从臂丛内侧束暴露尺神经至臂中部，并继续追踪至肱骨内上髁的后方，在尺神经沟处下行。于前臂近侧部分开尺侧腕屈肌和掌长肌，寻找尺神经主干及其至尺侧腕屈肌和指深屈肌尺侧半的分支；再循主干向下到腕上方。

6. 检查肱动脉、肱深动脉 ①肱动脉为腋动脉的延续，观察它有两条同名静脉伴行，肱动脉向下沿肱二头肌内侧沟伴正中神经下行，经肱二头肌腱膜深方进入肘窝，沿途发分支构成肘关节网，不必细追。②在距肱动脉起点不远处发出较粗大的肱深动脉，追踪它伴桡神经进入桡神经沟内，沿途发出分支供应肱三头肌和肱肌。

7. 检查肱三头肌和桡神经沟内的结构 将上肢置于胸前，使肩关节呈屈、内收和内旋位，清除臂后面的深筋膜，暴露肱三头肌。复认起于肩胛骨盂下结节的长头；清理臂后面的外侧头，它起自肱骨上部后面；内侧头被上述二头覆盖。在长头和外侧头之间，将无齿镊尖顺着桡神经插入桡神经沟内，在此沿桡神经沟方向切开外侧头并翻向两侧，即暴露出行于桡神经沟中的桡神经和肱深血管，查看起于沟以下肱骨骨面的肱三头肌内侧头。检查肱三头肌的3个头汇合成一腱止于尺骨鹰嘴；再追踪桡神经主干出沟后穿外侧肌间隔至臂前面。

8. 检查肘窝边界及其内容物 在大体标本上摸认肱骨的内、外上髁及其连线，以确定肘窝的上界；然后，观察构成肘窝内侧界的旋前圆肌和外侧界的肱桡肌。尽量在尺侧切断肱二头肌腱膜，向外揭起，暴露肱动脉末端，它下行至肘窝处分为两支，外侧支为桡动脉，内侧支为尺动脉。复认肘窝的内容物，正中神经穿旋前圆肌下行；肱二头肌肌腱止于桡骨粗隆；位于肱肌和肱桡肌之间的桡神经向下分为浅、深2支；肘窝的底为肱肌，它向下止于尺骨粗隆。

9. 检查尺动脉及其分支 尺动脉从肱动脉分出后，随即分出一短干，为骨间总动脉；由此短干分出2支，其中一支向后，为骨间后动脉；另一支为骨间前动脉，行于指深屈肌和拇长屈肌间，尺动脉主干斜向下内，经旋前圆肌和指浅屈肌的深方，至尺侧腕屈肌和指深屈肌之间。伴尺神经下行至豌豆骨的外侧。

10. 清理肱桡肌、桡动脉和桡神经浅支 在前臂外侧复认肱桡肌，它起于肱骨外上髁上方，止于桡骨茎突。从肘窝向下复认桡神经浅支，它在肱桡肌深方下行，至前臂中、下1/5交界处，桡神经浅支在肱桡肌后缘穿筋膜浅出。桡动脉下行至腕部桡骨的前面，居肱桡肌腱内侧；查找在腕部桡动脉发出的掌浅支，追踪桡动脉经桡骨茎突下方至拇指的两个长肌腱的深方绕至手背。

11. 利用标本观察旋前方肌和旋后肌 在离体上肢肌的标本上，旋前方肌为一扁平四方形的小肌，位于拇长屈肌和指深屈肌深方，肌束横行贴在桡骨和尺骨的前面。旋后肌属前臂伸肌，构成肘窝底外侧一小部（详见前臂背面）。

（二）解剖层次

臂、肘窝和前臂前区：深筋膜、肌肉、神经、动脉（图3-3）。

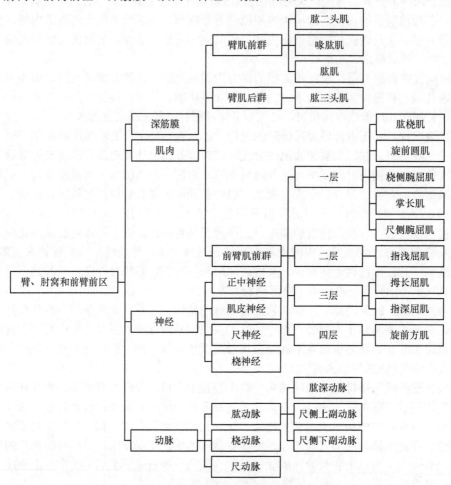

图 3-3　臂、肘窝和前臂前区

（三）解剖内容

1. 深筋膜 臂部深筋膜包被在臂肌的表面，向上移行于三角肌筋膜、胸肌筋膜和腋筋膜等，向下移行于前臂筋膜。深筋膜在屈、伸二群肌间形成内、外侧肌间隔，附于肱骨两侧。肌间隔和肱骨将臂分隔成前、后两区。前区有屈肌群和深部神经、血管；后区有伸肌群和深部神经、血管。

2. 肌肉

（1）臂肌前群：臂肌前群为屈肌群，包括浅层的肱二头肌和深层的肱肌和喙肱肌。神经支配为肌皮神经。

（2）臂肌后群：仅有一块肱三头肌。神经支配为桡神经。

（3）前臂肌前群：前臂肌前群位于前臂的前面和内侧面，包括屈腕、屈指和使前臂旋前的肌，共9块分四层排列。

1）第一层浅层有 5 块肌，自桡侧向尺侧依次为肱桡肌、旋前圆肌、桡侧腕屈肌、掌长肌和尺侧腕屈肌。

A. 肱桡肌（brachioradialis）：起于肱骨外上髁上方，向下进入前臂，构成肘窝外侧界，向下止于桡骨茎突，作用为屈肘关节，由桡神经支配。其他 4 肌（旋前圆肌、桡侧腕屈肌、掌长肌和尺侧腕屈肌）共同起自肱骨内上髁和前臂深筋膜；除尺侧腕屈肌由尺神经支配外，旋前圆肌、桡侧腕屈肌、掌长肌都由正中神经支配。

B. 旋前圆肌（pronator teres）：斜向下外构成肘窝的内侧界，然后潜入肱桡肌深面，止于桡骨外侧面中部，作用为屈肘关节和使前臂旋前。

C. 桡侧腕屈肌（flexor carpi radialis）：以长腱止于第 2 掌骨底，作用为屈肘、屈腕和使桡腕关节外展。

D. 掌长肌（palmaris longus）：肌腹小而腱细长，连于掌腱膜，作用为屈腕和紧张掌腱膜。

E. 尺侧腕屈肌（flexor carpi ulnaris）：向下止于豌豆骨，作用为屈肘、屈腕和使桡腕关节内收。

2）第二层只有 1 块肌，即指浅屈肌（flexor digitorum superficialis）。此肌的上部被浅层肌所覆盖，起自肱骨内上髁、尺骨和桡骨前面，肌束向下移行为 4 条肌腱，通过腕管入手掌，分别止于内侧 4 指的中节指骨底，作用为屈第 2～5 指近节指间关节和掌指关节、屈腕和屈肘。由正中神经支配。

3）第三层有 2 块肌，位于桡侧的拇长屈肌（flexor pollicis longus）和位于尺侧的指深屈肌（flexor disitorum profundus）。两肌起自桡、尺骨上端的前面和骨间膜，拇长屈肌腱止于拇指远节指骨底，作用为屈拇指的指间关节和掌指关节。指深屈肌腱分成 4 个腱，经腕管入手掌，分别止于内侧 4 指的远节指骨底，作用为屈第 2～5 指远侧指间关节、近侧指间关节、掌指关节和屈腕。拇长屈肌和指深屈肌桡侧半由正中神经支配，指深屈肌尺侧半由尺神经支配。

4）第四层为旋前方肌（pronator quadratus），是扁平四方形的小肌，贴在桡、尺骨远端的前面，起自尺骨，止于桡骨，作用为使前臂旋前，由正中神经支配。

3. 神经

（1）正中神经：由臂丛内、外侧束发出正中神经的内、外侧根，两根夹持腋动脉，向下成锐角汇成正中神经干。在臂部伴肱动脉行于肱二头肌内侧，先在肱动脉外侧，而后经动脉前方（或后方）绕至动脉内侧下行到肘窝，从肘窝向下穿旋前圆肌进入前臂。正中神经在臂部无分支。在指浅、深屈肌之间下行，至腕部位居掌长肌腱的深方、桡侧腕屈肌腱和指浅屈肌腱之间（或桡侧腕屈肌腱与掌长肌腱之间），再向下经腕管至手掌。正中神经在前臂分支支配除肱桡肌、尺侧腕屈肌和指深屈肌尺侧半以外的前臂屈肌。正中神经在腕部位置较浅，易与肌腱一起被锐器割伤。

（2）肌皮神经：自臂丛外侧束发出，斜穿喙肱肌，经肱二头肌和肱肌之间下降，发出分支支配这 3 块肌；终支（皮支）在肘部附近，肱二头肌与肱肌之间穿深筋膜浅出，为前臂外侧皮神经，分布于前臂外侧前、后面的皮肤。

（3）尺神经：发自臂丛内侧束，在臂部先与肱动脉及正中神经伴行而位于动脉的内侧，继而离开它们向后下，穿内侧肌间隔至臂后面，继续向下至肱骨内上髁后方的尺神经沟，在尺神经沟中，神经位置浅表，隔着皮肤可触摸到。尺神经在臂部无分支。自尺神经沟向下，穿尺侧腕屈肌至前臂内侧，循指深屈肌和尺侧腕屈肌间下降，到前臂中、下 1/3 交界附近分出较细的手背支后，本干继续下行达腕部，在豌豆骨的外下方分为尺神经深支（deep branch of ulnar nerve）和尺神经浅支（superficial branch of ulnar nerve）两终支，经屈肌支持带浅面入手掌；手背支经尺侧腕屈肌的深方转到手背。尺神经在前臂上部发肌支至尺侧腕屈肌和指深屈肌尺侧半。

（4）桡神经：发自臂丛后束。在臂部它先在肱动脉后方下行，然后伴肱深动脉入肱三头肌内、外侧头起点之间的桡神经沟，沿沟绕肱骨中段背侧转向外下，在肱骨外上髁上方，肱骨中、下 1/3 交界处穿外侧肌间隔，至肱桡肌与肱肌之间。在此处它发出至肱桡肌和桡侧腕长伸肌的分支后即分为桡神经深支（deep branch of radial nerve）和桡神经浅支两终支。桡神经在腋窝发出臂后皮神经，分布于臂后面皮肤；发出至肱三头肌长头的分支。在桡神经沟内发出至肱三头肌内、外侧头及肱桡肌和桡侧腕长伸肌的分支；并发出前臂后皮神经，分布于前臂背面。深支穿旋后肌至前臂背侧；浅支为皮支，在肱桡肌深面伴行于桡动脉的外侧，至前臂中、下 1/3 交界处离开桡动脉向外，在肱桡肌后缘穿出深筋膜继续下行至腕和手背。

4. 动脉　主要包括肱动脉、桡动脉、尺动脉及其分支。

（1）肱动脉（brachial artery）：肱动脉在大圆肌下缘处续接腋动脉，伴正中神经沿肱二头肌内侧下行至肘窝深部，平对桡骨颈水平分为桡动脉和尺动脉。肱动脉在臂部的分支为①肱深动脉（deep brachial artery），在距肱动脉起点不远处发出，伴桡神经行于桡神经沟内，沿途分支营养肱三头肌和肱骨，其终支为桡侧副动脉（radial collateral artery），伴桡神经下行到肘关节附近，参与构成肘关节网。②尺侧上副动脉（superior ulnar collateral artery），在肱深动脉起点下方起自肱动脉，伴尺神经下行至肘窝附近，参与构成肘关节网。③尺侧下副动脉（inferior ulnar collateral artery），在肱骨内上髁上方起自肱动脉，越过肱肌前面向内侧走行，参与构成肘关节网。

在肘窝稍上方，肱二头肌腱内侧可摸到肱动脉搏动，此处为测量血压时听诊的部位。前臂或手因外伤出血时，可在肱二头肌内侧沟处，将动脉压向肱骨进行止血。肱动脉的下 1/3 段位于肱骨前方，故肱骨髁上骨折时可损伤肱动脉。

（2）桡动脉（radial artery）：自肱动脉分出后，走向肘窝尖，与桡骨平行下降，先在肱桡肌深面，至腕部位于肱桡肌腱与桡侧腕屈肌腱之间。以后，它在桡骨茎突下方，经拇指三个长肌腱深面，绕腕关节外侧至手背。在行程中，桡动脉除发出肌支营养前臂桡侧诸肌外，还发出掌浅支（superficial palmar branch），它为一细小的分支，在腕部桡动脉转至手背以前发出，下行入手掌，参与构成掌浅弓。在腕部，桡动脉位置表浅，仅有皮肤和筋膜覆盖，为临床切脉的部位。此外，桡动脉还发出分支分别参与肘关节网和腕掌侧网。

（3）尺动脉（ulnar artery）：在肘窝自肱动脉发出后，斜向下内，穿旋前圆肌。它先行于指浅屈肌深面，后伴尺神经（神经在内侧）在指浅屈肌与尺侧腕屈肌之间下行。二者渐从尺侧腕屈肌覆盖下浅出，至腕部位于尺侧腕屈肌腱的外侧，以后经豌豆骨桡侧至手掌，与桡动脉掌浅支吻合成掌浅弓。在前臂，尺动脉除发出肌支至前臂尺侧诸肌外，还发出骨间总动脉（common interosseous artery），它为一短干，平桡骨粗隆高度发自尺动脉，经指深屈肌和拇长屈肌之间达骨间膜掌侧面，分为骨间前动脉（anterior interosseous artery）和骨间后动脉（posterior interosseous artery），前者在指深屈肌和拇长屈肌之间下行，分支营养深层诸肌和桡、尺骨，并参与形成腕背网；后者越骨间膜上缘至前臂背侧。

此外，尺动脉还发出分支，分别参与肘关节网和腕关节网。①尺侧返动脉（ulnar recurrent artery），在肘窝发出，返行向上，分支营养邻近诸肌，并参与肘关节网。②腕掌支和腕背支，参与腕掌网和腕背网。

5. 肘窝　肘窝位于肘关节前面，为一尖向下的三角形凹陷。外侧界为肱桡肌，内侧界为旋前圆肌，上界为肱骨内、外上髁之间的连线，窝底为肱肌（内侧）和旋后肌（外侧），窝顶为深筋膜。窝内有肌腱和血管、神经，并填充有脂肪和疏松结缔组织。窝内主要血管、神经和肌腱的排列关系，自外向内为桡神经，肱二头肌腱，肱动/静脉及桡、尺动/静脉的始段，正中神经。

四、手　掌

手掌面的结构主要包括来自前臂的屈指肌腱和它们的腱滑液鞘、手肌以及它们的血管、神经。

（一）解剖规范

1. 手掌浅层

（1）除去手掌中央部的浅筋膜，显露掌腱膜。指蹼间隙处不宜剥离太深，以保护其深部的结构。

（2）除去鱼际和小鱼际部的浅筋膜，显露该二部的深筋膜，即鱼际筋膜和小鱼际筋膜。在小鱼际部的浅筋膜内有掌短肌存在，观察后可与浅筋膜一起切除。

（3）翻开掌腱膜：从屈肌支持带上切下掌长肌腱，并向远侧剥离掌腱膜。细心切断掌腱膜内、外侧缘分别伸向第5和第1掌骨的掌内、外侧肌间隔，直至指蹼间隙处，即可将掌腱膜翻向远侧。注意：切勿损伤掌腱膜深面的结构。

2. 掌中间鞘内各结构

（1）修洁尺动脉和掌浅弓：在豌豆骨桡侧，切除屈肌支持带尺测端浅面的薄层深筋膜（属于腕掌侧韧带），即打开腕尺管，先修洁管内走行的尺动脉和尺静脉。自腕尺管起，向远侧追踪尺动脉及其参与形成的掌浅弓，直至鱼际肌内侧缘。追踪掌浅弓凸侧发出的各支：位于最尺侧者为小指尺（掌）侧固有动脉，桡侧3支为指掌侧总动脉。注意保护与各动脉伴行的同名神经。

（2）再在腕尺管内修洁尺神经，可见尺神经行于尺血管尺侧，至小鱼际肌近侧、豌豆骨与钩骨之间处。尺神经分为浅、深两支。再向下追踪浅支发出的指掌侧固有神经及1条指掌侧总神经，至小指尺侧和第4、5指间的指蹼间隙处，追踪尺神经深支至穿入小鱼际肌起始端处为止。

（3）沿腕前正中纵行切断屈肌支持带，剖开腕管，探查其中的8条指浅、深屈肌腱及包绕各腱的屈肌总腱鞘，拇长屈肌腱及包绕该腱的拇长屈肌腱鞘，以及正中神经。向下追踪正中神经的各分支：尺侧2条为指掌侧总神经，桡侧3条为至拇、示指的指掌侧固有神经。

（4）修洁通过手掌的各指屈肌腱及蚓状肌。

3. 鱼际肌及其邻近的血管神经　除去鱼际筋膜，显露鱼际诸肌与桡动、静脉掌浅支（亦可用标本示教后进行解剖）。

（1）鱼际肌：浅层靠外侧者为拇短展肌，内侧者为拇短屈肌，二者间界限不清。在拇短展肌和拇短屈肌中部横断二肌，显露深层的拇对掌肌以及其内侧的拇长屈肌腱，腱的内侧为拇收肌，探查各肌起止情况。

（2）在鱼际肌内侧缘处寻找桡动脉发出的掌浅支。此支一般行经鱼际表面，也可经肌肉内部，向上追踪至前臂前区。

（3）在屈肌支持带下缘桡侧，距舟骨结节远侧3～4cm处，寻找正中神经发出的、支配鱼际肌的返支。

4. 小鱼际肌　除去小鱼际肌筋膜，显露各肌，浅层内侧为小指展肌，外侧为小指短屈肌，在中部横断小指展肌，显露其深面的小指对掌肌，探查各肌的起止点。

5. 指蹼间隙　细心除去各指蹼间隙处残留的皮肤和脂肪，修洁各掌侧总动脉和神经的末段，可见它们均分为两条指掌侧固有动脉或神经，分别行向相邻二指的相对缘，而指掌侧总神经常在同名动脉的近侧分支，修洁各蚓状肌腱，观察它们向背侧的走向。

6. 探查手掌的筋膜间隙

（1）用止血钳挑起示指屈肌腱和第1蚓状肌，观察其深面的疏松结缔组织，即鱼际间隙；在第3、4和5指屈肌腱及第2、3和4蚓状肌深面者为掌中间隙。

（2）除去拇收肌表面的拇收肌筋膜，修洁拇收肌的横、斜二头及止端，追踪该肌两头间通过的桡动脉末段及其参与构成的掌深弓。

7. 修洁掌深弓、尺神经深支和骨间肌

（1）在豌豆骨远侧找到尺神经深支和尺动脉掌深支，除去其周围的疏松结缔组织和肌肉，追踪尺神经深支发至小鱼际诸肌的分支。

（2）向桡侧拉开各指屈肌腱及蚓状肌（或在腕骨近侧分别切断各腱），去疏松结缔组织和骨间掌侧筋膜，继续向桡侧追踪尺神经深支和尺动脉掌深支，并修洁掌深弓。修洁掌深弓凸侧发出的3条掌心动脉，尺神经深支在经过中发出至第3及第4蚓状肌、各骨间肌和拇收肌，但各肌支均细小，不必细找。

（3）将拇收肌横头自第3掌骨上剥下，翻向桡侧，显露第1掌骨间隙，在拇收肌和第1骨间背侧肌之间，寻找桡动脉发至拇、示二指的主要动脉。

沿第 2 掌骨尺侧和第 4、5 掌骨桡侧，观察各骨间掌侧肌。

8. 手指（中指）

（1）在指掌侧面两侧，自指蹼间隙处开始寻找并修洁指掌侧面神经和血管，向远侧追踪。

（2）除净手指掌侧面的浅筋膜，显露指掌面的指纤维鞘。

（3）纵行切开指掌侧的指纤维鞘，仔细观察：不同部位的指纤维鞘厚薄不同；指滑膜鞘的结构和范围；指浅、深屈肌腱的排列情况。

（二）解剖层次

1. 手掌浅层　　皮肤、浅筋膜、深筋膜、手掌屈肌腱、手掌腱滑膜鞘和指腱鞘（图 3-4）。

2. 手掌肌及手掌筋膜间隙　　手掌肌分为外侧群、内侧群和中间群，筋膜间隙分为掌中间隙、鱼际间隙（图 3-5）。

3. 手掌动脉和神经　　手掌动脉可分为尺动脉及掌浅弓、桡动脉及掌深弓，手掌神经可分为正中神经及尺神经（图 3-6）。

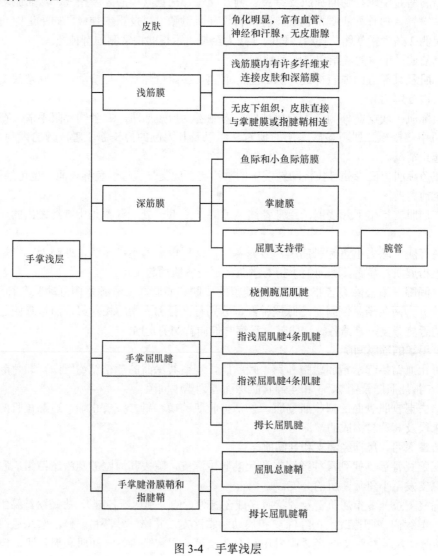

图 3-4　手掌浅层

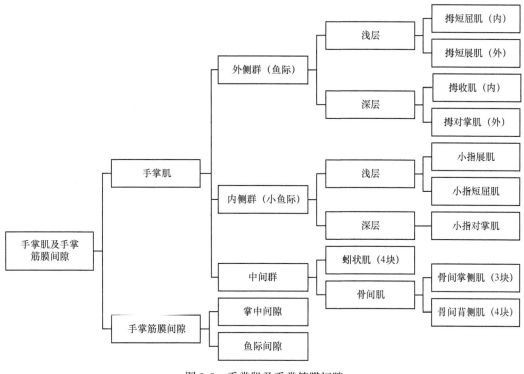

图 3-5 手掌肌及手掌筋膜间隙

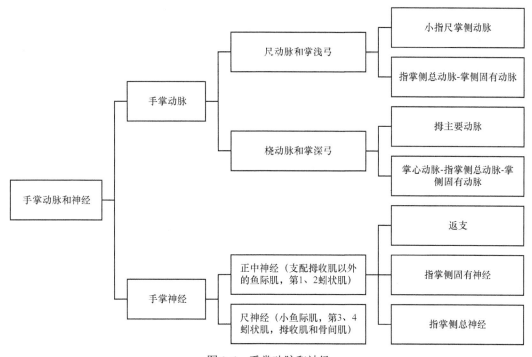

图 3-6 手掌动脉和神经

（三）解剖内容

1. 手掌浅层

（1）皮肤：略。

（2）浅筋膜：略。

（3）深筋膜：手掌的深筋膜厚薄不一，在两侧覆盖鱼际肌和小鱼际肌的筋膜，分别称鱼际和小鱼际筋膜，较薄弱；在掌心部分呈致密的腱性组织，称掌腱膜；在腕前加厚形成屈肌支持带。

1）掌腱膜（palmar aponeurosis）：呈三角形，厚而坚韧，由纵横纤维构成。其尖向近侧，与掌长肌腱相连，并与深方的屈肌支持带近侧缘相延续；其基底位于掌骨头平面，向远侧分为 4 束，走向内侧 4 指，延续为指腱鞘。在指蹼处，相邻两条纵行束间为指蹼间隙，内含有结缔组织和脂肪，并有至指的血管、神经和蚓状肌通过。掌腱膜自外侧缘发出鱼际隔，经鱼际肌和拇收肌之间伸向背侧，附于第 1 掌骨；内侧缘发出小鱼际隔，经小鱼际外侧伸向背侧，附于第 5 掌骨。二隔将鱼际肌、小鱼际肌与手掌的指屈肌腱分隔开。

2）屈肌支持带（flexor retinaculum）和腕管（carpal canal）：屈肌支持带是腕前深筋膜加厚形成的扁带，与前臂和手掌的深筋膜相延续，位置较深，厚而坚韧。尺侧附于豌豆骨和钩骨，桡侧附于舟骨和大多角骨，它与腕骨沟共同围成腕管。掌长肌腱、尺神经和尺动脉经屈肌支持带浅面入掌；指浅、深屈肌腱及包绕它们的屈肌总腱鞘，拇长屈肌腱及包绕它的拇长屈肌腱鞘和正中神经都经屈肌支持带深方，通过腕管入掌。桡侧腕屈肌腱穿屈肌支持带在大多角骨的附着处入掌。

（4）手掌屈肌腱

1）桡侧腕屈肌腱自前臂前面掌长肌腱的桡侧下行至腕前，穿屈肌支持带在大多角骨的附着处，止于第 2 掌骨底。

2）指浅屈肌腱 4 条肌腱在正中神经的深方，经腕管入掌。它们在掌浅弓及正中、尺神经至手指的神经的深方行向远侧，分别入尺侧 4 个指腱鞘。每一腱在近节指骨中部分为二脚，止于中节指骨体两侧。

3）指深屈肌腱 4 条肌腱在指浅屈肌腱的深方，经腕管入掌，各腱分别伴行于指浅屈肌腱的深面入尺侧 4 个指腱鞘。在鞘内经指浅屈肌腱二脚之间到达浅面，止于远节指骨底。

4）拇长屈肌腱在指深屈肌腱的桡侧经腕管入手掌，行于拇短屈肌和拇收肌之间，止于拇指远节指骨底。

（5）手掌腱滑膜鞘和指腱鞘

1）手掌腱滑膜鞘：指浅、深屈肌腱和拇长屈肌腱在通过腕管时，分别有腱滑膜鞘包裹。包绕拇长屈肌腱的称为拇长屈肌腱鞘（tendinous sheath of flexor pollicis longus）；包绕指浅、深屈肌腱的，称为屈肌总腱鞘（common flexor sheath）。二鞘约在屈肌支持带近侧 2.5cm 处开始，向远侧，仅在拇指和小指可一直延伸到相应的指腱鞘，而屈肌总腱鞘的余部，大多数人至手掌中部即中断，不与中间 3 指的指腱鞘相通。在滑膜鞘中断部分的指深屈肌腱，为蚓状肌提供了起点。拇长屈肌腱鞘与屈肌总腱鞘常常相通，故中间 3 指腱鞘炎，早期常局限于本手指，而拇指或小指腱鞘炎，早期即可蔓延到拇长屈肌腱鞘或屈肌总腱鞘，最后几乎可波及包括小指的指腱鞘、屈肌总腱鞘、拇长屈肌腱鞘以及拇指的指腱鞘在内的广大区域，呈现"V"形感染区。

2）指腱鞘（tendinous sheath of finger）：由指纤维鞘和指滑膜鞘两部分构成。在尺侧 4 指包绕指浅、深屈肌腱；在拇指包绕拇长屈肌腱。

2. 手掌肌及手掌筋膜间隙

（1）手掌肌：手和手指的用力运动主要靠来自前臂的长肌，而手的精细的技巧性运动则主要由手掌肌来完成。手掌肌包括许多短小的肌肉，全部集中在手的掌侧，可以分外侧、中间和内侧 3 群。

1）外侧群：是运动拇指的肌，较为发达，在手掌拇指侧形成一隆起，称鱼际（thenar），有

4块肌，分浅、深2层排列。它们共同起自屈肌支持带及其外侧附着点。①拇短屈肌（flexor pollicis brevis）和②拇短展肌（abductor pollicis brevis），分居浅层的内、外，止于拇指近节指骨底。③拇对掌肌（opponens pollicis），位于拇短展肌深方，止于第1掌骨桡侧半前面全长。④拇收肌（adductor pollicis），位置最深，居拇对掌肌的内侧，有两个起头，横头（transverse head of adductor pollicis）起自第3掌骨前面，斜头（oblique head of adductor pollicis）起自屈肌支持带桡侧，二头合并止于拇指近节指骨底。上述4肌分别使拇指作屈、展、对掌和收的运动。除拇收肌由尺神经深支支配外，其余上述3肌由正中神经返支支配。

2）内侧群：是运动小指的肌，在手掌小指侧也形成一隆起，称小鱼际（hypothenar），有3块肌，也分浅、深2层排列，它们共同起自屈肌支持带及其内侧附着点。①小指展肌（abductor digiti minimi）和②小指短屈肌（flexor digiti minimi brevis）分居浅层、内、外，止于小指近节指骨底。③小指对掌肌（opponens digiti minimi），位于上述二肌深面，止于第5掌骨尺侧缘。上述3肌分别使小指展、屈和对掌。神经支配为尺神经深支。

3）中间群：位于掌心，包括4块蚓状肌和7块骨间肌。①蚓状肌（lumbricales），为细束状小肌，起自指深屈肌腱桡侧，伴行于至手指的血管、神经的深方，经指蹼间隙到达指的桡侧，而后转至第2～5指背面，加入指背腱膜，作用为屈掌指关节，伸指间关节。②骨间肌，位于掌骨间隙内，可分为骨间掌侧肌和骨间背侧骨。骨间掌侧肌（palmar interossei），共3块，位于尺侧3个掌骨间隙内，可使第2、4、5指向中指靠拢（内收）。骨间背侧肌（dorsal interossei），共4块，位于4个掌骨间隙的背侧部，它们的作用是以中指为中线外展第2、4指。由于7块骨间肌都加入指背腱膜，故骨间肌还能协同蚓状肌屈掌指关节，伸指间关节。除第1、2蚓状肌由正中神经支配外，其余都由尺神经深支支配。

（2）手掌筋膜间隙：位于指屈肌腱及屈肌总腱鞘的深面，第3、4骨间掌侧肌和拇收肌掌面的筋膜浅面。它是一潜在的间隙，其中充填着疏松结缔组织。此间隙又被掌中隔分为桡侧的鱼际间隙和尺侧的掌中间隙。掌中隔（palmar intermediate septum）是掌腱膜发出的筋膜隔，经示指和中指屈肌腱之间斜向后内，连于第3掌骨前面。鱼际间隙（thenar space）在前界的外侧为示指的屈肌腱和第1蚓状肌，内侧为掌中隔；后界为拇收肌及其表面的筋膜；内侧界为掌中隔；外侧界为鱼际肌和鱼际隔。掌中间隙（midpalmar space）的前界为中、环、小指的屈肌腱和第2～4蚓状肌；后界为第3～5掌骨、骨间肌及其表面的筋膜；内侧界为小鱼际肌和小鱼际隔；外侧界为掌中隔。掌中间隙的近侧逐渐变窄，通过腕管与前臂屈肌后面的间隙相通；远侧沿蚓状肌筋膜，经指蹼间隙至第3～5指近节指骨背侧。

了解这两个间隙的范围，对手掌感染蔓延的诊断和治疗有重要意义。由于间隙与腱鞘的位置关系密切，中、环和小指腱鞘的感染可向掌中间隙扩散；示指腱鞘炎可蔓延至鱼际间隙；掌中间隙和鱼际间隙感染，均可沿蚓状肌的筋膜，扩散到相应的指蹼，甚至指背。如果掌中间隙感染积脓时，可在第3、4指蹼切开引流；鱼际间隙积脓时，应在第1指蹼切开引流。

3. 手掌动脉和神经

（1）手掌动脉

1）尺动脉和掌浅弓：自前臂尺侧下行的尺动脉，经豌豆骨外侧，沿屈肌支持带的浅方入手掌。在豌豆骨的外下方，它发出掌深支后，终支转向外，与桡动脉掌浅支吻合形成掌浅弓。掌深支（deep palmar branch）伴尺神经深支，经小指展肌和小指短屈肌之间，穿小指对掌肌至掌深部指屈肌腱深面，与桡动脉终支吻合成掌深弓。

掌浅弓（superficial palmar arch），位于掌腱膜深面，指屈肌腱和正中神经浅面。自弓的凸缘发出4个分支：一支为小指尺掌侧动脉，供应小指尺侧缘；其余三支为指掌侧总动脉（common palmar digital artery），经指蹼间隙下行到掌指关节附近，各分为2条指掌侧固有动脉（proper palmar digital artery），分别在指神经的背侧，沿指侧缘下行，供应第2～5指的相对缘。掌浅弓组成的形式变异较大，有时可以缺如。

2）桡动脉和掌深弓：桡动脉从腕的前方转向手背前发出掌浅支，穿鱼际肌或沿其表面下行，与尺动脉终支吻合成掌浅弓。桡动脉主干转至手背后，穿第1骨间背侧肌入手掌，在拇收肌深方（背侧）发出拇主要动脉（principal artery of thumb），分支供应拇指掌面两侧和示指桡侧缘。桡动脉主干继续行经拇收肌二头之间向内，与尺动脉掌深支吻合成掌深弓。

掌深弓（deep palmar arch）较细，位于掌骨和骨间肌的浅面，指屈肌腱与屈肌总腱鞘的深面，与尺神经深支伴行。由掌深弓向远侧发出3条掌心动脉（palmar metacarpal artery），沿骨间掌侧肌浅面下行，至掌指关节附近，分别连接相应的指掌侧总动脉。

掌浅弓与掌深弓有很重要的功能意义，当手紧握物体时，血管常常受到压迫，掌浅弓血流受阻，血流仍能经掌深弓流通，使手的血液循环不受影响。

（2）手掌神经

1）正中神经：在屈肌支持带近侧，正中神经发出小的掌支（palmar branch of median nerve），分布到掌心和鱼际表面的皮肤。主干紧贴屈肌支持带深面，通过腕管进入手掌，居掌浅弓与指屈肌腱之间立即分为6支。它们自桡侧向尺侧依次为①返支，短而粗，在屈肌支持带的远侧缘发出，向外行并稍返向近侧进入鱼际，支配拇收肌以外的鱼际肌。在舟骨结节垂直下方约3cm为返支的体表投影，临床上应避免在此做手术切口，以免损伤返支。②指掌侧固有神经（proper palmar digital nerve），有3支至拇指掌面两侧和示指掌面桡侧的皮肤。③指掌侧总神经（common palmar digital nerve），有2支伴同名动脉经指蹼间隙至掌指关节附近，各分为2支指掌侧固有神经，至示指与中指以及中指与环指掌面相对缘皮肤。上述分支中至示指和中指的神经还发出分支支配第1、2蚓状肌；指掌侧固有神经还发出分支到外侧3个半指的中节和远节指背皮肤。

2）尺神经：在屈肌支持带近侧，尺神经发出小的掌支（palmar branch of ulnar nerve），分布到小鱼际表面的皮肤。主干经屈肌支持带浅面在掌短肌覆盖下，伴尺动脉入手掌，在豌豆骨的外下方分为深、浅二终支。浅支（superficial branch），除分支至掌短肌外，主要为皮神经：一支为指掌侧固有神经至小指掌面内缘；另一支为指掌侧总神经，伴同名动脉行向指蹼，再分为2支指掌侧固有神经，至小指与环指掌面相对缘皮肤。深支主要为肌支，伴尺动脉掌深支，穿小鱼际肌后行至掌深部，沿途分支支配小鱼际肌，第3、4蚓状肌，拇收肌和全部骨间肌。

五、前臂后区和手背

前臂后区位于桡、尺骨和前臂骨间膜的后方，主要含有前臂伸肌群和它们的血管、神经。

（一）解剖规范

1. 切开深筋膜　置前臂于旋前位，修去前臂和手背面的浅筋膜，观察其深方的深筋膜在腕背侧增厚形成的伸肌支持带。然后垂直切开前臂背面的深筋膜（保留伸肌支持带和手背筋膜），并翻向两侧，暴露深面的肌。注意在前臂上部，筋膜深面有肌附着，须用刀尖细细分离。

2. 检查伸肌浅层　在肱桡肌深面修洁2个长肌，桡侧腕长伸肌和桡侧腕短伸肌，后者在前者的深方，向上追踪它们到肱骨外上髁，向下追踪它们到伸肌支持带上缘，注意保护越过2肌腱浅面的至拇指的长肌腱和桡神经浅支。自桡侧腕伸肌向尺侧修洁指伸肌、小指伸肌和尺侧腕伸肌，并向上追踪至它们以一个共同腱起自肱骨外上髁，向下亦追踪至伸肌支持带上缘，注意指伸肌向下分为4条肌腱。

3. 检查伸肌深层　沿桡侧腕伸肌与指伸肌之间的沟，向上完全分开它们，尽量向两侧牵开，显露深层肌。查清位于上方包绕桡骨上段的旋后肌的起止；然后在旋后肌正下方，自桡侧向尺侧依次辨认拇长展肌、拇短伸肌、拇长伸肌和示指伸肌，并追踪它们到伸肌支持带上缘。

4. 追踪桡神经和桡动脉　复认桡神经主干以及至肱桡肌和桡侧腕长屈肌的分支；随即它分为浅、深2支；追踪桡神经深支行向下后，分支至桡侧腕短伸肌和旋后肌，随后穿旋后肌到背侧续为骨间后神经（伴同名动脉），行于浅、深伸肌之间，沿途分支支配前臂伸肌。

在腕前方找出桡动脉，追踪桡动脉至桡骨茎突的下方，经拇长展肌腱和拇短伸肌腱深方，绕腕关节外侧进入鼻烟窝转向后下，穿第1骨间背侧肌至手掌。

5. 观察伸肌腱滑膜鞘 借助手指伸肌腱鞘标本，并参照教材"伸指肌滑膜鞘"的内容，证实在伸肌支持带深方通过的伸肌腱亦包裹腱滑膜鞘，且鞘的两端超过伸肌支持带的上、下界。观察6个腱滑膜鞘通过6个骨纤维管。在腕背侧沿上述各肌腱分别切开其浅面的伸肌支持带，暴露各骨纤维管。由桡侧向尺侧依次辨认各伸肌腱滑膜鞘。

（二）解剖层次

前臂后区和手背：深筋膜、伸肌腱滑膜鞘、前臂肌后群、鼻烟窝、神经和动脉（图3-7）。

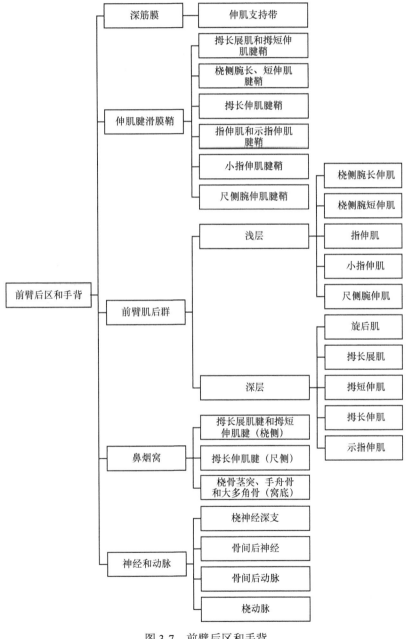

图3-7 前臂后区和手背

（三）解剖内容

1. 深筋膜　前臂背侧的深筋膜厚而坚韧，在近肘部分是肌的起点；在腕背侧增厚形成伸肌支持带。伸肌支持带（extensor retinaculum）的内侧附于尺骨茎突和三角骨，外侧附于桡骨远端外缘。它向深面发出 5 个隔，分别至尺骨小头和桡骨下端的背面，构成 6 个骨纤维管，供包绕腱滑膜鞘的伸肌腱通过。伸肌支持带对伸肌腱起保护、支持和约束作用。

2. 伸肌腱滑膜鞘　前臂伸肌腱经伸肌支持带深方走向手指时，都被包绕在腱滑膜鞘内。来自前臂的 3 块伸腕肌、3 块伸指肌和 3 块伸、展拇指肌，共 12 条肌腱，分别为 6 个腱滑膜鞘所包裹，通过 6 个骨纤维管。伸肌腱滑膜鞘自桡侧向尺侧依次为：①拇长展肌和拇短伸肌腱鞘；②桡侧腕长、短伸肌腱鞘；③拇长伸肌腱鞘；④指伸肌和示指伸肌腱鞘；⑤小指伸肌腱鞘；⑥尺侧腕伸肌腱鞘。各腱滑膜鞘都略超出伸肌支持带的近侧缘和远侧缘。

3. 前臂肌后群　前臂肌后群为伸肌群，分浅、深两层，均由桡神经支配。

（1）浅层有 5 块肌，自桡侧向尺侧依次为桡侧腕长伸肌（extensor carpi radialis longus）、桡侧腕短伸肌（extensor carpi radialis brevis）、指伸肌（extensor digitorum）、小指伸肌（extensor digiti minimi）和尺侧腕伸肌（extensor carpi ulnaris）。它们共同起自肱骨外上髁。桡侧腕长、短伸肌和尺侧腕伸肌向下移行于长腱，分别止于第 2、3、5 掌骨底，作用为伸腕。指伸肌向下分为 4 条肌腱，分别走向第 2～5 指，在手背远侧部掌骨头附近，4 条腱之间有腱间结合相连，各腱越过掌骨头后，向两侧扩展，包绕掌骨头和近节指骨的背面，称为指背腱膜，它向远侧分为 3 束，中间束纤维止于中节指骨底，两侧束纤维行向远侧，合并后止于远节指骨底，作用为伸指和伸腕，并可协助伸肘。小指伸肌是一条细长的肌，长腱经手背至小指，止于指背腱膜，作用为伸小指。

（2）深层有 5 块肌，1 块位于前臂后面的近侧部，称旋后肌（supinator），位置较深，起自肱骨外上髁和尺骨外侧缘的上部，肌束向外下，止于桡骨前面的上部。另 4 块位于此肌的下方，自桡侧向尺侧依次为拇长展肌（abductor pollicis longus）、拇短伸肌（extensor pollicis brevis）、拇长伸肌（extensor pollicis longus）和示指伸肌（extensor indicis）。它们都起自桡、尺骨的后面以及骨间膜，拇长展肌腱和拇短伸肌腱行向下外，越过两个桡侧腕伸肌的浅面，分别止于第 1 掌骨底和拇指近节指骨底；拇长伸肌腱经指伸肌腱和桡侧腕伸肌腱之间的骨纤维管后，斜越桡侧腕伸肌的止点进入拇指，止于远节指骨底；示指伸肌腱延至示指的指伸肌腱的尺侧，止于示指指背腱膜。以上各肌的作用都与其名称相同，伸指的肌也具有伸腕、伸掌指关节的作用。

4. 鼻烟窝　位于伸肌支持带的远侧，腕的背外侧。在活体，当伸、展拇指时，呈一尖向远侧的三角形凹陷，其桡侧界为拇长展肌腱和拇短伸肌腱；尺侧界为拇长伸肌腱。窝底从近侧至远侧依次为桡骨茎突、手舟骨和大多角骨。桡神经浅支和头静脉属支从其浅面经过；桡动脉从桡骨下端的下方潜入窝内，故在此处可摸到桡动脉搏动。舟骨骨折，此窝因肿胀而变浅或消失，并伴有压痛。

5. 神经和动脉

（1）桡神经深支和骨间后神经（posterior interosseous nerve）：桡神经在肘窝分为浅、深 2 支。深支行向下后，它首先分支到桡侧腕短伸肌和旋后肌，随即穿入旋后肌，绕桡骨到达前臂背侧，在旋后肌下缘附近穿肌而出，续为骨间后神经，在浅、深层伸肌之间下行，分支支配除旋后肌和桡侧腕伸肌以外的前臂伸肌。

（2）骨间后动脉：是尺动脉的骨间总动脉的终支之一。骨间后动脉自骨间总动脉分出以后，经过骨间膜上缘向后，在旋后肌与拇长展肌之间到达前臂后面，随即在浅、深两层肌之间伴同名神经下行，分支营养邻近诸肌，并参与肘关节网和腕背网。

（3）桡动脉：在桡骨茎突的下方，桡动脉经拇长展肌腱和拇短伸肌腱的深方，绕腕的外侧入鼻烟窝，再下行至第 1 掌骨间隙，穿第 1 骨间背侧肌至手掌深部（见手掌）。在手背桡动脉发出分支参与腕背网（dorsal carpal rete），并供应手背和手指背面。

第三节 临床应用解剖

一、乳腺癌根治术应用解剖

乳腺癌根治术是指切除癌变乳房的同时，切除胸肌并清除腋淋巴结达到根治乳腺癌的目的，施行乳腺癌根治术时，要切断、结扎腋静脉的许多属支，但要保护好腋静脉主干和头静脉末段。因为腋静脉外伤后易发生空气栓塞，当腋静脉或肱静脉血流受阻时，头静脉是上肢静脉血回流的唯一侧支循环通路。乳腺癌根治术中清除腋淋巴结时，还容易损伤胸长神经。该神经损伤后前锯肌出现瘫痪，此时患侧上肢不仅不能高举过头，肩胛骨不能紧贴胸廓，其下角和内侧缘反而翘起，出现"翼状肩"。胸背神经在乳腺癌根治术中也较易受损，受伤后可出现上肢后伸无力等症状。

二、腋路臂丛阻滞麻醉应用解剖

腋路臂丛阻滞麻醉适用于臂部以下的某些手术。患者仰卧，臂处于外展、旋外、屈肘位。术者以左手示指扪及腋动脉搏动明显处，于搏动点的上方或下方将注射器针头经皮刺入腋鞘内，但不能刺破血管，经腋动脉上方注药，麻醉肌皮神经、正中神经；经腋动脉下方注药，麻醉尺神经、桡神经、前臂内侧皮神经等，臂丛麻醉也可在腋动脉第2段周围进行，阻滞臂丛各束，或者在斜角肌间隙内阻滞臂丛各根。

三、上肢浅静脉的应用解剖

上肢浅静脉的血流量比深静脉大，故浅层组织外伤时出血较多，断肢再植等手术也必须吻合较大的浅静脉，肘前区的浅静脉直径较大，位置表浅，因有交通支与深静脉吻合而较固定。此外，肱二头肌腱膜又把浅静脉与深层结构分隔开，故静脉穿刺较安全。因此，临床上常在肘下方进行静脉穿刺，如采血、输液、测量中心静脉压等。

四、肱骨各段骨折应用解剖

在外力作用下，肱骨易发生外科颈、骨干和髁上骨折，其中冈上肌、冈下肌、三角肌和喙肱肌等斜行肌等，对骨折错位影响较大。肱骨外科颈骨折时，近折段因受冈上肌、冈下肌和小圆肌牵引呈外展、旋外位，远折段因受背阔肌、胸大肌和大圆肌牵引呈内收、旋内位。肱骨中段骨折时，不仅合并桡神经损伤，出现垂腕，同时近折段因受三角肌、冈上肌和喙肱肌牵引呈前屈、外展位，远折段因受肱二头肌和肱三头肌牵引而向上移位。肱骨内、外上髁稍上方发生肱骨髁上骨折时，远折段常因前臂肌群的牵引而向前移位，故容易压迫正中神经和肱动脉而导致前臂缺血性痉挛，正中神经分布区皮肤感觉障碍和肌肉瘫痪。

五、肩关节周围炎应用解剖

肩关节周围炎俗称凝肩，为肩关节周围的软组织炎性病变，其结果为关节内外粘连，阻碍肩关节活动，临床特征为肩痛、活动受限和肩周肌肉萎缩。当肩外展90°～120°时（肱骨内旋），冈上肌腱被挤压在肩峰和肱骨大结节之间，需将肱骨外旋后，才能脱离挤压，继续外展。冈上肌腱炎和肩袖撕裂均在此内旋、外展的动作中发生。肱二头肌长头腱经过肱骨结节间沟时有滑膜鞘包被，易发生肌腱炎和滑膜鞘炎，由此而继发关节内炎症。

肱二头肌短头的急性炎症和慢性损伤，是肩周炎的常见病因之一。肩峰下滑膜囊位于冈上肌和肩峰之间，有时与三角肌下滑膜囊通连。冈上肌腱炎或撕裂时，此滑膜囊也将累及，而原发性肩峰下滑膜囊炎也将波及冈上肌腱。此外，肩周软组织炎症亦将累及关节囊或引起关节内炎症。故任何局部原因所引起的肩周炎都可使肩关节内外发生广泛粘连，影响其功能。

六、肩关节脱位的解剖原理

肩关节能够做大范围的运动，也是人体最常发生脱位的关节。肩关节的下方，缺少肌肉保护和韧带加强，最为薄弱。当肩关节极度外展时，肱骨头就有可能滑出关节盂至关节盂的下方，然后受肌肉的牵引，通常向前移位到达喙突的下方。肩关节脱位时，与关节囊相连的冈上肌、冈下肌、小圆肌、肩胛下肌或肱二头肌长头可能被撕裂。紧贴着肱骨外科颈走行的腋神经，亦可能被撕伤。肱骨头被内收肌牵引向内，此时，肩峰向外侧突出，盖在大结节上的三角肌所形成的正常隆起消失而出现方肩。新鲜的肩关节脱位，应在良好的麻醉下尽早手法复位，恢复肩关节的正常功能。

七、桡神经损伤的应用解剖

桡神经损伤是全身各大神经损伤中最常见者。不同原因所导致的损伤部位不同症状也不同：

1. 在肱骨肌管（或称桡神经管）内，桡神经可因肱骨中段骨折，使用止血带不当或臂部被紧压在手术台边而损伤，导致肱桡肌和前臂肌后群瘫痪，呈现"垂腕"征，掌指关节伸直受限，前臂处于旋前畸形，拇指、示指、中指桡侧背面近侧部和手背桡侧皮肤感觉障碍（第1掌骨间隙背侧面皮肤感觉障碍最为严重）等。

2. 在腋部腋杖压迫背阔肌和大圆肌腱而损伤桡神经者较少见，损伤后，除出现上述症状外，还有伸肘障碍（肱三头肌瘫痪）。

3. 桡骨头脱位、桡骨颈骨折或旋后肌病变等，均可引起单纯桡神经深支（或骨间后神经）损伤，桡神经深支损伤时，将波及指伸肌、拇长短伸肌及拇长展肌，因而各指的掌指关节伸直受限，拇指外展无力。因为伸指间关节的主要肌是骨间肌和蚓状肌，而不是指伸肌，所以此处损伤桡神经深支时，各指的伸指运动不受影响。单纯桡神经深支损伤时，桡侧腕长伸肌不受牵连，皮肤感觉亦无障碍。

4. 在前臂损伤桡神经浅支时，仅出现手背桡侧部皮肤感觉障碍。

八、正中神经损伤的解剖特点

1.腕管　正中神经通过腕管时受压而出现一系列症状和体征，称为腕管综合征。由于腕管各壁坚硬，管腔狭窄，任何使腕管缩小或内容物胀大的因素，均可使正中神经受压。此处正中神经损伤后，由于拇短展肌、拇短屈肌和拇对掌肌瘫痪进而萎缩，可出现鱼际平坦、拇指对掌功能障碍、外展无力和处于内收位（拇收肌未瘫痪），此外还有桡侧两条蚓状肌瘫痪和桡侧三个半手指掌面及背面远侧部的皮肤感觉障碍。

2.手掌　正中神经返支可因外伤或手术而损伤，症状与前述类似，仅无蚓状肌瘫痪和皮肤感觉丧失。

3.前臂前区下部　此处正中神经位置表浅，易受锐器损伤，损伤后出现的症状和体征与腕管综合征相似。

九、尺神经损伤解剖特点

1.腕尺管　当尺神经在腕尺管内损伤时，可产生腕尺管综合征。由于第3和4蚓状肌、骨间肌瘫痪，指伸肌拮抗力量减弱，表现为掌指关节过伸，指间关节屈曲，第4、5指尤为显著。由于骨间肌萎缩，各掌骨间隙变宽，第2、3、4和5指不能内收和外展，由于拇收肌瘫痪而使拇指处于外展位；小鱼际肌瘫痪而致小指运动障碍。以上表现统称为"鹰爪征"。此外还有尺侧一个半手指掌面皮肤感觉障碍。

2.尺神经沟（肘后内侧沟）　此处是另一个易损伤尺神经之处。此处尺神经损伤后，除手部肌外还有尺侧腕屈肌、指深屈肌尺侧半瘫痪，以及手掌和手背尺侧部、尺侧一个半手指掌面和背面皮肤感觉障碍。

十、手部缺血的检查方法——艾伦（Allen）试验

此试验又称为血管通畅试验，可测定桡、尺动脉的通畅情况，方法如下：让患者握紧拳，驱除手内部的血液，此时检查者用两手指分别按压患者前臂远端的桡、尺动脉搏动处，阻断血流。再嘱患者放开拳，此时患者手部因无血而皮肤苍白。然后检查者放开对尺动脉的按压，若尺动脉血流通畅则全手迅速充血、转红；若尺动脉已阻塞或断裂，则全手仍苍白。用同样方法可以检查桡动脉的血流情况。

十一、手掌筋膜间隙和指滑膜鞘感染的切开解剖特点

掌中间隙感染时，在第 3、4 指间指蹼处做切口，切开引流，切口应防止进入尺侧囊。鱼际间隙感染时的最佳切口是沿第 2 掌骨掌面下半的桡侧缘进行。

尺侧囊感染，自小指掌侧根部向近侧切开，可达腕部，注意勿损伤尺神经。

桡侧囊感染，自拇指近节指骨掌侧面起，沿鱼际内侧向近侧呈弧形切开。切口不应太靠近侧，以防损伤正中神经返支。

十二、手部手术切口遵循的解剖学原则

由于手部的结构细致而复杂，为了保持或恢复手的功能，在手术时必须精细、确切，尤其是选择皮肤切口时，如选择的部位不当，将会影响手的功能，一般的手部皮肤切口，按皮纹方向做切开，手指部多采用侧方（相当指横纹的两端）纵行切口；手掌部，按鱼际纹、掌远纹和掌中纹的方向做切口，分离至深层时，再沿血管、神经、肌腱的走行切开。如切口需越关节时，要切成弧形或 S 形，以避免由瘢痕挛缩而致关节的功能障碍。手部的手术应特别注意保护以下各神经和血管：①正中神经返支；尺神经深支；掌浅弓；各指掌侧总神经和动、静脉。②各指掌侧固有神经和动、静脉。

第四章 下 肢

下肢与躯干直接相连。它的前方以腹股沟与腹部分界；后方以髂嵴与腰、骶部分界；上端内侧移行为会阴部。下肢分为臀区、股部（大腿）、小腿和足。

第一节 概 述

一、境界与分区

下肢与躯干间，前方以腹股沟为界；外侧和后方以髂嵴为界；内侧以阴股沟与会阴分隔。为了叙述方便，将下肢分为臀部、大腿部、膝部、小腿部、踝部和足部等。

二、体表标志

1. 髂前上棘 位于腹股沟外端或髂嵴的前端，为腹部与下肢的重要骨性标志。

2. 髂嵴和髂结节 由髂前上棘向后，直到髂后上棘的骨嵴为髂嵴。在髂前上棘后方 5～7cm 处，可扪到向外侧突的隆起，称髂结节。

3. 髂后上棘 位于髂嵴的后端。

4. 坐骨结节 由于臀大肌下缘的覆盖，在直立位时，需用重力按压才可摸到，在大腿屈曲位时，由于坐骨结节滑出臀大肌下缘，可清晰地被摸到。

5. 股骨大转子 相当于一侧髂前上棘与坐骨结节连线之中点，其顶端距髂嵴约一手掌宽。当臀中肌特别发达、凸出时，大转子处呈一凹陷，以手按此处，屈伸下肢，即可感到大转子的滑动。由于阔筋膜张肌于大转子和髂嵴间，当大腿内收时，阔筋膜紧张，大转子上缘不易摸到，外展时，阔筋膜松弛，大转子比较容易摸到。

6. 髌骨 位于膝前，浅居皮下。其底、尖和两侧缘常作为测量标志。

7. 股骨髁 浅居皮下，外侧髁较内侧髁显著。两髁分别向内侧和外侧的最凸出部，为股骨内上髁和外上髁，内上髁上方有一不太明显的内收肌结节。

8. 胫骨髁 屈膝时，在髌韧带两侧可以摸到。

9. 胫骨粗隆 位于髌韧带下端，胫骨前嵴上端。

10. 腓骨头 位于胫骨外侧髁的后外侧，其下方为腓骨颈，有腓总神经绕过。

11. 内踝和外踝 为胫骨和腓骨的下端，位于踝关节内侧和外侧，外踝的尖端低于内踝。

12. 舟骨粗隆 位于足内侧缘，在足跟和拇指根部连线中点。

13. 第 5 跖骨粗隆 位于足外侧缘，在足跟与小趾间连线的中点。

三、主要神经血管干的体表投影

1. 股动脉 在大腿微屈并外展外旋时，由腹股沟中点至内收肌结节连线的上 2/3，即股动脉的体表投影。

2. 隐股点 为大隐静脉汇入股静脉处，其投影点在腹股沟韧带中、内 1/3 交界点下方约 3cm 处。

3. 腘动脉 由腘窝上角内侧一横指处至腘窝下角的连线。

4. 胫前动脉 腓骨头、胫骨粗隆连线中点与内、外踝连线中点之连线。

5. 胫后动脉 腘窝下角至内踝与跟腱间中点的连线。

6. 足背动脉 内、外踝连线中点至第 1 跖骨底外侧缘的引线。

7. 坐骨神经 坐骨神经出盆点在髂后上棘最凸点至坐骨结节连线中点外侧 2～3cm。坐骨神经干在臀部的体表投影有几种划法：①骶尾关节至股骨大转子连线的中点。在中点外侧的占 75.6%，正对该线中点者占 22.5%，在中点内侧者占 1.9%；②股骨大转子外凸点与坐骨结节连线的内、中 1/3 交界点（占 78.9%）；③大转子外凸点至髂后上棘连线中点下方 2～3cm。此种方法，大腿需外展 15°～20°。

8. 臀上皮神经 有前、中、后三支，其中中支最粗大。中支的体表投影以骶棘肌外侧缘与髂嵴交角处为一点，臀中部由正中线外开 13cm 为一点，两点连线即臀上皮神经中支的投影。

9. 臀上、下血管 臀上血管穿出梨状肌上孔的投影点，为髂后上棘与股骨大转子尖连线中点上方约 1cm 处；臀下血管出梨状肌下孔投影点，为髂后上棘与坐骨结节连线下、中 1/3 交界处。

第二节 解剖规范

一、股前区和股内侧区

股前区和股内侧区主要包含有大腿肌的前群和内侧群，以及它们的神经、血管。

（一）解剖规范

1. 触及标志 在腹股沟的内、外侧端分别摸认耻骨结节和髂前上棘。在髂前上棘的后下方，臀股交界处的浅窝前方，髂结节下方约 10cm 处可摸到股骨大转子，当旋转髋关节时可扪得它亦随之转动。在腹股沟韧带中点下方股动脉搏动处，用手指用力压向深方，同时使大腿做旋转运动，则可扪到肌肉后方随之转动的股骨头。在膝关节的前面，可摸到位居皮下的髌骨。在膝伸直时，股四头肌松弛，髌骨可被左右推动，屈膝时，髌骨紧贴股骨下端前面。在髌骨的下方，极易触及强韧的髌韧带，它向下附着于隆起的胫骨粗隆。髌骨两侧可摸到隆凸的股骨内、外侧髁，髁上最为突出处为内、外上髁。股骨内侧髁的上方可摸到收肌结节。

2. 皮肤切口 切剥皮肤要浅，尤其在腹股沟部和膝部，勿伤深处重要结构。

3. 修洁大隐静脉及其属支 检查浅动脉和腹股沟浅淋巴结，在股前内侧区浅筋膜内找出大隐静脉，向下修洁至膝内侧，约在髌骨内侧缘后方一掌宽处；向上修洁至耻骨结节外下方穿筛筋膜为止（暂不向深方追踪到其注入股静脉处）。在修洁过程中注意保留沿大隐静脉末端纵行排列的腹股沟浅淋巴结下组，并寻找大隐静脉的 5 个属支：来自股前外侧的股外侧浅静脉；来自股后内侧的股内侧浅静脉；来自外生殖器的阴部外静脉；来自脐以下的腹前壁的腹壁浅静脉；来自腹股沟外侧部的旋髂浅静脉。后 5 支静脉都有同名的浅动脉伴行，可一并清理出来，但暂不追踪它们的起点。仔细观察大隐静脉末段与股静脉之间是否有阴部外动脉通过，临床上常用该动脉作为寻找大隐静脉根部的标志。纵行剖开一段大隐静脉以观察静脉瓣，同时注意保留沿腹股沟排列的腹股沟浅淋巴结上组。

4. 检查皮神经 从股上部前外侧，用钝器向下撕揭并清除浅筋膜，显露深方的深筋膜；在撕揭浅筋膜时，注意寻找两条皮神经：股外侧皮神经和隐神经。前者约在髂前上棘下方 1.0cm 处浅出，后者则与大隐静脉伴行。

5. 观察阔筋膜和隐静脉裂孔 清除残留的浅筋膜，观察其深方强厚的深筋膜——阔筋膜，它呈筒状包裹大腿肌肉，内侧较外侧薄弱。查看附于髂嵴与胫骨外侧髁之间的阔筋膜特别强厚，称为髂胫束。

然后，在大隐静脉急转进入深方的部位，查看由阔筋膜形成的卵圆形浅窝，此为隐静脉裂孔，表面覆盖有薄层筛筋膜。细心修洁和观察大隐静脉、浅动脉和淋巴管穿行筛筋膜的情况；查毕，修去筛筋膜，提起大隐静脉末端，暴露隐静脉裂孔的锐利的外下缘，即镰状缘。观察隐静脉裂孔的位置、周界和出入结构。

用刀柄插入隐静脉裂孔,松解深方的股鞘;然后沿腹股沟下方横切阔筋膜,再自髂前上棘向下垂直切开阔筋膜至髌骨外缘,自此再沿髌骨上缘切开阔筋膜至大腿内侧;自外向内钝性分离阔筋膜(其下外部有股外侧肌附着的部分,可用刀尖细心分离),为保留浅层血管、神经,必要时可一部分一部分地将阔筋膜割去。在清除阔筋膜时,注意保护隐静脉裂孔深方的股鞘。观察髂胫束上部分裂为 2 层包裹阔筋膜张肌(待臀部再查)。将髂胫束向外牵开,可见阔筋膜伸入股外侧肌与股后群肌之间的外侧肌间隔,它较强于股内侧肌与内收肌之间的内侧肌间隔。

6. 修洁股三角边界,检查股鞘内容　阔筋膜清除后即见由股前、内侧区肌与腹股沟韧带围成的三角形凹陷,即股三角。先修洁构成该三角外、内侧界的缝匠肌和长收肌内缘,以及构成上界的腹股沟韧带,再查看位于股三角内侧部的股鞘。它是包裹股动、静脉和股管的筋膜管,呈漏斗状,下部与股血管壁紧贴。以大隐静脉和浅动脉为线索,确定在股鞘内股动脉居股静脉外侧;自外向内,沿股动、静脉的前方以及股静脉内侧各做一纵行切口,切开股鞘前壁并翻向两侧;查看股鞘内被两个纤维隔分成 3 个腔隙,股动脉居外,股静脉居中,内侧的腔隙为股管。追踪股动、静脉向上,查证它们自腹股沟韧带深方入股。用镊尖清除股管内填充的脂肪和疏松结缔组织,有时还有 1 个小淋巴结,然后用小指伸入股管,探查其上口(股环)。可对照离体骨盆标本理解股环的前界为腹股沟韧带,后界为耻骨梳韧带,内侧界为三角形的腔隙韧带(陷窝韧带),外侧界为股静脉。

7. 查看股三角底和肌腔隙,观察三角的中央凹陷,被股血管及其大分支占据。检查股三角底的内侧部由长收肌及其外侧的耻骨肌和筋膜构成,修洁二肌的边界和起止。检查股三角底的外侧部由髂腰肌及其表面的髂筋膜构成,髂筋膜向内延续为股鞘后壁。纵行切开髂筋膜,暴露深方的髂腰肌、股神经和股外侧皮神经,向上追踪,证实它们经腹股沟韧带深方入股。髂腰肌由腰大肌(内侧)和髂肌(外侧)汇合而成,股神经位于二肌间的沟内。用手指沿二肌汇合的腱向下后,探查它止于股骨小转子。

用二指分别插入股动脉外侧和股神经内侧,二指所夹持的筋膜即是髂耻弓,它由髂筋膜形成,连于腹股沟韧带与髂耻隆起之间。借助离体骨盆标本理解腹股沟韧带与髋骨之间的间隙,被髂耻弓分为内侧的血管腔隙和外侧的肌腔隙。综观二腔隙的内容:血管腔隙内有股鞘包被的股血管和股管;肌腔隙内有髂腰肌、股神经和股外侧皮神经。

8. 检查大腿肌前群,暴露收肌管,查看起于髂前上棘止于胫骨内侧髁的缝匠肌,游离后在中部横断并翻向起止,注意保护穿经它的股神经至它的肌支。然后修洁股四头肌的 4 个头:股直肌起于髂前下棘,将它游离后牵向外,见深方的股中间肌及其两侧的股内侧肌和股外侧肌,此 4 头均起自股骨。检查 4 头向下汇成一腱,越过髌骨,续为髌韧带,止于胫骨粗隆。

在相当于缝匠肌中部的深方,查看自股内侧肌连至长收肌和大收肌的腱板,这是收肌管的前壁,其深方即为收肌管。将镊尖从股三角尖插入腱板的深方,沿镊尖逐渐向下切开腱板,注意保护收肌管内通行的结构,以及自收肌管下部前壁穿出的隐神经和膝降动脉,观察股三角尖向下延续为收肌管。

9. 检查股神经和股动脉的分支,先查看股神经入股后即分为数支皮支和肌支,注意隐神经伴股血管经收肌管,穿收肌管下部的前壁浅出。循股血管的后方,找出自股神经发出向内至耻骨肌的神经;查看入缝匠肌至股直肌深面的肌支以及入股中间肌前面的肌支;至股内侧肌的神经入收肌管后再分支入肌;至股外侧肌的神经,经股直肌深面,伴旋股外侧动脉降支向外下至肌前缘。

清除股鞘及其周围的结缔组织,并修洁股动、静脉,尽量保留沿其排列的腹股沟深淋巴结。在腹股沟韧带下方 2～5cm 处,找出自股动脉后外侧发出的粗大的股深动脉,追踪它伴同名静脉,在股血管后方行向后内下方至长收肌深面为止。在股深动脉起点附近,找出发自股深动脉或股动脉主干的旋股内、外侧动脉;追踪粗大的旋股外侧动脉向外,在缝匠肌和股直肌深面分为升、降支营养邻近肌肉;追踪旋股内侧动脉在股血管后面,经腰大肌与耻骨肌之间后行。

10. 检查内收肌群和闭孔神经,复认耻骨肌和长收肌。在长收肌内侧修洁窄长的股薄肌,查看它起自耻、坐骨支,向下止于胫骨上端的内侧面。用刀柄将长收肌与其深方的短收肌分离,在肌中部切断长收肌，翻向起止两端，即见深方的闭孔神经前支在短收肌的浅面下行，寻找它至长收肌、短收肌和股薄肌的分支。清理短收肌的边界，并与其深方的大收肌游离，拉起短收肌，即见其深方的闭孔神经后支及其后方的大收肌；寻找闭孔神经后支至短收肌和大收肌的分支。

尽量将长收肌翻向外侧，拉起短收肌检查深方的大收肌。它起于坐骨结节和耻、坐骨支，向下外止于股骨粗线和收肌结节；查看止于收肌结节的大收肌腱与股骨间形成的收肌腱裂孔；追踪在收肌管内的股血管经此裂孔进入腘窝。在长收肌深方继续追寻股深动脉，在大收肌的股骨粗线止点处，寻出 1 ～ 2 支股深动脉发出的穿动脉，它们紧贴股骨内面，穿大收肌止点向后。

（二）解剖学层次

股前区和股内侧区：皮肤、浅筋膜、深筋膜（阔筋膜）、肌肉、血管和深淋巴结、神经和其他结构（图4-1）。

（三）解剖内容

1. 皮肤与浅筋膜　　股内侧的皮肤薄且富含皮脂腺，股外侧及后部的皮肤较厚。股前部浅筋膜内含脂肪较多，在腹股沟韧带下方浅筋膜分为位于浅方的脂层和深方的膜层，分别与腹前壁的脂层［坎珀（Camper）筋膜］和膜层［斯卡尔帕（Scarpa）筋膜］相延续。股部膜层菲薄，在腹股沟韧带下方2cm处与深筋膜相贴并融合。在浅筋膜中有皮神经、浅血管、浅淋巴结和淋巴管等。

（1）皮神经：都出于腰丛，有①髂腹股沟神经（ilioinguinal nerve），于腹股沟管皮下环处穿出。随精索或子宫圆韧带走行，分支分布于股前内侧部上部的皮肤。②生殖股神经（genitofemoral nerve）的股支，经腹股沟韧带深方入股，于腹股沟韧带中点下方约2.5cm处穿出深筋膜，分布于腹股沟韧带下方一小区域的皮肤。③股外侧皮神经（lateral femoral cutaneous nerve），$L_2 \sim L_3$，在髂前上棘下方 5 ～ 6cm 处穿出深筋膜，分前、后两支；前支分布于大腿外侧的皮肤，后支分布于臀区外侧皮肤。④闭孔神经（obturator nerve）的皮支，由闭孔神经前支分出，分布于大腿内侧面上部的皮肤。⑤股神经前皮支（anterior cutaneous branch of femoral nerve），在大腿前面中部，穿过缝匠肌及深筋膜，分布于大腿前面的皮肤，其终支直达膝关节前面。⑥股神经内侧皮支（mediac cutaneous branch of femoral nerve）来自股神经，于大腿下 1/3 穿缝匠肌内侧缘和深筋膜分布于大腿中、下部皮肤。

（2）血管

1）大隐静脉（great saphenous vein）：是全身最大的浅静脉。它在足的内侧缘起自足背静脉弓，经内踝前面沿小腿内侧伴隐神经上行，过膝关节内侧，绕股骨内侧髁后方，再沿大腿内侧上行，并逐渐转至前面，于耻骨结节下外方 3 ～ 4cm 处，穿隐静脉裂孔表面的筛筋膜注入股静脉。大隐静脉除沿途收集小腿和大腿内侧的浅静脉外，在穿筛筋膜前还接纳以下 5 条属支，①腹壁浅静脉（superficial epigastric vein），收受脐以下腹壁的浅静脉；②旋髂浅静脉（superficial iliac circumflex vein），来自髂前上棘附近；③阴部外静脉（external pudendal vein），来自外生殖器；④股内侧浅静脉（superficial medial femoral vein），收受股后内侧面的浅静脉；⑤股外侧浅静脉（superficial lateral femoral vein），收受股前外侧面的浅静脉。大隐静脉属支的数目、位置和汇入形式不恒定，可单独注入大隐静脉，或其中的 2 ～ 3 支合干后注入大隐静脉。

2）浅动脉：股动脉入股后发出小动脉，①腹壁浅动脉（superficial epigastric artery）向上分布于腹前壁下部。②阴部外动脉（external pudendal artery）向内侧分布于外生殖器官。③旋髂浅动脉（superficial iliac circumflex artery）沿腹股沟韧带向外上侧至髂嵴，供给髂嵴附近的区域。

（3）腹股沟浅淋巴结（superficial inguinal lymph node）：位于浅筋膜内，呈"T"形排列，分上、下两组。上组横向排列（horizontal group）即腹股沟上浅淋巴结，位于腹股沟韧带下方并与其平行，接受脐以下腹壁、臀部、尿道、外生殖器、会阴以及肛管下端、子宫的淋巴管；下组纵向排列（vertical group）即腹股沟下浅淋巴结，沿大隐静脉上端纵行排列，以大隐静脉为界，分为内、

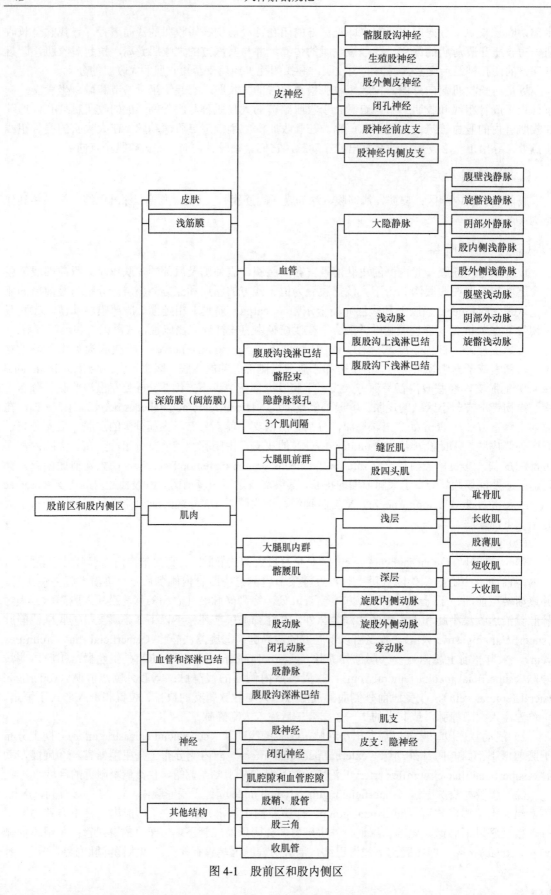

图 4-1 股前区和股内侧区

外侧两组，主要收纳会阴、外生殖器的浅淋巴管以及除足外侧缘和小腿后外侧部以外的整个下肢（包括臀部）的浅淋巴管。腹股沟浅淋巴结的输出管穿筛筋膜，主要注入股血管附近的腹股沟深淋巴结；部分入髂外血管附近的髂外淋巴结。

2. 阔筋膜（fascia lata） 即大腿的深筋膜，为全身最强厚的深筋膜，呈鞘状包裹大腿诸肌。它的内侧部较薄；外侧部特别强厚，附于髂嵴和胫骨外侧髁间，称髂胫束（iliotibial tract），束的上部分裂为两层，包裹阔筋膜张肌并供其附着，束的后部有臀大肌附着。临床上常利用髂胫束作为缝合材料以修补体壁薄弱或缺损处。在耻骨结节外下方约 3cm 处，阔筋膜形成一卵圆形浅窝，称隐静脉裂孔（saphenous hiatus）或称卵圆窝，其表面有筛筋膜（cribriform fascia）覆盖。大隐静脉、股上部浅动脉和腹股沟浅淋巴结的输出管等结构穿筛筋膜而出入隐静脉裂孔。裂孔的外下缘锐利而明显，称镰状缘。阔筋膜向肌群之间伸入，加厚形成 3 个肌间隔（内侧、外侧和后肌间隔），附于股骨后面的粗线。由阔筋膜、肌间隔和股骨形成 3 个鞘，前方者包绕股前肌群、股血管、股神经及腹股沟深淋巴结；内侧者包绕内侧肌群及闭孔血管、神经；后方者包绕股后肌群及坐骨神经。

3. 肌肉

（1）大腿肌前群

1）缝匠肌（sartorius）：是全身中最长的肌，呈扁带状，起自髂前上棘，经大腿的前面，转向内侧，止于胫骨上端的内侧面。作用为屈髋关节和膝关节，并使已屈的膝关节旋内。此肌由股神经支配。

2）股四头肌（quadriceps femoris）：是全身体积最大的肌。有 4 个头，分别是股直肌（rectus femoris）、股内侧肌（vastus medialis）、股外侧肌（vastus lateralis）和股中间肌（vastus intermedius）。股直肌位于大腿前面，起自髂前下棘；股内侧肌和股外侧肌，分别起自股骨粗线内、外侧唇；股中间肌位于股直肌深面，股内、外侧肌之间，起自股骨体的前面。4 个头向下形成一腱，包绕髌骨的前面和两侧，继而下延为髌韧带，止于胫骨粗隆。股四头肌是膝关节强有力的伸肌，股直肌还有屈髋关节的作用。股四头肌由股神经支配。

（2）大腿肌内群：共有 5 块肌，位于大腿的内侧，分层排列。浅层自外向内依次为耻骨肌（pectineus）、长收肌（adductor longus）和股薄肌（gracilis）；在耻骨肌和长收肌的深方为短收肌（adductor brevis）；在上述诸肌的深方有一块呈三角形的、宽而厚的大收肌（adductor magnus）。内侧肌群起自闭孔周围的耻、坐骨支和坐骨结节等骨面，除股薄肌止于胫骨上端的内侧以外，其他各肌都止于股骨粗线；起自坐骨结节的一部分大收肌纤维垂直向下，延续成腱束止于股骨内上髁上方的收肌结节，止腱与股骨之间有一裂孔，称为收肌腱裂孔（adductor tendinous opening），有股血管通过。大腿肌内侧群的作用：内收大腿，并使大腿旋外。此外，耻骨肌、长收肌和短收肌协助屈大腿；股薄肌协助屈小腿并使小腿旋内；大收肌的坐骨部纤维还能协助大腿后群肌伸髋关节。大腿肌内侧群各肌主要由闭孔神经支配。此外，耻骨肌还接受股神经、大收肌亦接受坐骨神经支配。

（3）髂腰肌：腰肌（iliopsoas）属髋肌前群，在股前部仅见其止端部分，由腰大肌（psoas major）和髂肌（iliacus）组成。二肌分别起自腰椎和髂窝，当它们经腹股沟韧带深方的肌腔隙进入股部时相互汇合，在此恰在髋关节囊前方，然后转向后止于股骨小转子。作用：使髋关节前屈和旋外；下肢固定时，可使躯干前屈和骨盆前倾。该肌的神经支配为 $L_2 \sim L_4$ 的前支。

4. 血管和深淋巴结

（1）股动脉（femoral artery）在腹股沟韧带中点的深方接续髂外动脉，它向下经股四头肌与内收肌群之间通过股三角，进入收肌管，由股前部转至股内侧，出收肌管裂孔至腘窝，移行为腘动脉。在腹股沟韧带下方，股动脉的内侧有股静脉，外侧有股神经。在腹股沟韧带中点的下方可摸到股动脉搏动。

股动脉在股三角内的分支：除在浅筋膜内已叙述的腹壁浅动脉、旋髂浅动脉和阴部外动脉外，还有股深动脉（deep femoral artery），它在腹股沟韧带下方 2 ～ 5cm 处发出，伴同名静脉，在股血管后方行向内下，至长收肌深面。它的分支有旋股内侧动脉、旋股外侧动脉和 3 条穿动脉。①旋股内侧动脉（medial femoral circumflex artery），经耻骨肌和髂腰肌之间向后，最后在股方肌下缘与大收肌上缘之间到达臀部。沿途它分支营养邻近肌和髋关节，并参与臀部的十字吻合。②旋股外侧动脉（lateral femoral circumflex artery），是股深动脉最大的分支，经股神经的分支间外行，在缝匠肌和股直肌的深面，主要分为升、降支：升支行向上外，营养阔筋膜张肌、臀肌等邻近肌以及髋关节；降支伴股神经至股外侧肌的分支，沿股外侧肌前缘下降，营养股四头肌大部，并参与构成膝关节网。③穿动脉（perforating artery），共有 3 支，它们自上向下依次穿大收肌止点向后，主要营养股后肌群、内收肌群和股骨。第 1 穿动脉在耻骨肌的下缘发出，穿大收肌向后；第 2 穿动脉在短收肌下缘穿过大收肌向后；第 3 穿动脉在长收肌的下缘、收肌管稍上方穿大收肌向后。股深动脉终支有时称第 4 穿动脉，穿大收肌向后与腘动脉分支吻合。

股动脉在收肌管内还发出膝降动脉（desceding genicular artery），伴隐神经穿收肌管下部前壁，发出分支入股内侧肌，并参与膝关节网以后，继续伴隐神经下行，是为隐支。隐支经缝匠肌与股薄肌之间浅出，分布于小腿上部内侧的皮肤。

（2）闭孔动脉（obturator artery）发自髂内动脉，与同名静脉、神经同穿闭膜管出骨盆。出骨盆后分为前、后 2 支，前支营养内收肌群，后支分布于髋关节及部分髋肌等。

（3）股静脉是腘静脉的直接延续，始于收肌腱裂孔处，伴股动脉上行，初在股动脉的后外侧，后转至股动脉内侧，到腹股沟韧带深面移行为髂外静脉。股静脉除在隐静脉裂孔处接受大隐静脉外，还接受股动脉分支的伴行静脉，借此收集下肢所有浅、深部的静脉血。

（4）腹股沟深淋巴结（deep inguinal lymph node）有 3～5 个，位于阔筋膜深方股静脉根部周围。它收受腹股沟浅淋巴结和腘淋巴结的输出管以及下肢的深淋巴管。它的输出管注入髂外淋巴结。

5. 神经

（1）股神经：L_2～L_4 腰丛中最大的神经。先在腰大肌与髂肌之间、髂筋膜的后方下行，继穿腹股沟韧带深面的肌腔隙，在腹股沟中点稍外侧（股鞘外侧）到达大腿，随即分为肌支和皮支。肌支支配耻骨肌、股四头肌和缝匠肌以及髋、膝关节。皮支已在浅筋膜中叙述。

（2）闭孔神经（L_2～L_4）：自腰丛发出后，出腰大肌内侧缘入小骨盆。循小骨盆侧壁前行，穿闭膜管出小骨盆，分前、后两支。前支在短收肌前面下行，分支至长、短收肌和股薄肌，以及髋关节和大腿内侧皮肤；后支在短收肌与大收肌之间下行，分支支配这 2 块肌和膝关节。临床上在用股薄肌替代肛门外括约肌的手术中，应注意保留至此肌的闭孔神经前支的分支。

6. 其他结构

（1）肌腔隙和血管腔隙：骨盆借一大的裂隙与股前区交通。此裂隙的前界是腹股沟韧带，后界为髋骨。由髂筋膜形成的髂耻弓（iliopectineal arch）自腹股沟韧带向后内连至髂耻隆起，将此裂隙分成两部，外侧的肌腔隙（lacuna musculorum），内有髂腰肌、股神经和股外侧皮神经通过；内侧的血管腔隙（lacuna vasorum），腔隙内有股鞘、股血管、生殖股神经股支和淋巴管通过。其最内侧即为股管的上口——股环。

（2）股鞘（femoral sheath）和股管（femoral canal）：股鞘是腹部筋膜延伸到股部所形成的漏斗形筋膜管，包裹股血管的上端而位于腹股沟韧带和阔筋膜的深方。它上宽下窄，到了隐静脉裂孔下缘处则紧贴血管壁，穿过鞘前臂的有股动脉发出的浅动脉、大隐静脉和淋巴管。股鞘被两个前后方位的纤维隔分成 3 个腔隙，股动脉在外，静脉居中内侧的腔隙称股管。股管为一短的、上宽下窄的筋膜管。股管下端为盲管，股管的上口称股环（femoral ring），开口于腹腔的腹膜外间隙。股环的边界：前为腹股沟韧带，后为耻骨梳韧带，外侧为股静脉，内侧为腔隙韧带。股管内含有脂肪和疏松结缔组织，有时有一小的淋巴结。如腹腔内容物和壁腹膜经股环、股管突出于隐静脉裂孔，则形成股疝。在女性，由于骨盆较宽，股环相应较大，故股疝女性发病率高于男性。

（3）股三角（femoral triangle）股前上部由肌围成的三角形区域，内容股部的血管、神经和淋巴结。它的上界为腹股沟韧带；内侧界为长收肌的内侧缘；外界为缝匠肌的内侧缘。三角的尖向下与收肌管延续。股三角的前壁为皮肤、浅筋膜和阔筋膜，在浅筋膜内有腹股沟浅淋巴结、大隐静脉上部和股血管的浅支等，这些结构中大部分穿此壁的筛筋膜。股三角的底壁由肌构成，自内向外为长收肌、耻骨肌和髂腰肌。

　　股神经、股血管和股鞘是股三角的主要结构；它们从腹股沟韧带中点后方由外侧向内侧的排列依次为：股神经、股动脉、股静脉、股管和腔隙韧带，其中股动脉居中，它恰位于腹股沟韧带中点深面，其外侧为股神经，内侧为股静脉。了解此种关系有利于股动脉压迫止血，股动、静脉穿刺及股神经麻醉时的定位。

　　（4）收肌管（adductor canal）于大腿中部、缝匠肌的深面，大收肌与股内侧肌之间。管的前壁为一腱板，自股内侧肌至大收肌；管的上口通向股三角尖，下口为收肌腱裂孔，通至腘窝。管内有股血管、隐神经和至股内侧肌的神经通过。股动脉在管下段发出膝降动脉。

二、臀　　区

　　臀区位于髋的背外侧，上界为髂嵴，下界为臀皱襞，内侧界为后正中线，外侧界为髂前上棘至股骨大转子前面的连线。此区主要含有髋肌的后群以及出入坐骨大孔的血管和神经。

　　（一）解剖规范

　　1. 触及标志　臀部左、右圆隆，两侧之间为臀裂，下部皮肤的横行皱襞称臀皱襞（臀沟）。臀皱襞内侧端的上方可摸到坐骨结节，当大腿屈曲时，坐骨结节紧位于皮下，更易扪得。在坐位时坐骨结节是支持体重的骨点。自髂前上棘沿髂嵴向后上，距髂前上棘 5～7cm 处，可摸到髂结节。再向后约在髂嵴中点稍后即为髂嵴的最高点，两侧髂嵴最高点连线平对第 4 腰椎棘突，此处是临床做腰椎穿刺的位置。继续沿髂嵴向后触摸，它转向后下终于髂后上棘，此处在体表呈一凹陷，平第 2 骶椎棘突。

　　2. 皮肤切口　大体标本俯卧，沿下列顺序切开皮肤，即自骶骨中部至尾骨尖，再自尾骨尖向外下至股外侧中部。此区不必寻找皮神经（参照本节叙述了解臀区皮神经的来源和分布），故切口可稍深，将浅筋膜和皮肤一并揭起，翻向外侧。

　　3. 修洁臀大肌及其属支　检查和翻起臀大肌，剔除臀区残留的浅筋膜，显露臀大肌表面的薄层深筋膜，查看后将其剔除。观察臀大肌起自髂、骶和尾骨，纤维向外下移行于腱，止于髂胫束和股骨的臀肌粗隆。修洁臀大肌的上缘，在此将它与其深方的臀中肌分离，并查看臀中肌的前部未被臀大肌覆盖，而被较厚的深筋膜覆盖。

　　置大腿在旋外位，使臀大肌放松。在大转子内侧，用刀柄或手指分别从臀大肌上、下缘插入肌深面；将它与深方的结构分离，然后垂直于肌束切断此肌；将肌的止端侧翻向外方，查看臀大肌与大转子之间隔有一黏液囊，切开此囊，即可将肌止端充分翻向外侧；再将肌的起端侧向内侧翻起，可见到或触摸到入肌下部的臀下血管和神经，以及入肌上部的臀上血管浅支，若影响充分向内翻起，可以切断部分血管或神经。用刀尖细心将肌从骶结节韧带上分离下来，即可将臀大肌起端部分充分翻向内侧。

　　4. 检查臀中、小肌以及臀上血管和神经　剔除臀中肌表面的深筋膜，并修洁其前、后缘，观察其起自髂骨，止于大转子。循已剖出的臀上血管浅支追踪到臀中肌后缘与梨状肌上缘之间，找出臀上血管主干和伴行的臀上神经。查看臀上神经伴臀上血管的深支潜入臀中肌深方。提起臀中肌后缘，循臀上神经及其伴行血管，将手从肌后缘插入臀中肌与其深方的臀小肌之间，钝性分离二肌；同时，将阔筋膜张肌向外牵开，从臀中肌前缘将它与臀小肌分离开。在大转子上方，垂直于肌纤维切断臀中肌，翻向起止两端。向外追踪臀上神经和臀上血管的深支，查看它们的分支入臀中、小肌和阔筋膜张肌，最后观察臀小肌的起止点。

　　5. 查看梨状肌和出入梨状肌下孔的血管、神经　在臀中肌下方修洁梨状肌，查看它出坐骨大孔后止于大转子尖，将坐骨大孔分为梨状肌上、下孔。在坐骨结节和大转子之间的结缔组织中，钝性分离找出粗大的坐骨神经，注意坐骨神经与梨状肌的位置关系。然后，将已剖露的坐骨神经、臀下血管和神经向上追踪，查看它们出入梨状肌下孔。在坐骨神经上部内侧，复认骶结节韧带，并参照离体骨盆标本，在骶结节韧带前方辨认和触摸坐骨棘和骶棘韧带；在二韧带与坐骨小切迹围成的坐骨小孔内、坐骨棘的后方寻找阴部神经和阴部内血管，追踪它们向上至梨状肌下孔，向下出坐骨小孔入坐骨肛门窝。

6. 检查 6 块使大腿旋外的肌肉　将坐骨神经牵向内侧，清除其前面的深筋膜，在梨状肌下孔处行以下辨认：闭孔内肌腱出坐骨小孔止于转子窝。此肌肉的上、下分别有上、下孖肌；下孖肌下方有股方肌。纵行切断股方肌，翻向两侧，查看深方的闭孔外肌腱。在股方肌下方为大收肌。

（二）解剖层次

臀部：皮肤、浅筋膜、深筋膜（臀筋膜）、肌肉、动脉和神经（图 4-2）。

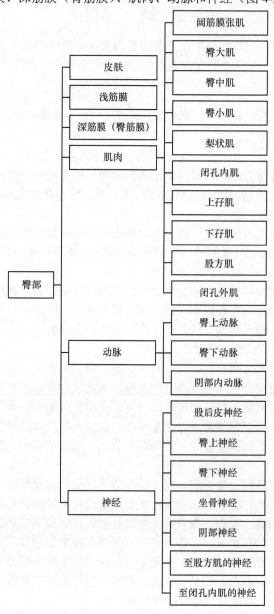

图 4-2　臀部

（三）解剖内容

1. 皮肤和浅筋膜 臀区皮肤较厚，有丰富的皮脂腺和汗腺。浅筋膜发达，有厚层脂肪组织，在女性该区脂肪较发达。

分布于臀区的皮神经来自末对胸神经（肋下神经）、腰神经和骶神经，它们从各个方向进入臀区：①来自上方者是肋下神经和髂腹下神经的外侧皮支，分布于臀区外侧皮肤；②来自前方者是股外侧皮神经的后支，分布于臀区的前下部皮肤；③来自下方者是股后皮神经发出的臀下皮神经（inferior clunial nerve），绕臀大肌下缘向上，分布于臀下区皮肤；④来自内侧者是第 1～3 腰神经后支（背侧支），形成 2～3 条臀上皮神经（superior cluneal nerve），越髂嵴至臀部中央皮肤；⑤臀内侧皮神经（medial clunial nerve）为第 1～3 骶神经后支，较细小，在髂后上棘至尾骨尖连线的中段穿出，分布于骶骨表面和臀内侧皮肤。

2. 臀筋膜（gluteal fascia） 为臀部深筋膜。臀筋膜上附髂嵴，向下以致密层覆盖臀中肌的前部，至臀大肌上缘分为两层包裹臀大肌，在肌下缘再合并向下续接股后区筋膜，内侧部附着于骶骨背面。外侧移行为阔筋膜，并参与组成髂胫束。臀筋膜损伤是腰腿痛的病因之一。

3. 肌肉 臀部肌肉为髋肌。属于髋肌前群的有阔筋膜张肌，其余为髋肌后群，又称臀肌。臀肌直接位于深筋膜深方的有臀中肌前部和臀大肌，深层有臀中肌后部、臀小肌、梨状肌和经过髋关节囊后面的几块小肌。

（1）阔筋膜张肌（tensor fasciae latae）位于大腿上部的前外侧，起自髂前上棘，肌腹在阔筋膜两层间，在大转子下方 3～5cm 处向下移行于髂胫束，后者止于胫骨外侧髁。作用为紧张髂胫束和屈髋关节，还可通过髂胫束伸小腿，有助于维持身体的直立姿势。神经支配为臀上神经。

（2）臀大肌（gluteus maximus）位于臀部皮下，大而肥厚，形成特有的臀部膨隆，覆盖臀中肌后部和臀区其他小肌。它起自髂骨翼外面和骶骨背面，肌束斜向外下，跨过坐骨结节，覆盖大转子，止于髂胫束和股骨的臀肌粗隆。作用为使髋关节后伸和旋外；下肢固定时，能伸直躯干，防止躯干前倾，以维持身体的平衡。神经支配为臀下神经。在臀大肌深面与大转子和坐骨结节之间常有大的黏液囊。

（3）臀中肌（gluteus medius）其前部直接位于深筋膜深方，后部为臀大肌所覆盖。

（4）臀小肌（gluteus minimus）在臀中肌深面。

臀中、小肌都呈扇形，皆起自髂骨翼外面，肌束向下集中形成短腱，止于股骨大转子。作用两肌共同使髋关节外展，两肌的前部肌束能使髋关节旋内，而后部肌束则使髋关节旋外。它们受臀上神经支配。

（5）梨状肌（piriformis）起自盆内骶骨前面的外侧部，出坐骨大孔达臀区，止于股骨大转子的上缘。它将坐骨大孔分为梨状肌上孔和梨状肌下孔。作用为使髋关节旋外。神经支配为骶丛的分支。

（6）闭孔内肌（obturator internus）起自闭孔膜内面及其周围骨面，肌束向后集中成为肌腱，由坐骨小孔出骨盆转折向外，止于转子窝。

（7）上孖肌（gemellus superior）和下孖肌（gemellus inferior）起于坐骨小切迹邻近骨面，在闭孔内肌腱的上、下方与其伴行，共同止于转子窝。

（8）股方肌（quadratus femoris）起自坐骨结节，向外止于转子间嵴。

（9）闭孔外肌（obturator externus）位于股方肌深方（前面），起自闭孔膜外面及其周围骨面，经股骨颈的下方止于转子窝。

闭孔内肌、上孖肌、下孖肌、股方肌和闭孔外肌的共同作用是使髋关节旋外。除闭孔外肌由闭孔神经支配外，其余各肌均由骶丛肌支支配。

4. 动脉 臀区动脉均发自髂内动脉，有同名静脉伴行。

（1）臀上动脉（superior gluteal artery）伴同名神经经梨状肌上孔至臀区，分浅、深 2 支。浅支至臀大肌；深支伴臀上神经潜入臀中、小肌之间，向外，可达阔筋膜张肌的深面，与旋股外侧动脉的分支吻合。臀上动脉行程中分支营养邻近诸肌和髋关节。

（2）臀下动脉（inferior gluteal artery）经梨状肌下孔至臀大肌深面，分支分布于臀大肌、髋关节囊、坐骨神经以及臀区和股后面皮肤。至股后面皮肤的分支与股后皮神经伴行。

（3）阴部内动脉（internal pudendal artery）出梨状肌下孔后，伴阴部神经绕坐骨棘的后面，再经坐骨小孔入坐骨肛门窝，分支分布于会阴部。

5. 神经　均来自骶丛。骶丛位于骨盆侧壁，成自腰骶干、骶神经和尾神经的前支。它发出至臀区的神经：

（1）股后皮神经（posterior femoral cutaneous nerve）（$S_1 \sim S_3$）出梨状肌下孔，下行至臀大肌下缘浅出，除发出臀下皮神经（前已述）外，主要下行分布于股后面和腘窝的皮肤。

（2）臀上神经（superior gluteal nerve）（$L_4 \sim L_5$，S_1）伴同名动脉出梨状肌上孔，继伴臀上血管的深支行于臀中、小肌之间，支配臀中、小肌和阔筋膜张肌。

（3）臀下神经（inferior gluteal nerve）（L_5，$S_1 \sim S_2$）伴同名血管出梨状肌下孔，达臀大肌深面，支配臀大肌。

（4）坐骨神经（sciatic nerve）（$L_4 \sim L_5$，$S_1 \sim S_3$）是全身最粗大的神经，出梨状肌下孔至臀大肌深面，在闭孔内肌和上、下孖肌以及股方肌浅面，经坐骨结节与股骨大转子之间入股。坐骨神经与梨状肌的位置关系可有变异：有时坐骨神经分成 2 股，一股穿梨状肌，一股出梨状肌下孔；或一股出梨状肌上孔，一股出梨状肌下孔；也有分成多股出骨盆者。当坐骨神经或其一部分穿过梨状肌时，因肌收缩而使神经受压迫，可出现相应的神经压迫症状。

（5）阴部神经（pudendal nerve）（$S_2 \sim S_4$）出梨状肌下孔，伴阴部内动、静脉绕坐骨棘后面，经坐骨小孔入坐骨肛门窝，分支分布于会阴部。

（6）至股方肌的神经（$L_4 \sim S_1$）出梨状肌下孔，行于坐骨神经深方在股方肌前面入该肌，亦发肌支至下孖肌。

（7）至闭孔内肌的神经（$L_5 \sim S_2$）在坐骨神经和阴部内动脉之间入该肌，并发一小支至上孖肌。

三、股后区和腘窝

股后区主要包含大腿肌后群及分布于它们的血管和神经。大腿肌后群包括位于外侧的股二头肌和内侧的半腱肌、半膜肌；三肌均由坐骨神经的分支支配。股深动脉的穿动脉是股后面诸肌和股骨的主要营养动脉。腘窝是由肌围成的菱形窝，居股骨下 1/3 和胫骨上部的后面。腘窝内主要含有胫神经和腓总神经、腘血管、腘淋巴结及脂肪等结构。

（一）解剖规范

1. 皮肤切口　在胫骨粗隆下方的水平，接续前面的切口，环割小腿的皮肤，自内侧将皮板翻向外侧。

2. 查看小隐静脉　在小腿上部后面中线上找出行于浅筋膜内的小隐静脉；向上追踪到腘窝穿深筋膜处。

3. 复认股外侧肌间隔　沿大腿后面中线纵切深筋膜，并在小腿皮肤切口处横割深筋膜，注意勿伤腘窝处小隐静脉和皮神经。将深筋膜翻向两侧，从后面复认较强厚的股外侧肌间隔，它伸入前、后肌群之间；位于内收肌群与后群肌之间的后肌间隔则较薄弱。用手指在肌与筋膜之间，分别向内侧和外侧探摸此两肌间隔。

4. 修洁腘窝边界　自腘窝尖开始，向下修洁构成腘窝上内侧界的半腱肌和半膜肌，后者在前者深面，追踪它们至胫骨上端内侧；再修洁构成腘窝上外侧界的股二头肌腱，并追踪至它止于腓骨头；修洁构成下内侧界和下外侧界的腓肠肌内、外侧头，追踪它们在股骨内、外侧髁的起点，注意在外侧头上方常可分离出一块小肌腹下连细长的肌腱，此为跖肌。

5. 检查腘窝内容　摘除腘窝内的脂肪。在股二头肌腱的内侧找出腓总神经，追踪它沿肌腱内侧向下，恰在腓骨头下方绕腓骨颈潜入腓骨肌。在腘窝找出胫神经发出肌支至腓肠肌内、外侧头，跖肌及深方的比目鱼肌。将胫神经牵开，找出包裹腘动、静脉的血管鞘，在它附近可能找到腘淋巴结。切开血管鞘壁，找出腘静脉，查看小隐静脉注入部位。在腘静脉深处找出腘动脉；循腘动脉、静脉向上，查看它们经收肌腱裂孔接续股动、静脉。观察腘动脉的肌支至邻近各肌。

6. 查看股后肌群的起点及其神经血管　从腘窝向上修洁股后肌群，查看半腱肌、半膜肌和股二头肌长头都起自坐骨结节，股二头肌短头起自股骨粗线；将三肌游离，循臀部已剖露的坐骨神经向下，观察它经股二头肌长头的深面下降达腘窝。多在腘窝上角附近分为胫神经和腓总神经两终支。坐骨神经分成此二支的位置高低不一，存在个体差异，各组可交流观察。寻找坐骨神经至半腱肌、半膜肌、股二头肌的分支。将股二头肌提起，从后面观察大收肌在股骨粗线的止点，并查看股深动脉的穿动脉自前面穿大收肌止点到股后，分支营养股后肌群及内收肌群。

（二）解剖层次

1. 股后区　皮肤、浅筋膜、深筋膜、大腿肌后群、动脉和神经（图 4-3）。

2. 腘窝　境界及内容（图 4-4）。

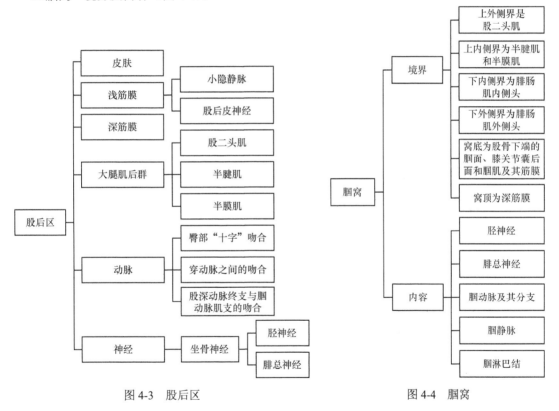

图 4-3　股后区　　　　　　　　　　　　　　　　　图 4-4　腘窝

（三）解剖内容

1. 股后区

（1）皮肤和浅筋膜：股后部皮肤较臀区为薄，而浅筋膜中仍含较多脂肪、皮神经和浅静脉。

1）股后皮神经：发自骶丛，出梨状肌下孔，在臀大肌深面下行，至臀大肌下缘发出臀下皮神经后，本干紧贴股后阔筋膜深面，沿正中线垂直下降到腘窝，沿途发出分支在中线两侧穿深筋膜浅出，终支在腘窝浅出，分布于股后面和腘窝的皮肤。

2）小隐静脉（small saphenous vein）：在腘窝下部见其终末部。它沿小腿后面中线上行，经腓肠肌内、外侧头之间至腘窝，穿深筋膜注入腘静脉。

（2）深筋膜：略。

（3）大腿肌后群：大腿肌后群包括 3 块肌，总称为腘绳肌。

1）股二头肌（biceps femoris）：居股后面外侧，有长、短两个头。长头起自坐骨结节，短头起自股骨粗线，两头合并后，以长腱止于腓骨头。

2）半腱肌（semitendinosus）：位于股后面的内侧，肌腱细长，几乎占肌的一半。它与股二头肌长头一起起自坐骨结节，止于胫骨上端的内侧。

3）半膜肌（semimembranosus）：在半腱肌深面，以扁薄的肌腱起自坐骨结节，此薄腱几乎占肌全长的一半，肌的下端以腱止于胫骨内侧髁的后面。

以上三肌的作用是屈膝关节、伸髋关节。屈膝时，股二头肌可使小腿旋外，而半腱肌和半膜肌则使小腿旋内。三肌都受坐骨神经支配。

（4）动脉：股后面腘窝以上没有动脉主干，但髂内动脉、股动脉和腘动脉之间存在一个纵长的、重要的动脉吻合链。它包括①旋股内、外侧动脉与上方的臀下动脉和下方的第一穿动脉之间形成的"十字"吻合；②穿动脉之间的吻合；③股深动脉终支与腘动脉肌支的吻合。由此动脉吻合链发出的分支供应股后肌群和股骨。

（5）神经：坐骨神经（$L_4 \sim L_5$，$S_1 \sim S_3$）发自骶丛。经梨状肌下孔出骨盆至臀区，在臀大肌深面，经坐骨结节与股骨大转子之间至股后区，在股二头肌长头的深方、大收肌的后面下降，分支支配大腿肌后群和大收肌的内侧部分。一般在股中部坐骨神经分为胫神经和腓总神经两终支。

2. 腘窝

（1）境界：腘窝（popliteal fossa）是膝关节后面呈菱形的窝，占据股骨下 1/3 和胫骨上端的后面。腘窝的上外侧界是股二头肌，上内侧界为半腱肌和半膜肌，下内侧界和下外侧界分别是腓肠肌内侧头和外侧头。窝底（前壁）自上而下是股骨下端的腘面、膝关节囊后面和腘肌及其筋膜，窝顶（后壁）为深筋膜。

（2）内容：腘窝内由浅入深有胫神经和腓总神经、腘动脉及其分支、腘静脉，它们的周围则由大量脂肪组织填充。在腘血管附近脂肪内还埋有腘淋巴结。

1）胫神经（tibial nerve）（$L_4 \sim L_5$，$S_1 \sim S_3$）：是坐骨神经本干的直接延续，较粗于腓总神经，沿腘窝中线下行，经腓肠肌二头间的前面入小腿深部。在腘窝发出腓肠内侧皮神经，下行至小腿浅出，与腓神经交通支合成腓肠神经；关节支至膝关节。

2）腓总神经（common peroneal nerve）（$L_4 \sim L_5$，$S_1 \sim S_2$）：与胫神经分离后，沿股二头肌内侧缘走向外下，绕腓骨颈，穿腓骨肌分为腓浅神经和腓深神经。在腘窝处发出腓肠外侧皮神经和腓神经交通支，二者也可共干发自腓总神经；还发关节支至膝关节。

3）腘动脉（popliteal artery）：在收肌腱裂孔处接续股动脉，进入腘窝内上方后，在半膜肌深方向外斜行，它先居腘静脉前内侧，后移至前外侧，经腓肠肌外侧头深方进入小腿分为胫前、后动脉两终支。腘动脉位置最深，其上部与股骨紧邻，当股骨下部骨折向后下移位时，可能伤及此动脉。

腘动脉的分支：①肌支供应股后肌群下部和小腿后面肌群的上部；②关节支，有 5 支，即膝上内动脉（medial superior genicular artery）、膝上外动脉（lateral superior genicular artery）、膝下内动脉（medial inferior genicular artery）、膝下外动脉（lateral inferior genicular artery）和膝中动脉（middle genicular artery），供应膝关节并参与膝周动脉网组成，其分支营养膝部的肌。

4）腘静脉（popliteal vein）：由小腿的胫前静脉和胫后静脉汇合而成。在胫神经的前（深）面、腘动脉的后（浅）面上行，并逐渐移至动脉的后外侧，经收肌腱裂孔续为股静脉。有小隐静脉注入。腘静脉和腘动脉共同包于腘血管鞘内。

5）腘淋巴结（popliteal lymph node）：位于腘窝脂肪内，腘血管鞘附近。它收纳足外侧缘及小腿后外侧部的浅淋巴管以及足和小腿的深淋巴管。其输出管与股血管伴行向上，注入腹股沟深淋巴结。

四、小腿后区

小腿后区主要包含小腿肌后群及其血管、神经。小腿肌后群为屈肌群，分浅、深两层，浅层为由腓肠肌和比目鱼肌合成的小腿三头肌；深层包括腘肌、趾长屈肌、拇长屈肌和胫骨后肌。胫神经分支支配上述诸肌。胫后动脉及其分出的腓动脉是小腿后面的主要营养动脉，它们各有两条同名静脉伴行。

（一）解剖规范

1. 触及标志 在股骨内、外侧髁的下方可摸到胫骨内、外侧髁，胫骨粗隆即位于两髁之间的前面。沿胫骨粗隆向下，续于胫骨的前缘，它及其内侧的胫骨前面都位于皮下，向下延至内踝，都可以在体表摸到。临床常测量内踝至髂前上棘的距离以进行两侧下肢长度的比较。

胫骨外侧髁的后外方，约在胫骨粗隆的水平，可摸到腓骨头及下方的腓骨颈。小腿下 1/3 外侧可触及腓骨下 1/3 段。腓骨体的下部和外踝形成一窄长隆起位居皮下，也可扪到。

2. 皮肤切口 沿小腿后面中线切开皮肤至足跟，再自足跟向前切至足两缘。向两侧翻揭皮瓣，注意保护大、小隐静脉。

3. 查看浅静脉 在膝的后内侧，循已剖露的大隐静脉向下修洁至内踝前方，在外踝后方寻找小隐静脉，它在小腿后面上行，至腘窝注入腘静脉。与大隐静脉伴行的隐神经以及与小隐静脉伴行的腓肠神经可不必细查。

4. 查看深筋膜 保留大、小隐静脉主干，剔除残留的浅筋膜。观察深筋膜包裹小腿后群肌，并在内踝后下方增厚形成屈肌支持带；连于内踝与跟骨内面之间，暂保留。然后沿小腿后面正中线切开深筋膜到足跟，并翻向两侧，查看深筋膜在内侧与胫骨骨膜融合；在外侧，伸入腓骨肌和小腿后群肌之间形成小腿后肌间隔。查毕可修剪去深筋膜。

5. 检查小腿三头肌 循已修洁的腓肠肌内、外侧头向下，查看二头合成一肌腹，再与其深方的比目鱼肌汇合成小腿三头肌，向下续为跟腱止于跟骨结节。

在腘窝复认胫神经和腘动脉至腓肠肌二头的分支，再将二头与其深方的比目鱼肌分离，然后在血管、神经入肌的位置以下横断腓肠肌二头和跖肌腱，并翻向起止点。查看腓肠肌深方的比目鱼肌，在起自腓骨后面的上部、胫骨后面的比目鱼肌线和连于胫、腓骨近端的比目鱼肌腱弓上的起点，循肌腹向下，复认它与腓肠肌汇合续为跟腱。

查看腘血管和胫神经分支入比目鱼肌后，主干从比目鱼肌腱弓的深方进入小腿深部。用手指或刀柄从内、外缘插入比目鱼肌深方，尽量向上分离，再循肌的起端弧形切断比目鱼肌肌腹，将肌翻向下方，若有进入肌深方的血管支妨碍翻起此肌时，则可查明它们的来源后切断。

6. 清理辨认深层肌 保留血管、神经，清除深层肌表面的深筋膜，查看起自股骨外侧髁、止于胫骨后面比目鱼肌线以上骨面的腘肌，它构成腘窝底的最下部。在腘肌下方，自外向内清理和辨认拇长屈肌、胫骨后肌和趾长屈肌，查看它们在胫、腓骨和骨间膜的起点，向下追踪到屈肌支持带；注意胫骨后肌先居拇长屈肌和趾长屈肌之间，以后肌腱斜向下内，经趾长屈肌腱深方至其内侧，至踝部直接位于内踝的后面。

7. 检查胫神经和胫后血管 从腘窝向下清理腘动脉，在腘肌下缘它分为胫前和胫后动脉。胫前动脉穿小腿骨间膜上部进入小腿前面，容后证实。胫后动脉及其 2 条伴行静脉与胫神经伴行向下，追踪它们至屈肌支持带。在胫后动脉的上段，找出它发出的粗大的腓动脉，追踪它斜向下外，入拇长屈肌深方。观察胫后动脉和腓动脉分支至后群各肌。寻找胫神经至深层各肌的分支。

8. 查看腱滑液鞘 探查踝管内容利用足部腱滑液鞘的标本，理解屈肌支持带深方各肌腱的滑膜鞘的位置、形态和范围。小腿深筋膜在内踝与跟骨内侧面之间形成屈肌支持带，屈肌支持带与跟骨共同构成踝管。在大体标本上用镊尖紧贴内踝后面插入屈肌支持带深面，切开屈肌支持带，即暴露出容纳胫骨后肌腱及其腱滑膜鞘的骨纤维管；然后向后依次切开另 4 个骨纤维管，查看它们分别容纳胫骨后肌腱及腱滑膜鞘；趾长屈肌腱及其腱滑膜鞘；胫后动、静脉和胫神经；踇长屈肌腱及其腱滑膜鞘。

（二）解剖层次

小腿后区：皮肤、浅筋膜、深筋膜、肌肉、血管和神经（图4-5）。

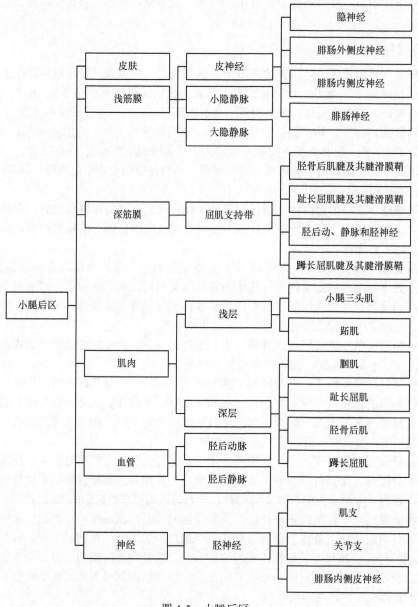

图 4-5　小腿后区

（三）解剖内容

1. 皮肤和浅筋膜　此部皮肤和浅筋膜无特异性，浅筋膜内有皮神经和浅静脉。

（1）皮神经主要有：①隐神经（saphenous nerve），是股神经终支，出收肌管后伴大隐静脉沿小腿内侧面下降到足的内侧缘，分布于髌下、小腿内侧面和足内侧缘的皮肤。②腓肠外侧皮神经（lateral sural cutaneous nerve），在腘窝处自腓总神经分出，穿深筋膜浅出，分支分布于小腿近侧部的后外侧面和外侧面的皮肤。③腓肠内侧皮神经（medial sural cutaneous nerve），在腘窝发自胫神经，在腓肠肌二头之间的浅方、深筋膜深面下行，大多数在小腿中部穿深筋膜浅出，与来自腓总神经的腓神经交通支（communicating branch of peroneal nerve）合成腓肠神经（sural nerve），伴小隐静脉，经外踝后方到足外侧缘。腓肠神经分布于小腿后面下外侧部以及足和小趾外侧面皮肤。

（2）小隐静脉：在足的外侧缘起于足背静脉弓的外侧端，伴腓肠神经经外踝后方至小腿后面上行，过腓肠肌二头之间至腘窝，穿腘筋膜注入腘静脉。沿途收集小腿的浅静脉，并有许多小支与大隐静脉属支吻合。小隐静脉内有多个静脉瓣，静脉瓣发育不良或深静脉回流受阻可导致小隐静脉和大隐静脉淤血或曲张。

（3）大隐静脉：在小腿，伴隐神经行于小腿内侧，除与小隐静脉间有吻合外，还借许多穿静脉与深静脉相交通，这种穿静脉多见于踝部和小腿下部内侧。穿静脉内亦有瓣膜，可防止血液从深静脉流入浅静脉。

2. 深筋膜　小腿深筋膜上接股部阔筋膜，它包裹小腿各肌群，在前群与外侧群之间、后群与外侧群之间形成小腿前肌间隔和后肌间隔，附于腓骨前、后缘。在内侧，深筋膜与胫骨骨膜相融合。

深筋膜在内踝处增厚形成屈肌支持带，又称分裂韧带。它呈带状，斜行于内踝与跟骨内侧面之间，并与跟骨共同构成踝管（malleolar canal）。

屈肌支持带深面发出纤维隔至胫骨远端的后面和踝关节囊，形成4个骨纤维管，通过血管神经束和小腿屈肌腱及其滑膜鞘，它们自前向后依次为：①胫骨后肌腱及其腱滑膜鞘；②趾长屈肌腱及其腱滑膜鞘；③胫后动、静脉和胫神经；④蹈长屈肌腱及其腱滑膜鞘。踝管内还有较多疏松结缔组织，是小腿后面与足底之间的通道，感染可借此相互蔓延。当踝管变狭窄时，可能压迫其内容物，形成"踝管综合征"。

3. 肌肉　小腿肌后群分浅、深两层。

（1）浅层有强大的小腿三头肌（triceps surae）和跖肌。小腿三头肌的两个头位置浅表，称腓肠肌（gastrocnemius），另一头位置较深是比目鱼肌（soleus）。腓肠肌以内、外侧头分别起自股骨内、外侧髁的后面，两个头相合，约在小腿中点移行于腱；比目鱼肌起自腓骨后面的上部、胫骨的比目鱼肌线和连于胫、腓骨近侧部分间的比目鱼肌腱弓（tendinous arch of soleus）。三个头汇合，在小腿的上部形成膨隆的小腿肚，向下续为跟腱（tendo calcaneus），止于跟骨结节。作用为使足跖屈，另外腓肠肌还可屈膝关节。小腿三头肌对于稳定踝关节、防止身体前倾、维持直立姿势具有重要作用。神经支配为胫神经。跖肌（plantaris）位于腘窝内，肌腹很小，在腓肠肌外侧头起点稍上方起于股骨下端和膝关节后面，以细腱向下连于跟腱。此肌已失去作用，且有时缺如，由胫神经支配。

（2）深层肌有四块。腘肌在上方；其余三块位于腘肌下方，它们自内向外依次为趾长屈肌、胫骨后肌和蹈长屈肌。①腘肌（popliteus），斜位于腘窝底，起自股骨外侧髁的外侧面，止于胫骨的比目鱼肌线以上的骨面。作用为使膝关节屈曲和旋内。神经支配为胫神经。②趾长屈肌（flexor digitorum longus），位于胫侧，起自胫骨后面，长腱经内踝后方、屈肌支持带深方进入足底，分为四条肌腱止于第2～5趾的远节趾骨底。③胫骨后肌（tibialis posterior），起自胫骨、腓骨和小腿骨间膜后面，近侧部居趾长屈肌与蹈长屈肌之间，远侧部肌腱斜向下内，经趾长屈肌深方到内踝的后面，经屈肌支持带的深方至足底，止于舟骨和楔骨。④蹈长屈肌（flexor hallucis longus），较趾长屈肌大，起自腓骨的后面，长腱经内踝之后，屈肌支持带深方至足底，止于拇趾远节趾骨底。后3肌的肌腱通过屈肌支持带深方的踝管时，各自被滑膜鞘包囊。滑膜鞘上端约始于内踝尖上方2cm处，远侧超出踝管，延伸到足内缘。3肌的共同作用是内翻足心、使足跖屈，并维持足弓。蹈长屈肌和趾长屈肌的作用还分别为屈拇趾和屈第2～5趾。它们都受胫神经支配。

4. 血管

（1）胫后动脉（posterior tibial artery）：腘动脉在腘肌的下缘分为胫前动脉和胫后动脉。胫前动脉经小腿骨间膜上方的孔至小腿前面，胫后动脉在小腿后面浅、深屈肌之间下降，其上部为腓肠肌和比目鱼肌覆盖；下部位置浅表，在跟腱内侧缘的前方与之平行下降到内踝后方，此段仅覆盖皮肤和浅筋膜，体表可在内踝与跟骨结节连线中点触及它的搏动。此后它至屈肌支持带深方、居趾长屈肌腱与踇长屈肌腱之间，分为足底内、外侧动脉两终支，进入足底。胫后动脉除分支营养胫骨和小腿肌后群以及分出跟支和内踝支参与构成跟网和踝关节网外，还发出腓动脉（peroneal artery），它是胫后动脉的最大分支，发自胫后动脉上部，先经胫骨后肌的浅面斜向下外，在胫骨后肌与踇长屈肌之间沿腓骨内侧下降，至外踝上方浅出。腓动脉沿途分出至小腿后群和外侧群诸肌的肌支和腓骨滋养动脉。临床上常取腓骨中段带腓动脉及其分支（腓骨滋养动脉）作为带血管游离骨移植的供骨。

（2）胫后静脉（posterior tibial vein）：两支，与同名动脉伴行。

5. 神经

胫神经（$L_4 \sim L_5$、$S_1 \sim S_3$）为坐骨神经本干的直接延续。它自腘窝向下，伴胫后动脉下行于浅、深层肌之间，继而在跟腱与胫骨内侧缘间，位于趾长屈肌腱与踇长屈肌腱之间，行至屈肌支持带深方，分为足底内、外侧神经进入足底。胫神经在小腿后面的分支有：①肌支，至小腿后群肌；②关节支，至膝关节；③腓肠内侧皮神经，至小腿中部浅出（见浅筋膜）。胫神经损伤的主要运动障碍是足不能跖屈，内翻力弱，不能以足尖站立。由于小腿前外侧群肌过度牵拉致使足呈背屈及外翻位，出现钩状足畸形。感觉障碍区主要在足底面。

五、足　　底

足底的结构与手掌相似，主要包含来自小腿的长肌腱和足底肌及其血管、神经。来自小腿的长肌腱大部分从足内侧缘、踇展肌深方进入足底，仅 1 块腓骨长肌从足外侧缘、小趾展肌深方进入足底。足底肌包括内侧的运动拇趾的肌；外侧的运动小趾的肌；中间群由浅入深有趾短屈肌、足底方肌和蚓状肌以及骨间肌。上述的足底肌和从小腿来的长肌腱在足底分为 4 层排列，它们对维持足弓起着重要作用。

（一）解剖规范

1. 在足的内侧缘，内踝尖端下方约 2.5cm 处，可摸到突起的跟骨结节。在跟骨结节的前方，可摸到舟骨粗隆。在足的外侧缘中部可摸到第 5 跖骨粗隆。

2. 利用足底标本，观察足底中部致密强厚的足底腱膜（跖腱膜）。它近端附于跟骨结节，远侧端则在跖骨头处分为 5 条纤维束，前行与屈肌腱的纤维鞘融合。

3. 利用足底浅层肌、血管和神经标本，查看足底第 1 层肌和足底的血管、神经。踇指展肌和小趾展肌分别位于足底的内侧和外侧，趾短屈肌居于足底中央，它分成 4 个细腱向前，各腱再分为 2 条而终止于外侧 4 趾的中节趾骨底。在踇展肌与趾短屈肌之间，有足底内侧神经和血管；在趾短屈肌与小趾展肌之间有足底外侧神经和血管，分别是胫神经和胫后动脉的分支。

4. 查看足底第 2 层肌。利用足底浅层肌标本，观察踇长屈肌腱和趾长屈肌腱的止点情况。查看足底方肌和 4 条蚓状肌的位置，形态及起止点。

5. 更深层的结构，可利用足底深层肌肉、血管、神经标本，进行观察；大致查看趾短屈肌、踇收肌、小趾短屈肌、骨间足底肌和骨间背侧肌的位置和形态，以及足底内外侧神经、动脉的分支及足底弓。

（二）解剖层次

足底：皮肤和浅筋膜、深筋膜、肌肉、长肌腱、动脉和神经（图 4-6）。

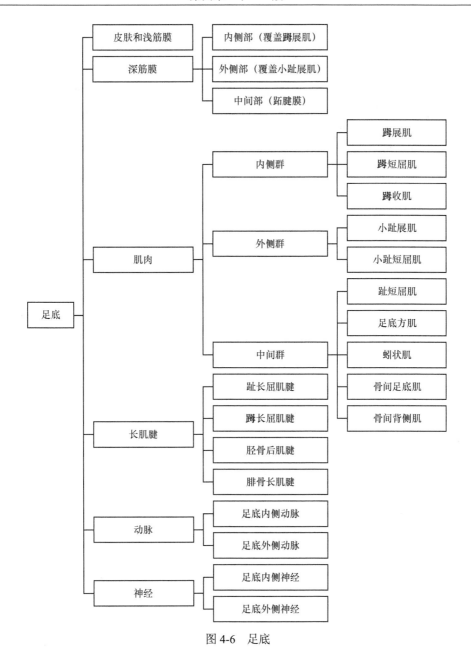

图 4-6　足底

（三）解剖内容

1. 皮肤和浅筋膜　略。

2. 深筋膜　足底深筋膜分为三部分，内侧部为覆盖姆展肌，较薄；外侧部为覆盖小趾展肌，其前部薄，后部稍厚；中间部最发达，为足底腱膜（plantar aponeurosis），又称跖腱膜。足底腱膜后端狭窄，附于跟骨结节，向前呈扇形散开，在跖骨头附近分为五条纤维束，与各足趾腱纤维鞘延续。自足底腱膜两侧向深方发出两个筋膜隔（肌间隔），将足底的肌分为内侧群、中间群和外侧群。足底腱膜是维持足底纵弓的一个重要结构。

3. 肌肉　足底肌肉的配布和作用与手掌肌肉相似。足底肌肉包括足底固有的短肌即足底肌和由小腿至足底的长肌肌腱，它们除作用于一定的关节产生运动外，亦对足弓的维持起着重要作用。足底肌肉分为内侧群、外侧群和中间群。

（1）内侧群：为运动拇趾。有三块肌，其中拇展肌（abductor hallucis）和拇短屈肌（flexor hallucis brevis），分居浅层的内侧和外侧；拇收肌（adductor hallucis），位置较深，有斜、横二头，它们的作用与肌名相同。除拇收肌由足底外侧神经的深支支配外，其余均由足底内侧神经支配。

（2）外侧群：为运动小趾，只有两块肌，小趾展肌（abductor digiti minimi），在外侧；小趾短屈肌（flexor digiti minimi brevis），在内侧。它们的作用也与肌名相同，由足底外侧神经支配。

（3）中间群：由浅入深为趾短屈肌、蚓状肌和足底方肌、骨间足底肌和骨间背侧肌。趾短屈肌（flexor digitorum brevis）位于足底腱膜深方，远端分为4腱至第2～5趾腱鞘内，各腱又分为两束止于中节趾骨底；作用为屈趾；由足底内侧神经支配。足底方肌（quadratus plantae），在前者深方，起自跟骨结节，止于趾长屈肌腱；作用为协助屈趾；由足底外侧神经支配。蚓状肌共四块，作用为屈跖趾关节，伸趾间关节；第1蚓状肌由足底内侧神经支配，第2～4蚓状肌由足底外侧神经支配。骨间足底肌（plantar interossei），有3块，使第3、4、5趾内收（向第2趾靠拢）。骨间背侧肌，有4块，使第3、4趾外展（离开第2趾）。骨间足底肌和骨间背侧肌均由足底外侧神经深支支配。

4. 长肌腱　①趾长屈肌腱，经拇展肌深面到达足底，向前越过拇长屈肌腱浅面，分为4条肌腱入第2～5趾腱鞘，分别穿各趾的趾短屈肌腱，止于远节趾骨底。②拇长屈肌腱，经拇展肌深面至足底，从深面与趾长屈肌腱交叉，行向前内入拇趾腱鞘，止于拇趾远节趾骨底。③胫骨后肌腱，从足内缘到达足底，止于舟骨和楔骨。④腓骨长肌腱，由足外侧缘小趾展肌深方至足底斜向前内，止于第1跖骨底和内侧楔骨。

上述足底的肌由浅入深分四层排列：第一层为拇展肌、趾短屈肌和小趾展肌；第二层为拇长屈肌腱、趾长屈肌腱、蚓状肌和足底方肌；第三层为拇短屈肌、拇收肌和小趾短屈肌；第四层为3块骨间足底肌、4块骨间背侧肌、腓骨长肌腱和胫骨后肌腱。

5. 动脉　在屈肌支持带的深方，胫后动脉分为足底内侧动脉和足底外侧动脉2个终支，分别伴同名神经经拇展肌深方入足底。

（1）足底内侧动脉（medial plantar artery）沿拇展肌与趾短屈肌之间的沟前行，营养拇趾侧诸肌和足底内侧皮肤。

（2）足底外侧动脉（lateral plantar artery）较粗，伴同名神经，在足底方肌与趾短屈肌之间斜向外行，至趾短屈肌外侧继续前行，在第5跖骨底附近弯向内侧入拇收肌斜头的深方，至第1跖骨间隙附近与足背动脉的足底深支吻合形成足底弓（plantar arch）。由弓向前发出四支跖足底总动脉（common plantar digital artery），每支在跖趾关节处再分为两支趾足底固有动脉（proper plantar digital artery），到相邻两趾相对缘。足底外侧动脉沿途分支营养邻近诸肌和足底外侧皮肤。在屈肌支持带深方，胫神经分为足底内、外侧神经，伴同名动脉经拇展肌深方进入足底。

6. 神经

（1）足底内侧神经（medial plantar nerve）与同名动脉伴行于拇展肌与趾短屈肌间的沟中，发肌支支配拇展肌、拇短屈肌、趾短屈肌和第1蚓状肌；发皮支分布于足底内侧和内侧三个半趾足底面皮肤。

（2）足底外侧神经（lateral plantar nerve）与同名动脉伴行于趾短屈肌与足底方肌之间，继行于趾短屈肌与小趾展肌间的沟中，分支支配小趾展肌、足底方肌和足底外侧皮肤后，分为浅、深两终支。浅支支配小趾短屈肌，并分布于外侧一个半趾足底面皮肤；深支伴足底弓行于拇收肌斜头深方，分支支配拇收肌，第2、3、4蚓状肌，骨间足底肌和骨间背侧肌。

六、小腿前区、外侧区和足背

小腿前区是位于小腿骨间膜前面，胫骨与小腿前肌间隔之间的部分，包含小腿肌前群和它们的血管、神经。小腿肌前群主要参与足背屈和伸趾运动，包括胫骨前肌、拇长伸肌和趾长伸肌，它们接受腓深神经支配。胫前血管与腓深神经伴行，是小腿前面的主要营养血管。

小腿外侧区是位于腓骨外侧、小腿前、后肌间隔之间的部分。主要包含使足跖屈和外翻的外侧肌群,有腓骨长肌和腓骨短肌,腓浅神经分支支配此二肌。小腿后区腓动脉的分支营养腓骨肌。

（一）解剖规范

1. 切开皮肤 置大体标本于仰卧位,膝后垫木枕。在踝部和趾根横切皮肤,再循踝前中点到中趾根部纵切皮肤。从两侧向中线剥除小腿前面的皮肤。注意足背皮下脂肪较薄。剥皮不宜过厚以保护足背静脉弓。

2. 检查足背静脉弓 足背静脉弓的内侧端续连大隐静脉,外侧端续连小隐静脉。查毕,保留主干,切去不必要的小属支。可用下肢浅静脉模型,观察足背静脉弓或网的位置、合成,大小隐静脉起始、行程、属支及汇入深静脉的部位。可不必细查和保留皮神经。

3. 查看深筋膜 去除残留的浅筋膜,暴露深筋膜。在踝部查看深筋膜加厚形成的支持带(伸肌上、下支持带)。沿小腿前面中线纵切深筋膜,再沿伸肌上支持带上缘横切深筋膜,将深筋膜揭起翻向两侧。查看后去除深筋膜,保留支持带。

4. 检查小腿肌前群及其腱滑膜鞘 在中线上切断伸肌上支持带,翻向两侧,辨认其深方的肌腱及血管和神经,自内向外为胫骨前肌腱、拇长伸肌腱、足背动脉与伴行静脉和腓深神经、趾长伸肌腱及第5腓骨肌腱。利用足滑膜鞘的标本,观察上述各肌腱的滑膜鞘的位置、形态和范围。

5. 检查小腿肌外侧群及其腱滑膜鞘 在小腿前、后肌间隔之间辨认腓骨长、短肌。腓骨长肌位于趾长伸肌外侧,腓骨短肌位于腓骨长肌深方。注意两肌腱先共同被腓骨肌总腱鞘包绕,向下在腓骨肌支持带深面又被各自的滑膜鞘包绕。大致观察两肌的止点。

6. 检查腓深神经和胫前动脉在小腿前面的行程和分支。

7. 检查足背动脉和腓深神经在足背的分支。

8. 检查腓浅神经 在腓骨头后下方腓总神经,追踪它穿入腓骨长肌,循神经细心切断腓骨长肌纤维,查看它在肌深方或肌内绕腓骨颈分为腓浅和腓深神经。腓深神经行向下内经趾长伸肌深方到小腿前面(前已查);追踪腓浅神经在腓骨肌与趾长伸肌间下降,找出它入腓骨长、短肌的分支。

（二）解剖层次

小腿前区、外侧区和足背:皮肤、浅筋膜、深筋膜、肌肉、动脉和神经(图4-7)。

（三）解剖内容

1. 皮肤和浅筋膜 小腿前区皮肤活动性较小,小腿下部前面更较明显,多毛发,血供较差,损伤后愈合较慢。足背皮肤薄,活动性较大。浅筋膜内含少量脂肪,其中有皮神经和浅静脉。

（1）皮神经:小腿前内侧有隐神经分布;小腿前外侧上部有腓肠外侧皮神经、前外侧下部由腓浅神经终支分布;足背和足趾主要有腓浅神经终支分布;足背内侧缘有隐神经分布;足和小趾的外侧缘有腓肠神经分布;第1跖间隙和第1～2趾相对面有腓深神经终支分布。

（2）浅静脉:足背浅筋膜中有足背静脉弓,横位于距骨远端皮下,它由趾背静脉合成。弓的两端沿足两侧缘上行,外侧续为小隐静脉,经外踝后方至小腿后面上行;内侧续为大隐静脉,经内踝前方至小腿内侧上行。大隐静脉及其属支在此区与小隐静脉、深静脉有广泛的交通和吻合。它行经内踝前方的一段位置表浅、恒定,常在皮下可见,临床上多在此做静脉穿刺或静脉切开术。

2. 深筋膜 近膝部的深筋膜坚厚,成为肌的起点,向下变薄,至踝部又增厚形成支持带。深筋膜内侧紧贴胫骨内侧面,与骨膜融合;外侧向深面伸出前、后两个肌间隔,分别附于腓骨前、后缘,前肌间隔分隔小腿肌前群和外侧群,后肌间隔分隔小腿肌后群和外侧群。

踝部前外侧面的支持带有伸肌上、下支持带和腓骨肌上、下支持带,它们深方有被滑膜鞘包绕的肌腱通过,起约束肌腱、维持各肌腱位置的作用。

（1）伸肌上支持带（superior extensor retinaculum）:又称小腿横韧带,在踝关节前上方,附于胫、腓骨下端之间。

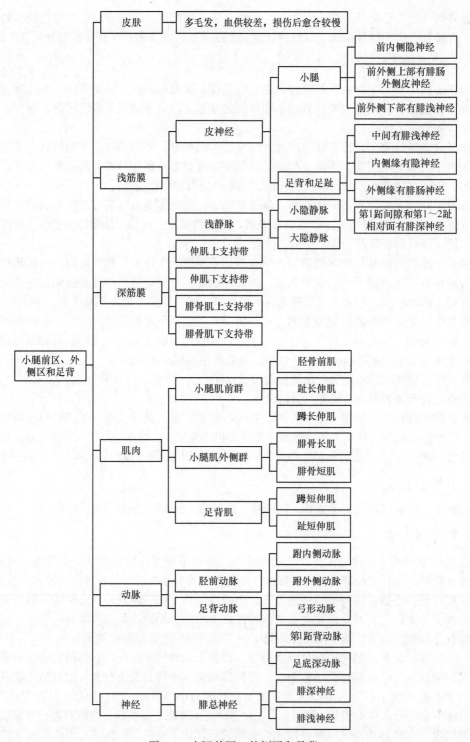

图 4-7　小腿前区、外侧区和足背

（2）伸肌下支持带（inferior extensor retinaculum）：又称小腿十字韧带，位于前者下方，呈横置的"Y"形。外侧部附于跟骨上面前部；内侧部分为两束，上束附于内踝，下束越过足内侧缘，至足舟骨和内侧楔骨。趾长伸肌腱和第 3 腓骨肌腱共同包绕在趾长伸肌腱鞘内，通过伸肌下支持带外侧部的深方；胫骨前肌腱及其腱鞘、踇长伸肌腱及其腱鞘以及足背血管和腓深神经，自内向外依次通过伸肌下支持带内侧部深方。当足背屈时，伸肌支持带可约束肌腱，防止肌腱翘起。

（3）腓骨肌上支持带（superior peroneal retinaculum）和腓骨肌下支持带（inferior peroneal retinaculum）：前者附于外踝和跟骨之间；后者位于跟骨外侧面，是伸肌下支持带向外的延续。它们深方有腓骨肌总腱鞘包绕的腓骨长、短肌腱通过，对此二肌腱起约束作用。

3. 肌肉

（1）小腿肌前群：小腿肌前群位于小腿骨间膜前面，包括 3 块肌。由内向外依次为：①胫骨前肌（tibialis anterior），起自胫骨外侧面，肌腱向下经踝关节前方、伸肌支持带深方，至足的内侧缘，止于内侧楔骨和第 1 跖骨的足底面。②趾长伸肌（extensor digitorum longus），起自腓骨前面，向下经伸肌支持带深方至足背，分为 4 条腱到第 2～5 趾背移行为趾背腱膜，止于中节和远节趾骨底。第三腓骨肌（peroneus tertius），肌腹常和趾长伸肌融合，其腱到足背外侧，止于第 5 跖骨底。③拇长伸肌（extensor pollicis longus），位于前两肌之间，起自腓骨内侧面及骨间膜，肌腱经伸肌支持带深方至足背，止于拇趾远节趾骨底。前群各肌都可使踝关节背屈。此外，胫骨前肌可使足内翻；拇长伸肌能伸拇趾；趾长伸肌能伸第 2～5 趾；而第三腓骨肌可使足外翻。它们均由腓深神经支配。

（2）小腿肌外侧群：小腿肌外侧群位于腓骨外侧面，有两块，为腓骨长肌（peroneus longus）和腓骨短肌（peroneus brevis）。短肌在长肌的深方，两肌皆起自腓骨的外侧面，腓骨长肌起点较高，并掩盖腓骨短肌。两肌的腱经外踝的后方、腓骨支持带的深方转向前，在跟骨外侧面分开，短肌腱向前止于第 5 跖骨粗隆，长肌腱绕至足底，斜行至足的内侧缘，止于内侧楔骨和第 1 跖骨底。它们的作用是使足外翻和踝关节屈曲（跖屈）。此外，腓骨长肌腱和胫骨前肌腱共同形成"腱环"，有维持足横弓的作用。腓骨长、短肌由腓浅神经分支支配。

（3）足背肌：很薄弱，共有两块，一为拇短伸肌，一为趾短伸肌，它们起自跟骨前端的上面和外侧面，分别止于拇趾和第 2～4 趾近节趾骨底。它们的作用分别是伸拇趾和第 2～4 趾，由腓深神经支配。

4. 动脉

（1）胫前动脉（anterior tibial artery）：平胫骨粗隆处发自腘动脉，向前穿过小腿骨间膜上方的孔，出现于小腿前面，先行于胫骨前肌与趾长伸肌之间，继而行于胫骨前肌与拇长伸肌之间，经伸肌支持带深方，至其下缘续为足背动脉。胫前动脉有两条伴行静脉。在踝关节前方，胫前动脉较表浅，在拇长伸肌腱外侧可触及它的搏动。胫前动脉在沿途发支营养小腿前面诸肌外，还在其始部穿骨间膜前和后，分别发出胫后返动脉和胫前返动脉，参与构成膝关节网；在踝部发出外踝前动脉和内踝前动脉，参与构成外踝网和内踝网。

（2）足背动脉（dorsal artery of foot）：是胫前动脉的直接延续，在踝关节前方，伸肌支持带下缘续接胫前动脉，至第 1 跖骨间隙近侧，分为第 1 跖背动脉和足底深动脉两个终支。足底深动脉穿第 1 跖骨间隙至足底，与足底外侧动脉吻合成足底弓。足背动脉位置表浅，在踝关节前方，内、外踝连线中点，拇长伸肌腱的外侧可触及其搏动，足部出血时可在该处向深部压迫足背动脉进行止血。从两踝连线的中点至第 1 跖骨间隙近侧部的连线，为足背动脉的体表投影。

足背动脉的分支：①跗内侧动脉（medial tarsal artery）和②跗外侧动脉（lateral tarsal artery），营养跗骨和跗骨间关节。③弓形动脉（arcuate artery），在第 1～2 跗跖关节附近自足背动脉发出（我国人的出现率较低，仅占 38%），呈弓形弯曲，通过趾长、短伸肌腱的深面外行，其末端与跗外侧动脉的分支吻合。由弓的凸缘发出三条跖背动脉（dorsal metatarsal artery），前行至趾的基部，各分为两支细小的趾背动脉（dorsal digital artery），分布于第 2～5 趾的相对缘。若弓形动脉缺如，跖背动脉可来自足底的动脉。④第 1 跖背动脉，为足背动脉较小的终支，沿第 1 骨间背侧肌的表面（或穿肌）前行，分支分布于拇趾背面两侧缘和第 2 趾背面内侧缘。⑤足底深动脉（deep plantar artery），为足背动脉较大的终支，穿第 1 骨间背侧肌两头之间，出现于足底，与足底外侧动脉吻合，形成足底弓。

5. 神经 腓总神经（L_4～L_5，S_1～S_2）沿股二头肌内侧缘走向外下，至腓骨头后方，继经腓骨长肌深方或穿此肌，绕腓骨颈外侧面，分为腓浅和腓深神经两终支。

（1）腓深神经（deep peroneal nerve）：穿小腿前肌间隔和趾长伸肌至小腿前面，伴胫前血管下行，经伸肌支持带深方至足背，继续伴足背动脉向前。在小腿分支至前群各肌；在足背分支到足背肌；终支在第 1 跖间隙浅出，再分为两支趾背神经分布于第 1～2 趾相对缘。

（2）腓浅神经（superficial peroneal nerve）：在腓骨长肌和短肌与趾长伸肌之间下行，分出肌支到腓骨长、短肌后，在小腿中、下 1/3 交界处，穿深筋膜浅出，分布于小腿前外侧下部、足背和趾背皮肤（除第 1、2 趾背相对缘和小趾外侧缘）。

腓总神经损伤较常见，特别在腓骨颈处，位置最浅，易受损伤。受损伤后的主要表现是足不能背屈，足下垂，并有内翻，趾不能伸。因为足尖下垂，患者必须用力使髋、膝关节高度屈曲以提高下肢抬起足尖，才能行走，因而呈"跨阈步态"。感觉障碍在小腿外侧面和足背较为明显。

第三节　临床应用解剖

一、大隐静脉曲张的解剖基础

大隐静脉为全身最长的浅静脉，因其管壁薄弱且在皮下缺乏有力支持，在下肢过度运动、长久站立、慢性腹内压增高时可使其血流受阻，致静脉瓣膜关闭不全，血液逆流，形成静脉曲张，临床行大隐静脉高位结扎、剥脱术时，需分离上段的 5 条属支及其与深静脉的交通支并逐一结扎和切断，以免复发。

二、股疝形成的解剖原理

股环是腹壁上的一个潜在的薄弱点，通过此处可能发生股疝——即在腹内压增高的情况下，腹腔内容物（小肠袢或大网膜）经股环突向股管，直达隐静脉裂孔的上部。股疝多见于女性，这可能与女性骨盆较宽、股管较大有关。当股疝囊增大时，它可以从隐静脉裂孔处突出至皮下，原因在于隐静脉裂孔仅覆盖一层菲薄的筛筋膜，为阔筋膜上的一个薄弱部分。股疝与腹股沟疝的主要区别是股疝的突出部位在腹股沟韧带下方，而腹股沟疝则在腹股沟韧带上方。

由于股环小，其前、后、内三面均为韧带结构，不易扩展，因此，股疝易发生嵌顿。在进行嵌顿性股疝手术中，应考虑到股环上方常有来自腹壁下动脉的耻骨支或异常闭孔动脉经过腔隙韧带附近，应注意避免损伤。

三、坐骨神经的临床解剖

坐骨神经穿出骨盆至臀部时，与梨状肌的关系十分密切，约有 1/3 变异型为此神经或其分支穿梨状肌，当梨状肌损伤、充血肿胀时，坐骨神经受压迫引起腰腿疼，称梨状肌损伤综合征。坐骨神经在臀大肌下缘和股二头肌长头外侧之间位置表浅，无肌肉遮盖，是检测坐骨神经压痛点的常用部位。坐骨神经在股后区主要在内侧发出肌支，坐骨神经外侧无分支，故在手术中分离坐骨神经时沿神经外侧分离较为安全，可避免损伤其至股二头肌长头、半腱肌、半膜肌等的分支。坐骨神经干有时伴行一较粗的营养动脉，当需要做股部截肢时，应先结扎此动脉。

四、臀部肌内注射定位与臀部的血管、神经

因臀大肌厚药物吸收面积大，临床常用臀大肌做肌内注射，而臀大肌深部多血管与神经经过，其中上内有臀上神经与血管经梨状肌上孔分布于臀中肌、臀小肌，梨状肌下孔多血管、神经出入并经过臀大肌深面，故注射时应避免损伤，尤应注意坐骨神经体表投影：自髂后上棘至坐骨结节连线中点处开始弯向外下方，经大转子与坐骨结节连线的中点向下行于股后中线上，臀大肌仅上

外侧部的深面无较大血管与神经，故臀大肌注射应在臀部的上外区域进行，临床常用定位方法为十字法：从臀裂顶点向外做一水平线，再从髂嵴最高点做一垂线，将一侧臀部划分为 4 个象限，其外上象限（避开内角）为注射部位。如在内上象限注射易伤及臀上神经、血管，导致臀中、小肌麻痹，影响运动。

五、股骨的临床应用

（一）股骨头与股骨颈

股骨颈为骨折好发部位，股骨颈骨折分囊内骨折和囊外骨折两种。正常颈干角为 127°，当骨折时近于 90°。故颈干角常作为判断股骨颈是否骨折的标准。股骨头血供比股骨颈少，且营养股骨头的小动脉贴近股骨颈走行（行于滑膜与骨膜之间），故股骨颈骨折易引起股骨头坏死。股骨颈基底部关节囊的附着部有营养股骨头、股骨颈的血管经过，故在手术中切开髋关节囊时，应注意保护此处，不宜剥离过多，以免影响血供。

（二）股骨干

股骨干骨折时，因周围有强大的肌肉收缩牵引，故常伴有严重移位。如上 1/3 骨折，近折端受髂腰肌、臀中肌、臀小肌的牵引而屈曲、外旋、外展，远折端则因股内收肌群牵引而向内上方移位。股骨干中 1/3 骨折，其骨折处常向外凸出成角状畸形。因股动脉、股静脉在股部先行于股鞘中，后行于收肌管内，与股骨干有肌肉相隔，相距较远，故股骨上、中段骨折时不易伤及股血管。股动脉、股静脉穿收肌腱裂孔至腘窝移行为腘动脉、腘静脉，行于股骨干下 1/3 后方。故股骨下 1/3 段骨折，远折端受腓肠肌牵引向后成角时，常可压迫或刺破腘动脉、腘静脉。

股骨的滋养动脉由股骨粗线正中的滋养孔进入股骨，故手术时对附于股骨粗线的软组织不宜过多剥离，以免破坏股骨的血液供应。

六、膝关节半月板损伤

半月板是稳定膝关节的重要组成部分。半月板的位置随膝关节的运动而改变，因此当膝关节在急骤强力动作时常可造成损伤。当急剧伸小腿并做强力旋转（如踢足球）时，半月板尚未及时前滑，被膝关节上下关节面挤压，即可造成半月板挤伤或破裂。内侧半月板因与关节囊及胫侧副韧带连接紧密，故损伤机会较多，半月板损伤多发生于其下面，探查时应注意半月板仅其外缘部分有来自关节囊的血供，其他大部分相对无血管，故损伤后很难自行修复。

七、胫骨骨折的解剖基础

胫骨干内面全长位于皮下，其下 1/3 又较细，故在外力作用下易发生骨折。因胫前、胫后动脉贴近胫骨干下行，故胫骨骨折时容易伤及血管。另外胫骨上 1/3 骨折时，远折端向上移行，可压迫腘动脉，导致小腿以下肢体缺血。

胫骨干血供主要来自滋养动脉，此动脉于胫骨上段后面滋养孔入骨髓腔，自上而下为骨干供血。胫骨中、下 1/3 交界处比较细，容易骨折，骨折后可损伤滋养动脉，远折端失去大部分血供，故骨折愈合缓慢。

八、腓总神经损伤的解剖基础

腓总神经越过腓骨颈外侧时，因紧贴骨膜并且位置表浅，易受损伤，当腓骨颈骨折、膝外侧副韧带撕裂或敷石膏过紧时，均可引起该神经损伤。造成小腿前群、外侧群肌瘫痪，出现足下垂和内翻畸形，称"马蹄内翻足"，患者走路足尖下垂、提脚过高，形成"跨阈步态"。皮肤感觉障碍区域为小腿前外侧及足背。

九、人工全髋关节置换术

人工全髋关节置换术主要用于股骨头缺血性坏死、髋关节骨性关节炎、强直性脊柱炎、先天性髋关节发育不良等髋关节疼痛、活动受限，保守治疗无效需手术治疗者，手术只是将塌陷、变形的股骨头切除，髋臼表面磨损的软骨修平，装入特制的与人体解剖相符合的假体，重建功能，消除疼痛。目前人工关节置换术已成为治疗严重关节疾患的首选方法，并在很多国家得到广泛应用，经临床验证和文献报道，人工髋关节置换超过 90% 的患者可维持 10～15 年。

人工全髋关节的类型和设计较多，基本都是由金属髋臼、金属假体柄和股骨头三部分组成。金属髋臼部分是通过骨水泥固定，或通过骨质和髋臼杯的外表面涂层的结合获得长期固定，假体柄是插入股骨髓腔内，也是通过骨水泥固定，或通过骨质和假体柄的外涂层结合达到固定的目的。

股骨头通过和金属髋臼杯内的内衬匹配形成新的关节，股骨头的材质多为金属或合金，俗称的陶瓷也是一种合金，因其外观类似陶瓷而俗称"陶瓷头"，其强度和硬度要远高于一般陶瓷制品。髋臼杯的内衬可以是聚乙烯或合金。其低摩擦系数的新关节面可产生良好的耐磨损性能。

十、膝关节置换术

膝关节置换术，最常用的就是表面置换术，顾名思义就是将膝关节的股骨和胫骨磨损的软骨和软骨下骨削掉一薄层，然后用骨水泥将钴铬钼合金的金属片固定到截骨面，使股骨和胫骨相接触的面是金属而不是骨头，中间衬以聚乙烯垫，起到半月板的作用。这样金属与聚乙烯接触就不会产生疼痛了。

所谓的表面置换，是指手术中我们保留患者的内侧副韧带、外侧副韧带，除了需要切断前交叉韧带外，后交叉韧带的前束也要切断，有些假体是要求保留后交叉韧带的后束，所以可以说膝关节的绝大部分结构还是保留着的，所以我们说这种膝关节置换手术是表面膝关节置换手术。

从 20 世纪 60 年代，开始出现关节置换手术，目前膝关节置换术已经很成熟了，手术时间平均 1.5 小时，术后患者疼痛会明显减轻，活动能力大大改善，肢体力线恢复正常，效果非常肯定。

第五章 胸 部

第一节 概 述

胸部上接颈部，下接腹部。胸部的上界为前方胸骨的颈静脉切迹、两侧沿锁骨上缘至肩峰、向后到第 7 颈椎棘突的连线。胸部的下界为胸骨剑突斜向两侧，沿肋弓到第 12 胸椎的连线。胸上部两侧连接上肢。胸壁由胸廓及其软组织构成。胸腔的中间有纵隔，两侧有胸膜和肺。胸廓下口被膈封闭。

第二节 解 剖 规 范

一、肋 间 隙

肋共有 12 对，肋与肋之间组成 11 对肋间隙。肋由后上斜向前下方，自第 2 肋起，其斜度渐次增加，至第 9 肋以后斜度又渐减小。

（一）解剖规范

1. 再次辨认胸神经的皮支、胸大肌、胸小肌和前锯肌的起点。然后在胸骨旁肋间隙内和腋中线前方的肋间隙内寻找 1～2 支肋间神经的前皮支和外侧皮支。再查看起自剑突和肋软骨的腹直肌和起自下 8 肋的腹外斜肌，将它们修洁后保留。

2. 用手触摸胸骨，确认胸骨角平对第 2 肋软骨，并依次向下数认肋骨和肋间隙。在第 4 或第 5 肋间隙内进行解剖，观察肋间隙内的结构和层次。观察位十肋间隙内的肋间外肌，注意其纤维方向由后上斜向前下方。在胸骨两侧的两肋软骨之间。肋间外肌已移行为肋间外膜。

3. 切开肋间外膜，暴露深方的肋间内肌，注意其纤维方向，恰与肋间外肌相反。从肋骨前端至腋中线，沿肋骨下缘切开肋间外肌，并向下翻，观察肋间内肌的全貌和纤维方向。

4. 打开胸壁，沿腋中线，在第 1～7 肋间隙中剔出约 1cm 的间隙，以便能将骨剪伸至肋骨的深方，注意用手指将深方的壁胸膜下压，以保护深方的壁胸膜。用骨剪沿腋中线依次剪断第 2～8 肋骨。用骨锯在胸骨柄的中部将胸骨锯断，轻轻掀起胸骨柄，在第 1 肋间隙处剪断胸廓内动脉和静脉，并用手伸入胸前壁与壁胸膜之间，将壁胸膜从胸前壁分离。将胸膜下压，将胸前壁逐渐翻向腹部。

5. 在已翻向下方的胸前壁内面，观察肋间神经和血管。踢除其中 1～2 肋间隙的胸内筋膜，于肋骨下缘的肋沟内，寻认肋间后静脉、肋间后动脉和肋间神经。注意它们之间依次自上而下的排列关系。

6. 同时在胸前壁的内面，辨认胸廓内动脉。观察它有两条伴行静脉，沿胸骨外缘下降，下段后方有起自胸骨下部纤维行向外上的胸横肌，胸廓内动脉下行至第 6、7 肋软骨后方，分为腹壁上动脉和肌膈动脉。腹壁上动脉向下穿膈入腹直肌鞘内；肌膈动脉向外行于肋弓的后面。辨认胸廓内动脉和肌膈动脉在上 6 个肋间隙内各发两个肋间前支，它们分别沿肋间隙的上、下缘行走。沿胸廓内血管附近分布有胸骨旁淋巴结，解剖时应注意观察。

（二）解剖层次

肋间隙：肋间肌、肋间血管、肋间神经和胸内筋膜（图 5-1）。

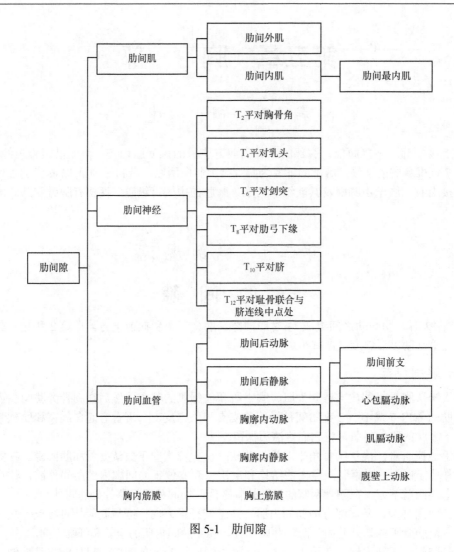

图 5-1　肋间隙

（三）解剖内容

1. 肋间肌

（1）肋间外肌（intercostales externi）：位于各肋间隙的浅层，起于上一肋骨的下缘，肌纤维斜向前下方，止于下一肋骨的上缘。其前部肌束在肋软骨部移行为肋间外膜。

（2）肋间内肌（intercostales interni）：位于肋间外肌的深方，肌束方向与肋间外肌相反，起自下一肋的上缘，肌纤维斜向内上方，止于上一肋的下缘。后部肌束于肋角处向内移行为肋间内膜。

肋间外肌的作用为提肋，使胸腔扩大，助吸气；肋间内肌的作用为降肋，使胸腔缩小，助呼气。在肋的中 1/3 处，肋间内肌的深方，可见到肋间最内肌（intercostales intimi），此层较薄，纤维方向与肋间内肌相同。

胸横肌（transversus thoracis）在胸前壁内面，起自胸骨下部，行向外上，止于第 2 ～ 6 肋。此肌可降肋，助呼气。

2. 肋间神经（intercostal nerve）

为第 1 ～ 11 胸神经前支位于肋间隙的部分，第 12 胸神经的前支大部分位于第 12 肋的下方称为肋下神经（subcostal nerve）。第 1 对胸神经前支的大部分加入臂丛，其余部行于第 1 肋间隙内为第 1 肋间神经。第 12 对胸神经前支的大部分为肋下神经，小部分加入腰丛。肋间神经在肋间隙中，先行于胸内筋膜与肋间内膜之间，因此在胸膜炎时，可刺激神经干引起肋间神经痛。肋间神经在肋角处向前进入肋沟，位于肋间内肌和肋间最内肌之间。上

6 对肋间神经在腋前线附近分出外侧皮支，分布于胸侧壁的皮肤。终支在胸骨侧缘外方 1～2cm 处穿出至皮下为前皮支，分布于胸前壁的皮肤。肋间神经在途中分出肌支支配肋间肌的运动，发出细支分布于壁胸膜。下 6 对肋间神经分布到腹前、外侧壁的皮肤和肌。

胸神经前支在胸、腹壁呈节段性分布，按神经顺序由上向下依次排列。平对胸骨角为 T_2；平对乳头为 T_4；平对剑突为 T_6；平对肋弓下缘为 T_8；平对脐为 T_{10}；耻骨联合与脐连线中点处为 T_{12}。临床上常据此测定麻醉平面的位置。

3. 肋间血管

（1）肋间后动脉：自第 3 对起发自胸主动脉，共有 9 对，行于第 3～11 肋间隙内。还有一对动脉走行在第 12 肋下缘，称为肋下动脉（subcostal artery）。

锁骨下动脉的肋颈干发出肋间最上动脉（supreme intercostal artery），分布于第 1 和第 2 肋间隙。肋间后动脉在肋头处分出背侧支营养背肌和背部的皮肤，其主干向前上方斜行，于肋角处进入肋间内肌和肋间最内肌之间的肋沟内，发分支营养肋间肌。在肋角处，肋间后动脉发出细小的侧副支，沿下位肋骨的上缘走行，二者向前与胸廓内动脉和肌膈动脉发出的肋间前支吻合。

（2）肋间后静脉（posterior intercostal vein）：与同名动脉伴行，向后直接注入奇静脉，或经半奇静脉、副半奇静脉间接注入奇静脉；向前经肋间前静脉注入胸廓内静脉。

肋间动脉、静脉和神经在肋角内侧斜行于肋间隙中部，至肋角的外侧逐渐行入肋沟内，在此自上而下依次排列着静脉、动脉和神经。因此在肋间隙后部做胸腔穿刺时，进针部位应选在肋角外侧下位肋骨的上缘，可避免损伤肋间血管和神经主干。

（3）胸廓内动脉（internal thoracic artery）：胸廓内动脉自锁骨下动脉发出后，在胸锁关节的外侧下行，横越第 1～6 肋软骨的后面，于第 6 肋间隙分为腹壁上动脉和肌膈动脉两终支。胸廓内动脉的分支有①肋间前支，行于上 6 对肋间隙内，分支营养上 6 对肋间肌和乳房，并与胸主动脉发出的肋间后动脉吻合。②心包膈动脉（pericardiacophrenic artery），在第 1 肋附近发出，于肺根的前方，在心包与纵隔胸膜之间下行至膈（与膈神经伴行），分支营养心包和膈。③肌膈动脉（musculophrenic artery），位于肋弓后面，发出肋间前支至下 5 个肋间隙，分支至膈及腹壁诸肌。④腹壁上动脉（superior epigastric artery），经第 7 肋软骨后方下降，入腹直肌鞘，在腹直肌后方发分支到该肌，并与腹壁下动脉吻合。

（4）胸廓内静脉：与胸廓内动脉伴行，有两条，向上合成一干后注入头臂静脉，沿途有肋间前静脉注入。

4. 胸内筋膜（endothoracic fascia）　是一层致密的结缔组织膜，贴于胸壁的内面，位于胸骨、肋骨和肋软骨、肋间内肌和胸横肌的深方；被覆在胸椎前面和膈的上面。其上方被肺尖顶入颈根部，可称为胸上筋膜。

二、胸　　腔

胸腔（thoracic cavity）由胸壁和膈围成。上界为胸廓上口，与颈部相连；下界为膈，与腹腔分隔。胸腔的两侧部分为胸膜和肺；中间部分为纵隔，内含心、心包、大血管以及气管、食管、胸腺、淋巴结、神经等重要结构。

（一）解剖规范

1. 在已打开的胸腔，观察胸膜、肺和纵隔所在的部位。检查胸膜的各部：先在胸膜前壁距肋胸膜与纵隔胸膜交界线约 1cm 处，自上而下剪开胸膜；然后再从其上、下端，横向剪至腋中线，将胸膜翻向外侧，此时胸膜腔已被打开。将手指伸入脏、壁胸膜之间，如有粘连则应轻轻剥离。先查明两侧的胸膜腔，位于壁胸膜和脏胸膜之间，为 2 个独立封闭的腔。摸认覆盖肋及肋间肌内面的肋胸膜，覆盖于膈上面的膈胸膜和覆盖纵隔两侧的纵隔胸膜，以及在胸廓上口形成的圆顶状隆起的胸膜顶。注意肺的前缘和下缘壁胸膜折返处，有较大的胸膜腔间隙，这些间隙称胸膜隐窝。

摸认在左肺前缘心切迹处的肋纵隔隐窝和在两肺下缘外方的肋膈隐窝，然后将肺前缘推向外侧，在肺根的下方，在纵隔胸膜和肺的内侧面之间，摸认壁、脏两层胸膜互相移行所形成的皱襞，称为肺韧带。

2. 在大体标本上观察胸膜前界在体表的投影。

3. 取肺，观察肺的内侧面中部有由出入肺门管道组成的肺根。将纵隔胸膜推向内侧，同时将肺推向外侧，暴露肺根和肺韧带。肺根由出入肺门的支气管、血管、淋巴和神经外被胸膜构成。先剔除肺根表面的浆膜，依次由前向后切断肺静脉、肺动脉、支气管，并切断肺根下方的肺韧带，将肺取出。在切断肺根时，要注意勿伤及周围的结构，如有越过肺根前方的膈神经和越过肺根后方的迷走神经。

4. 将胸腔擦洗干净，再度审视胸腔大势，观察肺的形态和结构。

5. 将肺放回胸腔，观察肺的体表投影。肺的前缘一般与胸膜前界一致；但肺的下缘则比胸膜的下界要高两个肋，注意有时大体标本肺因萎缩，故比活体肺更高。可参看教材和图谱理解肺的体表投影。

（二）解剖层次

胸腔：胸膜、胸膜腔和肺（图 5-2）。

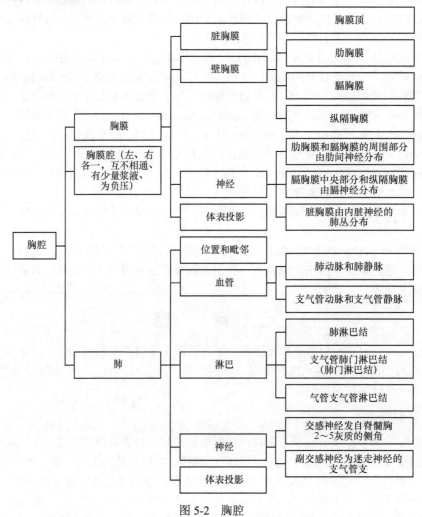

图 5-2　胸腔

（三）解剖内容

1. 胸膜 胸膜（pleura）是一薄层浆膜，分为脏、壁两层。

（1）脏胸膜（visceral pleura）被覆在肺的表面，陷入叶间裂内。

（2）壁胸膜（parietal pleura）衬于胸壁的内面、纵隔的外侧面和膈的上面。壁胸膜和脏胸膜在肺根下方互相移行，形成重叠的胸膜皱襞，称肺韧带（pulmonary ligament），此韧带紧系于肺和纵隔之间，对肺有固定作用，可以手触摸探查。

壁胸膜按其所在的位置可分为4部分，分别为：胸膜顶（cupula of pleura），形成穹窿状圆顶，突出胸廓上口至颈根部，覆于肺尖上方，高出锁骨内侧段1/3处2～3cm。在颈根部进行穿刺或手术时，应特别注意勿损伤胸膜顶，以免造成气胸。肋胸膜（costal pleura），贴于肋骨和肋间肌内面。膈胸膜（diaphragmatic pleura），覆盖在膈的上面。纵隔胸膜（mediastinal pleura）衬在纵隔的两侧。在各部壁胸膜互相转折处，某些部位的间隙即使是深吸气时，肺的边缘也不能深入其间，这些间隙被称为胸膜隐窝（pleura recess），主要包括肋胸膜与纵隔胸膜在前方转折处的肋纵隔隐窝（costomediastinal recess）；肋胸膜与膈胸膜在下方转折处的肋膈隐窝（costodiaphragmatic recess）等。在站立时，在胸膜腔中肋膈隐窝所处的位置最低，因此在胸膜发炎时，渗出液常积聚于此，炎症粘连也常发生在此处。

（3）神经：肋胸膜和膈胸膜的周围部分由肋间神经分布，对疼痛刺激很敏感，并可沿肋间神经向胸、腹壁放射；膈胸膜中央部分和纵隔胸膜由膈神经分布，疼痛时，沿膈神经放射到颈部、肩部。脏胸膜由内脏神经的肺丛分布，对疼痛不敏感。

（4）体表投影：胸膜的前界是肋胸膜返折至纵隔胸膜的界线。两侧均起自锁骨内端上方2～3cm处的胸膜顶，向内下方斜行，在第2～4胸肋关节互相靠拢，向上、向下又各自分离，因而在胸骨后面形成2个三角形间隙，上方在胸骨柄的后方为胸腺区；下方在胸骨体下段和左侧第5、6肋软骨的后方为心包区，在心包前形成一个没有胸膜被覆的裸区，临床上可经此区进行心包穿刺。

胸膜下界位于肋胸膜至膈胸膜的返折处。右侧起自第6胸肋关节，左侧起自第6肋软骨。两侧均向外行，在锁骨中线上与第8肋相交，在腋中线上与第10肋相交，后方终止于第12胸椎棘突水平。右侧由于肝的影响，膈的位置较高，所以右侧胸膜下界略高于左侧。

2. 胸膜腔 脏、壁两层胸膜间为完全封闭的潜在、狭窄的腔隙，为胸膜腔（pleural cavity），左、右各一，互不相通。胸膜腔内有少量浆液，可减少摩擦。胸膜腔内的压力，比外界大气压低，为负压。

3. 肺

（1）位置和毗邻：肺（lung）位于胸腔内，纵隔的两侧，左、右各一。由于膈的右下方有肝，又因心脏的位置偏左，故右肺较宽，左肺较狭长。肺表面被有平滑、湿润、有光泽的脏胸膜。脏胸膜包被出入肺门的结构共同形成肺根。肺根内诸结构的位置关系，有一定的排列规律，自前向后，依次为肺静脉、肺动脉和主支气管。自上而下，左右不同。在右肺根，主支气管的下方可见肺动脉，动脉的前方和下方是肺静脉。在左肺根，主支气管的上方是肺动脉，肺静脉分别在支气管的前方和下方。在左、右主支气管周围有细小的支气管动脉。此外，肺门附近还有几个肺门淋巴结。自肺根向下是脏胸膜与纵隔胸膜相互延伸形成的双层胸膜结构，即为肺韧带。

（2）血管：根据其功能可分为两类，一类是组成肺循环的肺动脉和肺静脉，是肺的功能血管，具有完成气体交换的作用。另一类是属于体循环的支气管动脉和支气管静脉，是肺的营养血管。肺动脉干（pulmonary trunk）从右心室发出后分为左、右肺动脉至肺门，与支气管伴行入肺，再分支进入肺段，最后形成毛细血管网分布于肺泡壁，进行气体交换，再逐步合成上、下肺静脉。右肺上静脉引流右肺上、中叶的血液，左肺上静脉引流左肺上叶的血液；两侧肺下静脉引流各自下叶的血液。

（3）淋巴：肺淋巴结在肺内沿支气管及肺动脉排列，收纳肺内的淋巴管，其输出管注入位于肺门周围的支气管肺门淋巴结（bronchopulmonary hilar lymph node，又称肺门淋巴结），支气管肺门淋巴结的输出管注入气管支气管淋巴结（tracheobronchial lymph node），这些淋巴结沿支气管、气管排列。在患肺结核或肺部肿瘤时，肺门淋巴结可继发增大。

（4）神经：支配肺的交感神经发自脊髓胸 2～5 灰质的侧角，副交感神经为迷走神经的支气管支，它们在肺根前、后方组成肺丛，并发分支随支气管和肺血管的分支入肺，分布于支气管的平滑肌和腺体。肺的感觉纤维分布于肺泡、支气管黏膜、肺内结缔组织和脏胸膜，随迷走神经入肺，构成呼吸反射弧的传入部分。

（5）体表投影：肺尖的投影与胸膜顶同高。右肺前缘与胸膜大致相同，左肺前缘在第 4 胸肋关节水平折向外下，至第 6 肋软骨中点处移行为下界。两侧肺的下界比胸膜的下界稍高，在各标志线处均比胸膜下界高 2 个肋骨。当平静呼吸时，在锁骨中线与第 6 肋相交，在腋中线上越过第 8 肋，在肩胛线上平第 10 胸椎棘突。当深呼吸时，肺的下界可向上、下各移动约 3cm。

三、纵　　隔

纵隔是左、右纵隔胸膜之间的器官、结构和结缔组织的总称。纵隔呈矢状位，位于胸腔正中偏左，上窄下宽，前短后长。纵隔的前界为胸骨，后界为脊柱，两侧为纵隔胸膜。正常情况下，纵隔位置较固定。一侧发生气胸时，纵隔向对侧移位。

（一）解剖规范

1. 沿膈神经的前、后纵切开纵隔胸膜；注意保留位于肺根前方的膈神经及伴行血管，保留肺根后方的迷走神经。从肺根向前、后各做一个水平切口，然后剥下纵隔胸膜。清除纵隔胸膜后，理解纵隔的边界和分布，观察纵隔左、右侧面的结构，以了解纵隔内各器官、结构的排列关系。

2. 将胸骨柄及锁骨和第 1 肋的断端掀起，观察位于上纵隔前部的胸腺。儿童时期的胸腺较发达，成年时期退化成形状不规则的脂肪及结缔组织块。

3. 观察心包的上端附着在升主动与肺根的根部，下端与膈贴附，沿膈神经的前方纵向剪开心包，贴在膈的上面做横切口，与左、右侧的纵行切口连接。向上掀起心包前壁，观察心包及心包腔。用一手指在心包腔内，从左侧伸入肺动脉干和升主动脉的后方，指尖可从升主动脉和上腔静脉之间穿出，手指所通过的间隙，称为心包横窦，将心尖抬起，用手指插入心的后方，探知位于左、右肺静脉之间的间隙，此间隙称为心包斜窦。后面有食管和胸主动脉。

4. 在膈的上方切断下腔静脉，使心可以活动，以便观察其位置和外形。结合骨架，在胸前壁理解心的体表投影。

5. 观察气管、主支气管。首先向上翻起心和心包，轻轻地将它的后壁与邻近的结构分离。剥除结缔组织和脂肪时，勿损伤迷走神经，在气管杈周围有许多淋巴结，可原位保留。再将头臂干、左颈总动脉、左头臂静脉游离，并推向右侧。观察它们后面的气管、主支气管、食管，理解它们之间彼此间的位置关系。观察气管胸段是由一系列半环形软骨所支撑，前面圆凸，后面平塌。它在第 4 胸椎体下缘水平，分为左、右主支气管。查看左、右主支气管的行程和毗邻关系；它们先行向下外后进入肺门。注意右主支气管的行程较直，它们的前方有升主动脉、上腔静脉和右肺动脉；左主支气管较长，行程较平，前方有左肺动脉，后方有胸主动脉和食管。在气管的后面，查看食管。食管上段位于胸主动脉的右侧，穿膈之前斜行于动脉前方。

（二）解剖层次

纵隔：位置和分部，侧面观（右侧面观和左侧面观），内容（胸腺、心包、心、气管及主支气管和食管）（图 5-3）。

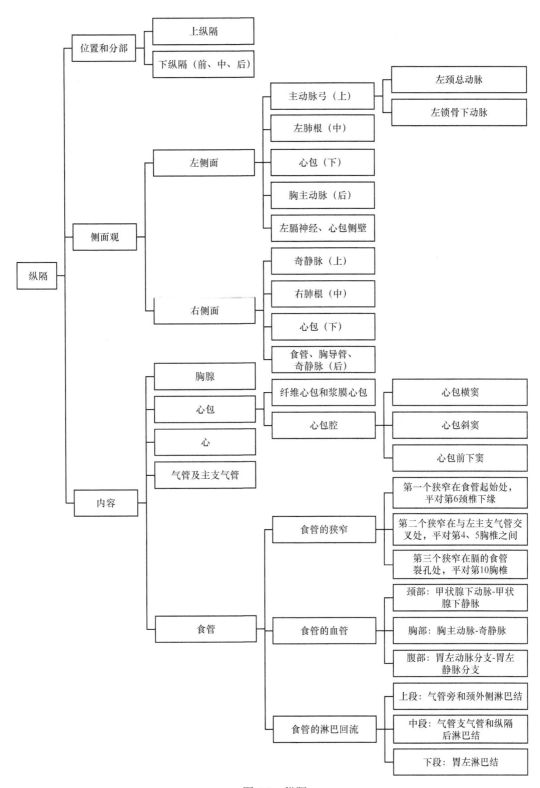

图 5-3 纵隔

（三）解剖内容

1. 位置和分部　纵隔（mediastinum）为两侧纵隔胸膜间器官、结构与结缔组织的总称。纵隔的边界前为胸骨，后为脊柱胸段，两侧为纵隔胸膜，上方为胸廓上口，下方到膈。纵隔显著偏左，且下部宽大。纵隔的器官彼此借结缔组织相连。

通过胸骨角和第4胸椎体下缘的水平面，将纵隔分为上纵隔（superior mediastinum）和下纵隔（inferior mediastinum）两部分；下纵隔又以心包为中心分为前、中、后三部分，即胸骨和心包前壁之间为前纵隔（anterior mediastinum）；心包后壁与脊柱胸段之间为后纵隔（posterior mediastinum）；前、后纵隔之间，相当于心包的位置为中纵隔（middle mediastinum）。上纵隔包含胸腺（在小儿存在，在成人则只有胸腺遗迹）、头臂静脉、上腔静脉、主动脉弓及其分支、气管和食管、迷走神经、膈神经、胸导管和淋巴结等。前纵隔内有少量的结缔组织和淋巴结。中纵隔包含心、心包，以及位于心包内的大血管、奇静脉弓、膈神经、心包膈血管及淋巴结。后纵隔包含胸主动脉（thoracic aorta）、奇静脉（azygos vein）、半奇静脉（hemiazygos vein）、副半奇静脉（accessory hemiazygos vein）、迷走神经、主支气管、食管、胸交感干及其分支、胸导管（thoracic duct）和淋巴结等。

2. 侧面观

（1）左侧面：左肺根的上方是主动脉弓（aortic arch），前下方是心包，后方是胸主动脉。主动脉弓上方可见到由它发出的左颈总动脉和左锁骨下动脉。在这两条动脉之间有左膈神经和左迷走神经下行，它们越过主动脉弓的前面。左膈神经上端位于左迷走神经的外侧，然后交叉至其前方，再向下经左肺根的前方，贴心包侧壁下降到膈。左迷走神经在左肺根的后方至食管，分支吻合成丛。食管被胸主动脉掩盖，只有在主动脉弓上方的一段和心包后下方的一段才能见到。

（2）右侧面：在右肺根的上方是奇静脉，前下方是心包。在右肺根和心包的后方，可见到食管。食管的后方有胸导管，食管的右后方有奇静脉。奇静脉紧贴脊柱右前方上行，呈弓状绕行右肺根上方，向前注入上腔静脉。上腔静脉紧贴胸前壁垂直下降进入心包。右膈神经经过上腔静脉的右侧，越过右肺根的前方，紧贴心包侧壁下降到膈。上腔静脉的后方，有右迷走神经下行，经奇静脉弓的深面到右肺根后方，分支加入食管丛。在上腔静脉后方的深处，还可见到气管和其后方的食管。

纵隔可随呼吸而上下活动。如果两侧胸膜腔内的压力不均匀，纵隔则会移向压力小的一侧。如一侧气胸时，空气则进入该侧胸膜腔，肺立即萎缩，胸膜腔内压力由负压变为大气压，纵隔则向对侧移位。纵隔与颈部间隙相通，颈深部的感染可扩展到胸部，造成胸部的感染。由于在纵隔内很多重要的器官密集排列在一起，因而易被增大的器官或肿瘤压迫，造成相应的功能障碍。

3. 内容

（1）胸腺（thymus）：位于上纵隔的最前方，在胸骨柄的后方。胸腺分为不对称的左、右两叶，呈长扁条状。新生儿胸腺甚为发达，其重量为10～15g；随年龄增长，胸腺继续发育，至青春期可达25～40g，以后逐渐退化，成人胸腺常被结缔组织代替。

胸腺由淋巴组织构成，与机体的细胞免疫功能密切相关；另外，胸腺可分泌胸腺素和促胸腺生成素等具有激素作用的活性物质。

（2）心包：分纤维心包和浆膜心包两部分。纤维心包（fibrous pericardium）较坚韧，与浆膜心包的壁层紧贴。浆膜心包（serous pericardium）很薄，表面光滑湿润，可分为壁层和脏层。壁层贴于纤维心包的内面；脏层贴于心外膜。脏、壁两层间的腔隙，称心包腔（pericardial cavity），内含少量浆液，起润滑作用，可减少心脏搏动时的摩擦。心包对心具有保护和固定作用，正常时能防止心的过度扩大，以保持血容量的恒定。由于纤维心包的伸缩性甚小，如在心包腔内大量积液或慢性心包炎时，脏、壁两层可愈合并增厚，这样会严重地限制心的搏动和血液的流通。在升主动脉、肺动脉干的后方与上腔静脉、左心房之间，有一间隙称心包横窦（transverse sinus of pericardium），沟通心包腔的后上部及其前部，用手指易于探查。在心脏血管手术时，通常通过心包横窦夹住主动脉和肺动脉以阻断血流，故在临床上甚为重要。另在左心房后面，肺静脉根部之间的间隙为心包斜窦（oblique sinus of pericardium）。

（3）心（heart）：此处结合解剖纵隔的进程，重点描述心在纵隔内的位置和毗邻关系，并进一步理解心的体表投影。

1）心的毗邻：心位于胸腔的中纵隔内，周围包有心包。约 2/3 在身体中线的左侧，1/3 在中线的右侧。前方平对胸骨体和第 2～6 肋软骨，后方平对第 5～8 胸椎。心的两侧及前面大部分被肺和胸膜遮盖；前面只有下方一小部分三角形区域借心包邻接胸骨体下部和第 4～5 肋软骨，临床进行心内注射多在胸骨左缘的第 4 肋间隙进针，这样可不伤及胸膜和肺；后面有食管、迷走神经及胸主动脉等后纵隔的器官；下方有膈；上方有连于心的大血管。

2）心的体表投影（略）。

3）心的血管（略）。

（4）气管及主支气管

1）气管（trachea）：为后壁略平的圆筒形管道。气管上端平对第 6 颈椎体下缘，向下至胸骨角平面（相当第 4、5 胸椎体交界处）分为左、右主支气管。

根据气管的行程、位置可分为颈、胸两段。颈段较短，而且表浅；胸段较长，位于上纵隔后部的正中。前方有胸腺、左头臂静脉、主动脉弓；后方贴靠食管。

2）主支气管（main bronchus）：在胸骨角平面（相当于第 4、5 胸椎体交界处），左、右主支气管自气管分出斜行进入肺门。左、右主支气管分叉处的下方形成一个约 60° 的夹角。右主支气管短粗，长 2～3cm，它的前方有右肺动脉、上腔静脉和升主动脉。右主支气管为气管的直接延续，与气管延长线间的夹角陡直（22°～25°），所以经气管坠入的异物多进入右侧。左主支气管细长，与气管延长线间的夹角较为倾斜（35°～36°）；它的前方有左肺动脉，上方有主动脉弓越过，后方有胸主动脉和食管。

（5）食管（esophagus）：前后窄扁，分颈部、胸部、腹部三段。其中胸部最长，上起胸廓上口，下至膈的食管裂孔。在第 9 胸椎以上，它贴附于脊柱的前面，以下则位于胸主动脉的前方。食管胸部的前面与气管的下部、主动脉弓、主支气管及心包接触。食管除随脊柱的颈、胸曲作前、后弯曲外，在左、右方向上也有轻度弯曲。食管胸部在第 4 与第 5 胸椎体交界处，经左主支气管后方，下行于胸主动脉的右侧；穿膈以前在胸主动脉的前面向左斜行，然后穿过膈的食管裂孔续接食管的腹部，终止于胃的贲门。

1）食管的狭窄：食管全程有三个狭窄部。第一个狭窄在食管起始处，平对第 6 颈椎下缘，距切牙约 15cm；第二个狭窄在与左主支气管交叉处，平对第 4、5 胸椎之间，距切牙 25cm；第三个狭窄在膈的食管裂孔处，平对第 10 胸椎，距切牙约 40cm。这些狭窄是异物容易滞留的部位，也是肿瘤的好发部位。

2）食管的血管：食管的颈部由甲状腺下动脉供应；胸部由胸主动脉供应；腹部由胃左动脉分支供应。食管的静脉与动脉伴行。颈部食管静脉注入甲状腺下静脉；胸部食管静脉注入奇静脉；腹部食管静脉注入胃左静脉。故食管静脉丛是肝门静脉系和上腔静脉系吻合之处，当肝门静脉的循环受到阻滞时（如肝硬变），可以通过上述吻合路径建立起侧支循环。在食管静脉曲张时，如破裂，可引起呕血。

3）食管的淋巴回流：食管的淋巴流向可分为三段。食管上段的淋巴管流至气管旁和颈外侧淋巴结；中段的淋巴管流至气管支气管和纵隔后淋巴结；食管下段的淋巴管大部向下流至胃左淋巴结。癌瘤发生在不同部位时，可沿淋巴流向的不同路径转移。

四、胸部血管

（一）解剖规范

1. 修剔左、右头臂静脉。右头臂静脉纵行，左头臂静脉从左上向右下斜行于胸骨柄后方，左、右头臂静脉汇合成上腔静脉。奇静脉在右侧呈弓形越过右肺根上方后，汇入上腔静脉。在分离这些结构及纵隔内的其他结构时，可遇到一些淋巴结，观察后可予摘除。

2. 在左、右头臂静脉后面，辨认升主动脉、主动脉弓以及发自主动脉弓上的 3 支动脉，自右至左依次为头臂干、左颈总动脉和左锁骨下动脉。观察主动脉弓越过左主支气管后，转向下续为胸主动脉。

3. 辨认肺动脉干和它在主动脉弓凹侧处分成的左、右肺动脉。在左、右肺动脉分叉处稍偏左处寻认动脉韧带，它是连接主动脉弓凹侧与肺动脉间的一条短粗的结缔组织索。

4. 在后纵隔处，清除贴在胸主动脉左面的胸膜及结缔组织，观察胸主动脉的行程。它开始位于脊柱的左侧，向下逐渐转至前面，向下穿膈。将位于胸主动脉下部前方的食管提起，观察由胸主动脉发出的 2～5 支至食管的分支。查看起自胸主动脉的肋间后动脉，右肋间后动脉较左侧的长，它越过胸椎的前面进入肋间隙。

5. 在后纵隔的右侧，清除其表面的胸膜及结缔组织，将位于脊柱前方的食管拉向左侧，以显露奇静脉。奇静脉沿椎体右前方上行，末端呈弓状，绕右肺根上方，向前注入上腔静脉。查看注入奇静脉的右侧肋间后静脉。将胸主动脉稍向右推，观察在胸椎体左侧、位于下部的半奇静脉和位于上部的副半奇静脉。在第 8～9 胸椎高度，半奇静脉向右横越脊柱前面，注入奇静脉。副半奇静脉则注入半奇静脉或向右直接注入奇静脉。

（二）解剖层次

胸部血管：肺循环（肺动脉、肺静脉）及体循环（动脉、静脉）（图 5-4）。

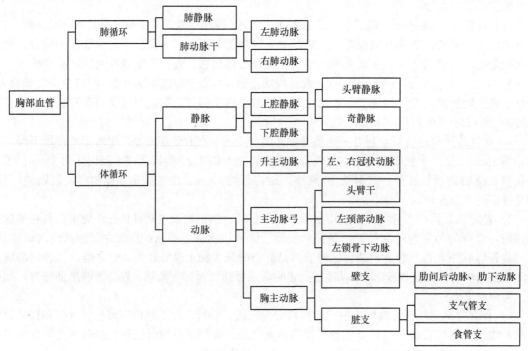

图 5-4　胸部血管

（三）解剖内容

1. 肺循环的血管

（1）肺静脉（pulmonary vein）：每侧有两条。左、右肺上、下静脉从两侧穿过心包，开口于左心房后壁。

（2）肺动脉干：为一短粗的干。起自右心室，在升主动脉的前方上升，然后转向左后上方。它在主动脉弓下方，分为左、右肺动脉。左肺动脉（left pulmonary artery）较短，在胸主动脉和左主支气管前方横行入左肺门，分 2 支进入左肺上、下叶。右肺动脉（right pulmonary artery）较长，横行向右，经升主动脉和上腔静脉的后方进入肺门，分 3 支分别进入右肺上、中、下叶。在肺动脉干分为左、右肺动脉的分权处稍左侧，有一短的纤维性的动脉韧带（arterial ligament），连到主动脉弓的下缘。它是胚胎时期动脉导管闭锁后的遗迹，该导管出生后不久即关闭，如生后 6 个月尚未闭锁，则为动脉导管未闭，是较常见的先天性心脏病之一。

2. 体循环的血管

（1）静脉

1）上腔静脉（superior vena cava）：是一短粗的静脉干，由左、右头臂静脉汇合而成。上腔静脉沿升主动脉右缘垂直下降，约在平对第 3 胸肋关节的下缘，注入右心房。在上腔静脉进入心包之前有奇静脉注入其后壁。上腔静脉收受头、颈、上肢和胸壁的静脉血。

A. 头臂静脉（brachiocephalic veins）：左、右各一，在上纵隔大血管中位置最为表浅。左头臂静脉较长，越过主动脉弓分支的前方，自上斜向右下方，与较短几乎垂直的右头臂静脉汇合成上腔静脉。头臂静脉由锁骨下静脉和颈内静脉汇合而成，汇合处所形成的夹角称为静脉角。头臂静脉还收受椎静脉、胸廓内静脉和甲状腺下静脉等处的静脉血。

B. 奇静脉：起自右腰升静脉，穿膈行于后纵隔，沿胸椎右侧、食管右后方上升，约在第 4 胸椎水平，稍向前弯曲，绕右肺根上方，注入上腔静脉。奇静脉收受右侧肋间后静脉、副半奇静脉、食管静脉和半奇静脉的血液。

a. 半奇静脉：起自左腰升静脉，穿膈入胸腔后，沿胸椎体的左侧、胸主动脉后方上行，到第 8、9 胸椎高度，向右横过脊柱前面，注入奇静脉；收受左下部肋间后静脉和副半奇静脉的血液。半奇静脉可以缺如，此时，左肋间静脉则直接注入奇静脉。

b. 副半奇静脉：收受左上部肋间后静脉的血液，沿胸椎体左侧下降注入半奇静脉，或向右横过脊柱前面，注入奇静脉。

奇静脉在行程中，自前方收集来自后纵隔器官的血液；自后方收集来自椎静脉丛的血液，两侧收集左、右肋间后静脉的血液；下端连于下腔静脉系的腰升静脉，上端直接注入上腔静脉，因此，奇静脉是沟通上、下腔静脉的重要通道之一。当上腔静脉或下腔静脉因某种原因阻塞时，上述通道即成为侧支循环的重要途径。

2）下腔静脉（inferior vena cava）：为人体最大的静脉干，在腹主动脉右侧上行，穿过膈的腔静脉孔到达胸腔，注入右心房。下腔静脉收集下肢、盆部和腹部的静脉血。

（2）动脉：主动脉（aorta）是体循环的动脉主干，起于左心室的后上方，分为升主动脉、主动脉弓和降主动脉。降主动脉按其所在部位，又分为胸主动脉和腹主动脉。

1）升主动脉（ascending aorta）：位于胸骨后方。在心包内，平对左侧第 3 肋间隙，起自左心室。升主动脉斜向右前上方，达右侧第 2 胸肋关节处，续于主动脉弓。其右侧有上腔静脉，后方有右肺动脉、右肺静脉和右主支气管，起始部的左前方有肺动脉干。

2）主动脉弓：位于胸骨柄后面，呈弓状弯向左后方，经食管和气管的左前方，绕经左肺根的上方，弯向后下，到第 4 胸椎处移行于胸主动脉。主动脉弓壁内有压力感受器，具有调节血压的作用。主动脉弓下方有 2～3 个粟粒状小体，称主动脉小球（aortic glomera），属化学感受器。

自主动脉弓的凸侧发出营养头、颈和上肢的动脉。自右向左依次为：

A. 头臂干（brachiocephalic trunk）：从主动脉弓发出后，走向右上方。起始部位在左头臂静脉的深方、气管的前方，右侧与右头臂静脉相毗邻，上段位于气管右侧。头臂干长 4～6cm，在右胸锁关节的后方分为右锁骨下动脉和右颈总动脉。

B. 左颈部动脉（left common carotid artery）：起自主动脉弓，起点位于头臂干的左侧。它先位于左头臂静脉的深面、气管的前方，再行至气管左侧，经左胸锁关节后方进入颈部。

C. 左锁骨下动脉（left subclavian artery）：在左颈总动脉的左后方，垂直上升到左胸锁关节高度，进入颈部。

3）胸主动脉：位于后纵隔内。它的上段位于脊柱左侧，后经左肺根的后方，食管的左侧，逐渐向下向正中线移行，下段位于脊柱前面、食管后方。到第 12 胸椎高度，穿过膈的主动脉裂孔，进入腹腔，续为腹主动脉。

胸主动脉的壁支共有 10 对。有 9 对肋间后动脉，走行于第 3～11 肋间隙中，最下一对走行于第 12 肋下缘，称肋下动脉。

胸主动脉的脏支较细小：①支气管支，其数目和起始部位不恒定，一般左、右各有 2 支，多数由胸主动脉起始段发出，随支气管入肺。②食管支，在胸主动脉的不同高度发出。

五、胸 部 神 经

（一）解剖规范

1. 观察膈神经从胸廓上口至膈的行程。在右侧，于上腔静脉右侧寻认右膈神经，它向下经右肺根前方，纵隔胸膜与心包之间，下行到膈。在左侧，膈神经上段位于左颈总动脉和左锁骨下动脉之间，向下越主动脉弓，经左肺根的前方，下行至膈。

2. 观察迷走神经的行程及分支。

（1）右侧：在胸廓上口，右迷走神经位于气管的外侧，下行经右肺根的后方到食管。在越过右锁骨下动脉时发出右喉返神经，它绕至锁骨下动脉的后方，返回向上至颈部。

（2）左侧：左迷走神经上端位于左膈神经的内侧，然后交叉至其后方，越主动脉弓，向下经左肺根后方至食管。左迷走神经在主动脉弓下缘发出左喉返神经，它绕至主动脉弓的后方，返回向上，于气管与食管之间的沟内上行。

3. 在主动脉弓下方和动脉韧带的前方，寻认纤细的心浅丛；在主动脉弓后方、气管杈前方寻认心深丛，理解其位置即可。

4. 清理右肺根后方的右迷走神经，追寻该神经至食管壁分散成为食管丛。在近膈处，又合为迷走神经前干和后干，在食管前、后与食管一起穿膈。

5. 剥除胸后壁的壁胸膜，在脊柱旁，沿肋头剔清胸交感干。观察胸交感干的神经节和节间支。注意每个神经节一般都有两个交通支与肋间神经相连。查看连于第 5～9 或第 6～9 胸交感干神经节的分支，斜向前下，合并为内脏大神经；连于第 10～12 胸交感神经节的分支，合并为内脏小神经，它们在脊柱前面向内下，穿膈进入腹腔。

（二）解剖层次

胸部神经：膈神经、迷走神经、交感干（图 5-5）。

（三）解剖内容

1. 膈神经（phrenic nerve）　发自颈丛。在锁骨下动、静脉之间经胸廓上口进入胸腔。右膈神经下行至上腔静脉右侧，越过右肺根的前方，在纵隔胸膜与心包之间下行至膈。左膈神经上段在迷走神经的外侧越过主动脉弓前面，继而越过左肺根的前方，贴心包至膈。膈神经在行程中发出细支到心包和纵隔胸膜。膈神经含有运动和感觉两类纤维，运动纤维到膈肌，感觉纤维来自胸膜和心包。纵隔内的肿瘤可以压迫膈神经引起膈肌麻痹。

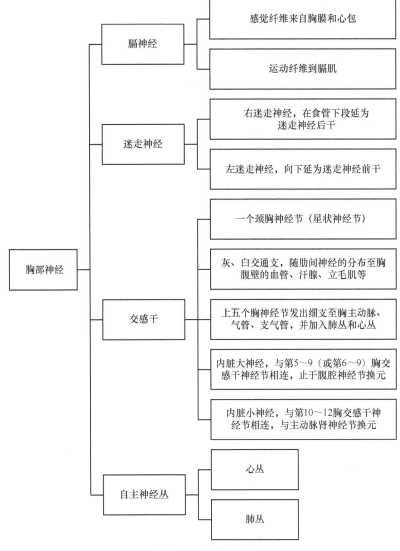

图 5-5　胸部神经

2. 迷走神经（vagus nerve） 在胸部，右迷走神经先经头臂干的后外方，然后到气管右侧下行，经右肺根后方，在食管后面分散成丛，在食管下段延为迷走神经后干（posterior vagal trunk）。左迷走神经在左颈总动脉和左锁骨下动脉之间下降到胸部，越过主动脉弓的前面，再经左肺根的后方，至食管前面分散成丛，再向下延为迷走神经前干（anterior vagal trunk）。迷走神经前、后干穿过膈的食管裂孔进入腹腔。迷走神经在颈部发出心支，加入心丛至心。

3. 交感干（sympathetic trunk） 胸部交感干与其上方的颈部和其下方的腰部交感干相连，一般由 11 个交感干神经节和节间支构成。有时第 1 胸神经节与颈下神经节合成一个颈胸神经节（cervicothoracic ganglion，又称星状神经节），位于第 1 肋颈的前方。上段胸交感干位于肋头的前面，而下段胸交感干则逐渐内移，位于胸椎体的前外侧。胸交感干神经节的分支：①灰、白交通支，随肋间神经的分布至胸腹壁的血管、汗腺，立毛肌等。②上五个胸神经节发出细支至胸主动脉、气管、支气管，并加入肺丛和心丛。③内脏大神经（greater splanchnic nerve），与第 5 ～ 9（或第 6 ～ 9）胸交感干神经节相连，神经内含穿过这些神经节的节前纤维，各支向下内合成一干，穿过膈脚，终止于腹腔神经节换元。④内脏小神经（lesser splanchnic nerve），与第 10 ～ 12 胸交感干神经节相连，也属节前纤维。它行于内脏大神经的外侧，穿膈脚，入主动脉肾神经节换元。

有时还有内脏最下神经（lowest splanchnic nerve），起自胸交感干的末一个神经节，和交感干一起进入腹腔，终止于肾丛。

4. 自主神经丛　在胸腔内，还有自主（内脏）神经丛：①心丛（cardiac plexus），由交感干的颈上、中、下神经节和上位胸神经节（$T_1 \sim T_5$）发出的心神经以及迷走神经的心支共同组成，位于心的底部。心丛分浅、深 2 部：心浅丛位于主动脉弓的前下方；心深丛在主动脉弓的后面，气管杈的前方。心浅丛与心深丛互相交织，内有心神经节［里斯伯格（Wrisberg）神经节］，来自迷走神经的副交感神经节前纤维在此交换神经元。心丛的分支围绕冠状动脉组成左、右冠状动脉丛，随动脉分支分布于心肌和血管壁的平滑肌。②肺丛（pulmonary plexus），在肺根的前、后方，分别成为肺前丛和肺后丛，丛内也有小的神经节。肺丛是由胸交感干上部的神经节和迷走神经的支气管支组成，随支气管和肺血管的分支入肺。

六、胸部淋巴管及淋巴结

胸部的淋巴管和淋巴结可分为胸壁和内脏两部分，此外还有胸导管的胸段等。

（一）解剖规范

在食管后方，奇静脉和胸主动脉之间寻认胸导管。胸导管颜色较白且壁薄，修剔时须小心勿损伤。它沿脊柱前面上升，到第 4、5 胸椎处，经主动脉弓的后方，到食管的左侧，在该处小心剔除左侧的纵隔胸膜，寻找上段胸导管，尽量向上、向下将其分离。胸导管的起止点尚不能见到，留待腹部和颈部解剖时观察。此时可借助图谱了解它的全程。胸部的淋巴结多，在肺门处寻认支气管肺门淋巴结；在气管杈处查看气管支气管淋巴结；在气管旁寻认气管旁淋巴结。除以上淋巴结外，其余小淋巴结均不必寻认。

（二）解剖层次

胸部淋巴管和淋巴结：胸导管及淋巴干、胸壁淋巴管和淋巴结、胸腔内脏器淋巴结和淋巴管（图 5-6）。

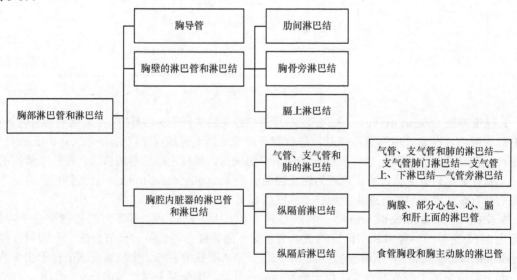

图 5-6　胸部淋巴管和淋巴结

（三）解剖内容

1. 胸导管　是全身最大的淋巴导管，长 30 ～ 40cm。它的下端起自位于腹部的膨大的乳糜池，经膈的主动脉裂孔入胸腔，沿脊柱的右前方上行。它的右侧有奇静脉，左侧有胸主动脉，前面有食管。胸导管上行至第 4～5 胸椎附近时移向左侧，越主动脉弓的后面，在食管左侧和左纵隔胸膜之间上行至颈根部，在第 7 颈椎处呈弓形弯曲，向外向前注入左静脉角。胸导管在注入静脉角之前，接纳左支气管纵隔干、左锁骨下干和左颈干（后二者分别在上肢、头颈部再叙述）。胸导管收纳两下肢、盆部、腹部、左肺、左半心、左上肢、左半头颈部的淋巴。

2.胸壁的淋巴管和淋巴结　包括肋间淋巴结、胸骨旁淋巴结和膈上淋巴结等，收集胸壁浅、深部的淋巴管，它们的输出管分别注入纵隔前、后淋巴结或参与组成支气管纵隔干或直接注入胸导管。胸壁前外侧浅层淋巴结注入腋淋巴结。

（1）肋间淋巴结：在肋小头附近，沿肋间血管排列，收集胸后壁深淋巴管。其输出管左侧入胸导管，右侧入右支气管纵隔干。

（2）胸骨旁淋巴结：在胸骨两旁，沿胸廓内血管排列，收纳胸前壁、乳房内侧部及膈、肝上面的淋巴管。其输出管左侧入胸导管，右侧入右支气管纵隔干或右淋巴导管。

（3）膈上淋巴结：位于膈的胸腔面，可分前、中、后 3 组，接受膈、心包前部和肝上面的淋巴管，其输出管注入胸骨旁和纵隔后淋巴结。

3.胸腔内脏器的淋巴管和淋巴结

（1）气管、支气管和肺的淋巴结：数目较多，按其淋巴引流方向可分以下诸群。气管、支气管和肺的淋巴结在肺内沿支气管及肺动脉排列，收纳肺的淋巴管。其输出管沿肺内的支气管到肺门处的支气管肺门淋巴结，又称肺门淋巴结。此群淋巴结多达 10 多个，收集肺和食管等处的淋巴管。其输出管注入位于气管杈周围的支气管上、下淋巴结（superior and inferior tracheobronchial lymph node），再向上入气管周围的气管旁淋巴结（paratracheal lymph node）。肺癌经淋巴转移时，可沿上述途径转移。

（2）纵隔前淋巴结（anterior mediastinal lymph node）：在上纵隔大血管和心包前方，收纳胸腺、部分心包、心、膈和肝上面的淋巴管，其输出管多注入支气管纵隔干。

（3）纵隔后淋巴结（posterior mediastinal lymph node）：在食管和胸主动脉的前方，收纳食管胸段和胸主动脉的淋巴管，其输出管直接入胸导管。纵隔淋巴结有病变增大时，能压迫邻近的纵隔内重要结构。

左、右气管旁淋巴结和纵隔前淋巴结的输出管分别合成左、右支气管纵隔干，右侧的注入右淋巴导管，左侧的注入胸导管。

七、膈

膈（diaphragm）是向上膨隆呈左、右两个穹隆形的扁薄阔肌。它封闭胸廓下口，并有主动脉、食管、下腔静脉、胸导管、迷走神经等通过。

（一）解剖规范

在胸前壁已打开的标本上，结合膈的标本，观察膈的形态、分部和 3 个裂孔的位置。

（二）解剖层次

膈：位置、形态，裂孔、血管和神经（图 5-7）。

（三）解剖内容

1.位置、形态　膈肌纤维起自胸廓下口的周缘和腰椎的前面，可分 3 部：胸骨部起自剑突后面；肋部起自下 6 对肋骨和肋软骨内面；腰部以左、右 2 个膈脚起自上 2～3 个腰椎体。各部肌束均止于中央的中心腱（central tendon）。在膈的起点处，胸骨部与肋部之间，以及肋部和腰部之间，往往留有三角形的小区域，此处无肌纤维，仅有一些疏松结缔组织和膈筋膜，因而比较薄弱，在病理情况下，腹腔脏器可能经此突入胸腔，形成膈疝。

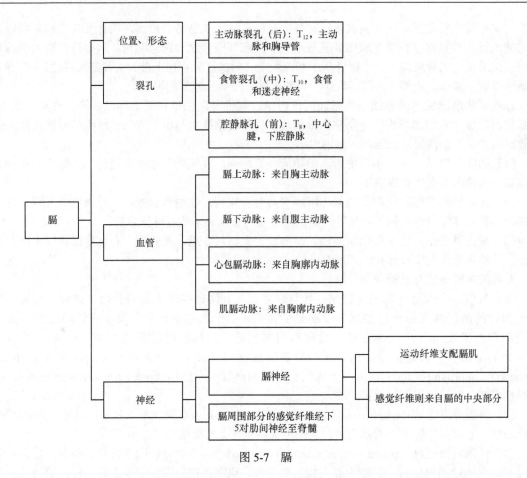

图 5-7　膈

2. 裂孔　膈有 3 个裂孔，在第 12 胸椎的前方，左、右两个膈脚与脊柱之间是主动脉裂孔（aortic hiatus），有主动脉和胸导管通过。在主动脉裂孔的左前方，约在第 10 胸椎水平，有食管裂孔（esophageal hiatus），通过食管和迷走神经。在食管裂孔的右前上方的中心腱内，约在第 8 胸椎水平，有通行下腔静脉的腔静脉孔（vena caval foramen）。

3. 血管　膈的血液供应很丰富，有成对的膈上动脉、膈下动脉，肌膈动脉和心包膈动脉亦分布于膈。膈上动脉起于胸主动脉穿膈处，分布于膈的上面。膈下动脉起自腹主动脉最上端，分布于膈的下面。心包膈动脉在第 1 肋附近发自胸廓内动脉，与膈神经伴行，越过肺根前方，分支到膈。肌膈动脉为胸廓内动脉的分支，位于肋弓后面，发出分支到膈。它们在膈肌内形成广泛的吻合。膈的静脉大部分与动脉伴行，分别注入上、下腔静脉。

4. 神经　为来自颈丛的膈神经，它由第 3～5 颈神经的前支组成。膈神经是混合性的，其运动纤维支配膈肌，感觉纤维则来自膈的中央部分，膈周围部分的感觉纤维经下 5 对肋间神经至脊髓。

第三节　临床应用解剖

一、体外心脏按压术的应用解剖

胸廓具有一定的弹性和活动性，在外力作用下可将胸前壁向后移位紧贴心前壁，从而挤压心，胸骨体下 1/3 的深面为心室所在部位，胸外心脏按压常在此处进行，使血液从心室排出，放松时胸前壁恢复原来位置，胸腔扩张，胸腔负压增加，静脉血回心致心充盈，注意切忌在剑突下或左右胸腹部和左胸部心前区按压，以免引起肋骨骨折。

二、吸入性肺部感染的解剖学基础

昏迷患者引起的吸入性肺部感染与体位及肺内支气管的走行方向有着密切关系。例如，患者仰卧位时，分泌物易流入下叶上段或上叶后段支气管，引起相应肺段背侧部感染，患者右侧卧位时，分泌物易流入右肺上叶前段或后段支气管，致右肺上叶外侧部感染。因此，对昏迷患者的护理，应适时变换体位，从而避免分泌物固定流向，同时可促进已感染部炎性渗出物的排出。

三、肺段切除术的解剖学基础

由于每一肺段均有自己独立的肺段支气管分布，且相邻肺段间有结缔组织分隔，故对仅限于一个肺段内的某些良性病变，可有选择地施行肺段切除术。但肺段间的界面并不十分清楚，故手术时先将病灶肺段的肺段支气管钳夹，经麻醉机加压吹气，使其余肺段膨胀以利辨认，并以肺段间静脉为标志进行分离。必须注意分布至脏胸膜的支气管动脉的分支亦行于肺段间隔中，相邻肺段的肺动脉分支偶尔也存在吻合。因此，手术中断面渗血较严重，术后易产生并发症。

四、主支气管的应用解剖

坠入气管内的异物，常滞留在气管或主支气管内，很少进入肺叶以下的各级支气管，大约有56%滞留在气管，32%在右主支气管，12%在左主支气管。由于右主支气管短粗，走向陡直，且气管杈内面的气管隆嵴偏左，右肺的吸入力量较强等，气管异物坠入主支气管，多见于右侧。而较细长的左主支气管则易受到心脏的挤压，引起支气管内的分泌物潴留和继发感染，是左侧支气管扩张者较为多见的原因之一。

在做支气管镜检查时应注意气管隆嵴。气管隆嵴的正常位置在正中线略偏左，如有偏移，提示可能是纵隔或一侧肺有病变。肺癌患者气管隆嵴固定或增宽，提示纵隔淋巴结有转移。气管破裂常发生于气管隆嵴附近，或形成隆嵴纵裂。用支气管镜从内腔测量，成人内切牙至气管隆嵴的平均长度为26.2cm。

五、食管憩室形成的解剖学原理

食管憩室按发生部位及机制分三类：①咽食管憩室：发生于咽与食管交界处，为膨出型憩室。多由于环咽肌和食管肌肉运动失调、失弛缓或其他运动异常，引起食管腔内压力增高，以及该部肌肉结构比较薄弱等因素，造成膜膨出而形成憩室。②膈上憩室：多发生在膈上5～10cm食管右侧，亦为膨出型憩室。其形成原因可能与食管下段功能性或机械性梗阻致食管内压力升高，从而使食管黏膜经食管肌层薄弱区突出形成膨出型憩室。③食管中段憩室：发生在食管中段、气管分杈处的食管前壁和右侧壁，亦称为支气管旁憩室，多数为牵出型憩室，偶见膨出型憩室。牵出型憩室是由于支气管旁淋巴结炎症或结核引起瘢痕牵引所致，它具有食管的全层组织（包括黏膜、黏膜下层和肌肉层），颈宽底窄形似帐篷。食管中段膨出型憩室与膈上憩室的病因和表现相似。

六、食管下段静脉曲张的解剖学基础

门静脉系所有静脉均无静脉瓣，当门静脉高压时，就会出现门静脉血逆流，从而引起侧支循环静脉曲张。其中胃左静脉-食管静脉之吻合为一重要侧支循环，当门静脉高压时，食管下段和胃底曲张的静脉可发生破裂，引起大出血，有生命危险。

七、食管癌的淋巴转移途径

食管颈部的淋巴多注入气管旁淋巴结，少数注入颈外侧下深淋巴结或锁骨上淋巴结。食管胸部上段淋巴主要注入纵隔后淋巴结和气管支气管淋巴结。食管胸部下段和腹部淋巴注入胃左淋巴结或腹腔淋巴结。食管癌后期，淋巴转移常遵循区域性及双向性原则，首先至病灶邻近的食管旁淋巴结，再沿纵隔内丰富的淋巴管网向上至颈部淋巴结，向下至胃左淋巴结和腹腔淋巴结，并经肠干入胸导管。由于食管黏膜下层之间有丰富的淋巴管网相遇，并有大量侧支斜行穿肌层与外膜淋巴管交通。因此，食管癌以远离病灶的"跳跃式转移"为特点，一般以颈部、胃左淋巴结为最常见。

八、心包穿刺术的应用解剖

心包穿刺术为引流心包腔内过多积液以降低心包腔内压。此外，也用于抽取心包液，做各种诊断还可注射药物，进行治疗。①胸骨下穿刺：自左侧剑肋角进入心包前下窦，穿刺方向与腹壁成 30°～45°，针刺向上、后、内进入心包腔，进针深度成人 3～5cm。穿刺依次经皮肤、浅筋膜、深筋膜、腹直肌和鞘、膈肌胸肋部、胸内筋膜、纤维性心包及浆膜性心包壁层。②胸骨旁穿刺：自心包裸区，即于左侧第 5 肋或第 6 肋间隙，心浊音界左缘内侧向后上方指向脊柱进针，进针深度成人 2～3cm。穿刺依次经皮肤、浅筋膜、深筋膜、胸大肌、肋间外膜、肋间内肌、胸横肌、胸内筋膜、纤维性心包及浆膜性心包壁层。

九、心包剥脱术的应用解剖

心包感染或积血可致缩窄性心包炎，引起心脏舒张受限、静脉回流受阻。此时可通过心包剥脱或切除达到治疗目的。手术可选择左胸前外切口或胸部正中切口，先后松解左心室和右心室，在剥离左心室表面的心包时要防止损伤左膈神经，同时要尽量循心脏边缘剥离，减少心肌和冠状血管的损伤。

十、心内注射术的应用解剖

心内注射多在心包裸区，即左侧第 4 肋间距胸骨左缘 0.5～1cm 处或左侧第 5 肋间距胸骨左缘 2cm 处进针并将药物直接注入心室腔内，以抢救心搏骤停的患者。穿刺依次经皮肤、浅筋膜、深筋膜、胸大肌、肋间外膜、肋间内肌、胸横肌、胸内筋膜、心包、右心室前壁至右心室内。穿刺时应避免损伤胸廓内血管，勿将药物注入心肌，亦须防止刺破胸膜。也可在剑突下偏左，肋弓下约 1cm 处向后上方，朝心底方向刺入，可不伤及胸膜和肺。

十一、乳糜胸形成的解剖学基础

在右肺根以下，有纵隔胸膜常突入食管后面，覆盖于下段胸导管的前面，行食管胸部下段或右肺下叶手术时，易损伤下段胸导管，导致右侧乳糜胸。在左肺根以上，由脊柱和主动脉弓、左锁骨下动脉形成的三角内，胸导管位于食管胸部左后方，左纵隔胸膜贴附于胸导管前外侧面，行上纵隔或左肺上叶手术时，易损伤该段胸导管，导致左侧乳糜胸。

十二、纵隔摆动和皮下气肿形成的解剖学原理

当胸壁或肺损伤形成气胸时，空气可随呼吸经伤口出入，吸气时肺萎陷、纵隔向健侧移位；呼气时纵隔又移向伤侧，产生纵隔摆动，气胸常伴有纵隔胸膜的损伤，空气可沿纵隔内结缔组织间隙蔓延至颈部、面部、肩部、胸前外侧部、腹前外侧部及阴囊等部位的皮下，形成广泛的皮下气肿。

十三、膈"矛盾运动"的形成原理

当一侧膈神经受损时，可致同侧膈肌瘫痪。如嘱患者吸气，患侧膈不但不下降，反而因健侧膈下降引起腹内压升高，致患侧膈被动上升，形成膈的"矛盾运动"。

十四、胸腔镜检查

胸腔镜检查是一种诊断方法，有时也是胸膜腔的治疗方法。通过肋间小切口进入胸膜腔空间。除观察外，还可以进行活组织检查并且可以治疗一些胸部疾病。

十五、肺 栓 塞

体循环的各种栓子脱落阻塞肺动脉及其分支，引起肺循环障碍。最常见的肺栓子为血栓，由血栓引起的肺栓塞也称肺血栓栓塞症。患者突然发生不明原因的虚脱、面色苍白、出冷汗、呼吸困难、胸痛、咳嗽等，并有脑缺氧症状如极度焦虑不安、倦怠、恶心、抽搐和昏迷。

十六、冠状动脉旁路移植术

冠状动脉旁路移植术又称为冠脉搭桥手术。顾名思义，是取患者本身的血管（如胸廓内动脉、下肢的大隐静脉等）或者血管替代品，将狭窄冠状动脉的远端和主动脉连接起来，让血液绕过狭窄的部分，到达缺血的部位，改善心肌血液供应，进而达到缓解心绞痛症状，改善心脏功能，提高患者生活质量及延长寿命的目的。这种手术是在充满动脉血的主动脉根部和缺血心肌之间建立起一条畅通的路径，因此，有人形象地将其称为在心脏上架起了"桥梁"，俗称"搭桥术"。冠状动脉搭桥术（CABG），是国际上公认的治疗冠心病最有效的方法，已有三十多年的历史。一般来说，冠状动脉管腔狭窄低于50%时，对血流的影响不大，使用药物治疗即可有满意的疗效。当狭窄达到75%时就会明显影响血流的通畅而产生心绞痛症状。此时就需要进行介入支架手术或是外科搭桥手术治疗。目前，介入支架手术已经成为冠心病治疗的主要手段，通常对于单支冠状动脉狭窄，或多支冠状动脉的局限性狭窄都可进行介入支架手术。只有对于多支冠状动脉的弥漫性狭窄才需要进行搭桥手术。

十七、冠状动脉血管成形术

经皮腔内血管成形术（PTA）是采用导管技术扩张或再通动脉粥样硬化或其他原因所致的血管狭窄或闭塞性病变的方法。1964年美国学者多特（Dotter）开发了使用同轴导管系统的血管成形术，成为介入放射学新的亚专业——成形术实践和理论的基础，但该项技术创伤性较大且疗效欠佳。1974年欧洲学者格林齐希（Gruntzig）发明了双腔球囊导管，利用充盈球囊的压力来扩张狭窄的血管壁，使血流得以恢复，并于1977年利用这种双腔球囊导管系统成功地扩张了狭窄的冠状动脉，使PTA正式登上了临床治疗的历史舞台，并很快成为血管狭窄闭塞性病变的首选治疗手段。

球囊血管成形术在操作时需要特殊的球囊导管及导丝、预扩张导管、球囊充胀压力表等辅助器材。一般在治疗前先进行诊断性血管造影来了解病变的部位、范围和程度，然后根据血管造影所见、临床症状、体征及实验室检查、影像学检查等资料来确定该病变能否进行血管成形术，根据血管造影所见来选择适当大小、长度的球囊导管。进行成形术时，先根据造影将球囊导管置于狭窄段，以稀释对比剂充胀球囊，周围血管狭窄扩张一般控制在6～8个大气压，每次充胀30秒左右，抽瘪后隔3～4分钟再次扩张，一般扩张2～4次即可。若血管残余狭窄＜30%即可以达到较好的临床效果，不必要求达到正常血管直径。术后应及时给予抗凝治疗并定期复查。

第六章 腹 部

第一节 概 述

腹部是躯干的一部分，位于膈和骨盆上口之间。腹部包括腹壁和腹腔及其内容物。

一、境界与分区

（一）境界

腹部是躯干的一部分，位于胸部和盆部之间，包括腹壁、腹腔及腹腔脏器和腹膜腔。在人体表面，腹部的上界始于剑胸结合，由此循左、右肋弓斜向外下方到达躯干侧面。由于多数人体的第 10 肋不参与构成肋弓，故腹部上界一般自肋弓最低点，经第 10、第 11 和第 12 肋的游离端连至第 12 胸椎棘突。腹部下界则自耻骨联合上缘起始，向外侧经耻骨嵴至耻骨结节，再沿腹股沟斜向外上方达髂前上棘，然后循髂嵴转向背侧，连至第 5 腰椎棘突。

（二）分区

根据临床上的需要，腹部的分区常有三种不同的分区法。

1. 两分法 按横结肠所在，分为横结肠上区和横结肠下区。横结肠的体表投影约为自右侧第 10 肋软骨前端向左侧至第 9 肋软骨前端所做的一条弓向下的弧形线。通常所说的上腹部器官，即横结肠上区的器官，包括肝脏、胆囊、胰腺、脾脏、食管腹腔段、胃及十二指肠等。

2. 四分法 以脐为中心各划一条相互交叉的水平线和垂直线，将腹部分为四个象限，称为：右上、下腹和左上、下腹。

3. 九分法 两条水平线（左右肋弓的最低点做水平线；左右髂前上棘的连线）和两条垂直线（左右锁骨中线或半月线或腹股沟韧带的中点）。从上向下分别称为左、右季肋部和腹上部，左、右腰部和脐部（或称腹中部），左、右腹股沟部（或称髂部）和腹下部。

二、体 表 标 志

（一）剑突

剑突位于胸骨下端，是腹前正中线上端的起点。剑突的形状和大小各人差异较大。

（二）肋缘（或肋弓）

肋缘（或肋弓）从剑突两侧相邻的第 7 肋软骨起，分别向两侧的外下方呈弓状延伸，至第 12 肋尖。但是第 12 肋尖难于触清。

（三）髂嵴

髂嵴是骨盆的上缘，自前方的髂前上棘，向外后延伸，大部分可触及。髂前上棘与耻骨结节间有腹股沟韧带附着。临床应用的髂骨骨髓穿刺、髂前上棘平面、麦克伯尼（Mcburney）点等，均以髂前上棘为基准。

（四）椎骨棘突平面

1. 第 9 胸椎 平剑突。

2. 第 1 腰椎 平艾迪生（Addison）幽门平面，位于胸骨上切迹与耻骨联合之间的中点或者在剑突下方约一掌宽处。此平面通过幽门、胰颈和肾门。

3. 第 3 腰椎　平肋下平面，是胸廓两侧最低点，即第 10 肋下缘的连线。

4. 第 4 腰椎　平髂嵴平面。该平面是通过两侧髂嵴最高点的连续。

（五）脐

脐是腹部的重要标志。在健康的成年人，脐一般相当于第 3、4 腰椎之间；婴儿脐的位置较低。

第二节　解　剖　规　范

一、腹　前　壁

腹前壁的厚薄因人而异，它的层次由浅到深为皮肤、浅筋膜、深筋膜、肌层、腹横筋膜、腹膜外组织及壁腹膜。腹前壁中线两旁有一对纵行的腹直肌，两侧是 3 层宽阔的扁肌（从浅到深为腹外斜肌、腹内斜肌和腹横肌），这些扁肌的下部、接近腹股沟处，有男性的精索或女性的子宫圆韧带通过。腹前壁各层间还有神经、血管、淋巴管等走行。

（一）解剖规范

1. 结合大体标本在活体上辨认下列体表标志，并理解腹部的分区。

在腹壁上界从中线向两侧可扪得胸骨的剑突、肋弓、第 11 及第 12 肋游离端。肋弓是确定肝、脾大小的一个标志。同样，在下界可摸到耻骨联合的上缘、耻骨嵴、耻骨结节、髂前上棘和髂嵴等。两侧髂嵴最高点的连线，平对第 3、4 腰椎间，为进行腰椎麻醉和穿刺的标志，髂嵴又是骨髓穿刺的常用部位。脐位于腹前壁的正中线，其位置一般相当于第 3、4 腰椎之间的平面。腹前壁与股部的移行处为腹股沟，其深方有腹股沟韧带，附着于髂前上棘和耻骨结节之间。

2. 自剑突向下循中线切开皮肤，绕过脐的两侧一直割至耻骨联合。自剑突沿肋弓及自耻骨联合沿腹股沟向外各做一切口，把皮瓣自中线翻向外侧，显露出富含脂肪的浅筋膜。

3. 剔除浅筋膜。在脐平面以下，试分辨浅筋膜的浅深两层。留意腹壁的皮神经。注意在耻骨结节的外上方寻认髂腹股沟神经和髂腹下神经浅出的皮支。

4. 试查浅筋膜中的浅血管。自腹股沟中点附近解剖出旋髂浅动脉和腹壁浅动脉，前者走向髂前上棘，后者走向脐，二者均有同名静脉伴行。腹前壁的浅静脉一般在正常情况下不易检查，但有时可见到扩大的浅静脉。

5. 修剔深筋膜，显露深方的腹外斜肌及其腱膜。观察：①按标本的内容了解该肌的起止，注意其纤维自外上走向内下。②看清肌与其腱膜移行的部位。查看盖过腹直肌前面至白线处与对侧者结合；腱膜的下缘附着在髂前上棘和耻骨结节之间，卷曲加厚成腹股沟韧带，自其内侧端部分纤维弯向并附着于耻骨梳形成三角形的腔隙韧带。③在耻骨结节外上方，隐约可见腱膜纤维分开形成的一个三角形裂隙——腹股沟管浅环，环的上、下缘分别附着于耻骨联合和耻骨结节；环的外端，另有走向外下的纤维加入编织，以增强环口。从浅环中通过的索状结构为男性的精索或女性的子宫圆韧带。④细查浅环的边缘附着一层薄膜，向下包绕精索表面，此为精索外筋膜，它实是随精索一起降入阴囊的腹外斜肌腱膜。

6. 循半月线外侧浅割腹外斜肌（向下经浅环内侧），平脐下再作一横切口，把肌片尽量翻向外上和外下方，暴露腹内斜肌，清理其表面。观察：①注意该肌大部分纤维自外下走向内上。②查看此肌下缘纤维向外下弓形跨越精索上方，至精索内侧延为腱膜，与此处的腹横肌腱膜结合，合称腹股沟镰，它经精索后方向下至耻骨梳。③透过精索外筋膜隐约可见一些散细肌束包绕精索，此为提睾肌，它是由腹内斜肌和腹横肌下缘的部分纤维随精索降入阴囊而形成。④在腹股沟韧带上方，检查与其平行的两条神经，髂腹股沟神经靠下，髂腹下神经在稍上方，有时此两条神经先为一干，再分成二支行向内下。

7. 与腹外斜肌同样的切口浅切腹内斜肌。轻揭腹内斜肌，勿伤及深方的神经、血管（一般腹内斜肌与其深方更薄的腹横肌不易分开，二者间有腹前壁的神经、血管走行）。清理腹横肌及其浅方的神经、血管。观察：①注意腹横肌的纤维方向。②按标本的内容观察，要注意腹前壁各神经的走行路径、浅出部位和分布。

8. 腹直肌被腹壁扁肌腱膜形成的腹直肌鞘包裹。沿腹直肌内外缘间的中点做一垂直切口，切开腹直肌鞘的前层，翻向两侧。鞘的前层与腹直肌（尤其在 3～4 条横行的腱划处）结合紧密，必须小心分离；游离腹直肌。从腹直肌的内缘，将手指伸到腹直肌的后面，与腹直肌鞘的后层很容易分离开。横断腹直肌中部，翻向上下两端，暴露鞘的后层。观察：①该肌的起止。②在腹直肌的后面，试寻找供应此肌的血管；上份有腹壁上动、静脉；下份有腹壁下动、静脉。③在脐下 4～5cm 处，腹直肌鞘前后层缺如，此处鞘的后层留下一凸向上的游离缘，称为弓状线，此线以下见到的是腹横筋膜。注意腹壁下动脉在弓状线处进入腹直肌鞘。

9. 通过脐下沿腹前壁肌的横切口和中线做一"T"字形切口，割透壁腹膜，把肌片翻向下外方，观察腹股沟区内面的结构（注意勿翻动腹腔内容物）：①辨认由壁腹膜覆盖腹壁下动脉而形成的脐外侧襞。②在腹股沟韧带上方，脐外侧襞的内、外侧各有 1 个壁腹膜形成的浅凹，分别为腹股沟内、外侧窝，前者恰对腹股沟管浅环，后者恰对腹股沟管深环。③在腹股沟内侧窝的下方、腹股沟韧带之下，另有一浅凹，即股凹，位置恰对股环处。

10. 腹横筋膜紧贴于腹横肌的深面，不必单独分出。现将壁腹膜与腹横筋膜分离开，两层间可见到腹膜外组织。观察：①看清腹壁下动脉、静脉的位置。②在腹股沟韧带上方，恰在腹壁下动脉的外侧，观察腹横筋膜上有一个突口，此即腹股沟管深环，在男性深环有精索通过。由于精索是顶着腹横筋膜下降的，故腹横筋膜直接包在精索内容物的表面，形成精索内筋膜。

11. 将各层恢复原位，观察腹股沟管的内容：①综合查看和验证腹股沟管所谓的"四个壁和两个开口"，注意当观察其后壁时，把精索小心提起，使它与后壁分离开，并牵向下方，就可看清腹股沟管后壁的内侧部为坚韧的腹股沟镰，外侧部为腹横筋膜。②总结和验证精索的 3 层被膜与腹前壁层次的延续关系。③综合检查腹股沟区的神经。在腹股沟管内有髂腹股沟神经和生殖股神经的生殖支，而髂腹下神经在腹股沟管的上方。在精索内侧找到生殖股神经的生殖支，直追到它出浅环，了解它的来源和分布。其余两条神经前已查清。

12. 观察腹股沟三角的位置、边界和结构。

13. 将壁腹膜继续小心向下分离，暴露股环，清理结缔组织，解剖并观察股环的边界：前为腹股沟韧带，后为耻骨梳韧带，外侧为股静脉，内侧为腔隙韧带。股环为股管（见股部解剖）的上口。

（二）解剖学层次

1. 腹前壁　皮肤、浅筋膜、深筋膜、肌肉（腹前外侧、腹前区）、腹横筋膜、腹膜外疏松结缔组织和壁腹膜（图 6-1）。

2. 腹壁血管、神经及其他结构　动脉、静脉、神经；腹股沟管、腹股沟三角（图 6-2）。

（三）解剖内容

1. 皮肤　腹前壁皮肤较薄，富有弹性，与皮下组织连结疏松，只在脐部和正中线处连结紧密，故伸展性较大，可适应腹腔内压力增大时（如妊娠、腹水等）腹部的过度膨胀。临床常在腹壁采取皮瓣，以修补缺损部位。

2. 浅筋膜　腹前壁浅筋膜的上半呈一层，脐平面以下可分为浅、深 2 层。浅层为脂肪层，又称坎珀（Camper）筋膜，是富含脂肪的皮下组织，其厚薄随人的胖瘦而异，与身体其他部位的浅

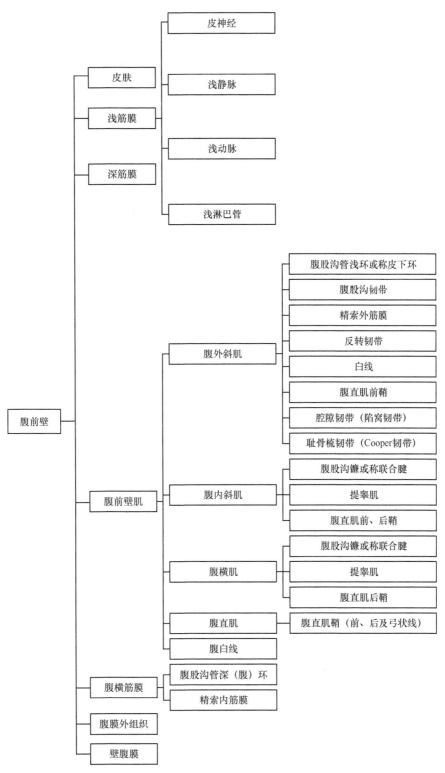

图 6-1 腹前壁

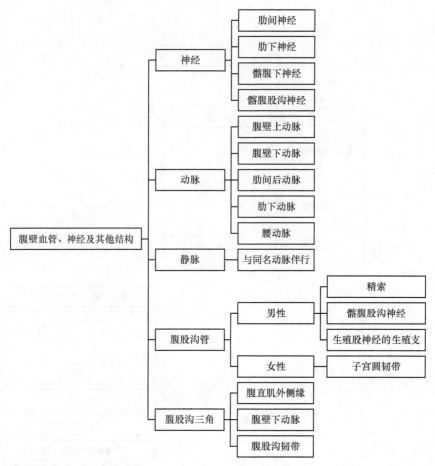

图 6-2　腹壁血管、神经及其他结构

筋膜相连续；深层为膜层，又称斯卡尔帕（Scarpa）筋膜，富有弹性纤维。浅筋膜的膜层在中线处与白线相连；其两侧向下，在腹股沟下方约一横指处，附着于股部的深筋膜（阔筋膜）；但在耻骨联合与耻骨结节之间的膜层并不附着，而继续向下至阴囊，与会阴部浅筋膜的深层（Colles 筋膜）相延续，致使腹壁浅筋膜的深面与会阴部相交通。

浅筋膜内有皮神经、浅动脉、浅静脉和浅淋巴管。

（1）皮神经：腹前壁的皮神经是下 6 对胸神经及第 1 腰神经前支的皮支。在正中线两旁有第 7～11 肋间神经和肋下神经（T_{12}）的前皮支穿腹直肌浅出。第 7～11 肋间神经和肋下神经的外侧皮支，在腋中线的延长线处穿腹外斜肌浅出。髂腹股沟神经（L_1）和髂腹下神经（T_{12}，L_1）均为腰丛的分支。髂腹股沟神经在耻骨结节的外上方浅出，它分布于阴囊（或大阴唇）和股内侧部的皮肤；髂腹下神经的浅出部位在前者的稍上方，它分布于耻骨联合上方的皮肤。

腹前壁皮神经的分布有明显的节段性：T_6（或 T_7）神经的分布经过剑突；T_{10} 神经的分布经过脐；T_{12} 和 L_1 神经分布于腹股沟韧带及耻骨联合的上方，其余的可依此推算，不过各神经的分布区彼此有一定的重叠。当胸椎或胸髓的某些部位发生病变时，可根据腹壁皮肤感觉障碍的平面来帮助判断病变的部位。

（2）浅动脉：腹前壁的浅动脉甚细小。来自肋间后动脉、肋下动脉和腰动脉（发自主动脉腹部）的分支供应腹侧壁。来自腹壁上动脉和腹壁下动脉（发自髂外动脉）的分支供应中线附近的腹前壁。腹前壁的下半部还有两条较大的浅动脉，它们均起自股动脉：①腹壁浅动脉（superficial epigastric artery），越过腹股沟韧带的中、内 1/3 交界处，走向脐区。②旋髂浅动脉（superficial iliac circumflex artery），循腹股沟韧带斜向上外，分布于髂前上棘附近。腹前壁浅动脉走行于浅筋膜的浅、深两层之间，故采取皮瓣时应保留足够的皮下组织，方能保持其营养的血管。

（3）浅静脉：腹前壁的浅静脉较为丰富，并彼此吻合成网，尤其在脐区更为发达。脐以上的浅静脉经胸腹壁静脉注入腋静脉，脐以下的经腹壁浅静脉注入股静脉或大隐静脉，从而构成了上、下腔静脉系之间的联系。在脐区浅静脉还与深部的腹壁上、下静脉及附脐静脉（paraumbilical vein）（注入肝门静脉）相吻合。故当门静脉高压时，肝门静脉的血流可经脐周围静脉网与体循环相交通，而形成脐周围的腹壁静脉怒张，称为"海蛇头"。

（4）浅淋巴管：腹前壁的浅淋巴管，脐以上者注入腋淋巴结，脐以下者注入腹股沟淋巴结。

3. 深筋膜 腹前壁的深筋膜很薄弱，包裹各肌表面。

4. 腹前壁肌 腹前壁肌多数扁薄，其纤维方向互异，可增强腹壁的力量。

（1）腹外斜肌（obliquus externus abdominis）：位于腹前外侧部的浅层，起始部呈锯齿状，它起于下 8 肋的外面，纤维斜向前下，其后下部止于髂嵴，余部移行为腱膜，经腹直肌前面至正中线处，与对侧的同名腱膜结合。

腹外斜肌腱膜的纤维在耻骨结节外上方形成一三角形裂隙，即腹股沟管浅环或称皮下环（superficial inguinal ring）。环的上缘称内侧脚（medial crus），附着于耻骨联合；下缘称外侧脚（lateral crus），附着于耻骨结节。环的外端有脚间纤维相互交织，以增强两脚。男性浅环有精索（女性为子宫圆韧带）通过。在活体上，浅环的正常大小尚可容纳一小指尖，用小指隔阴囊皮肤向上探查环口，可测定此环的大小和紧张度。腹外斜肌腱膜在浅环处延续为薄膜，被覆于精索的外面，称精索外筋膜（external spermatic fascia）。

在腹股沟管浅环的内端有反转韧带（reflected ligament），它是由外侧脚在附着处分出的部分腱纤维，向内上方反转，经精索后方，终止于白线。

腹外斜肌腱膜的下缘向后卷曲加厚成为腹股沟韧带（inguinal ligament），附着于髂前上棘和耻骨结节之间。此韧带内侧端的一小部分纤维继续向下，并弯向后外至耻骨梳，这样在返折处形成了三角形的腔隙韧带（lacunar ligament，也称陷窝韧带），腔隙韧带向外延续为附着在耻骨梳上的腱纤维，称为耻骨梳韧带［pectineal ligament，即库珀（Cooper）韧带］，这些韧带在疝修补术中都有重要意义。

（2）腹内斜肌（obliquus internus abdominis）：位于腹外斜肌的深面，起于腹股沟韧带的外侧 1/2 或 1/3、髂嵴、胸腰筋膜（腰区的深筋膜），纤维呈扇形斜向前上方，其后部纤维止于下 3 肋，余部向前延为腱膜，在腹直肌的外侧缘分为 2 层，包夹腹直肌，终止于白线。腹内斜肌下部纤维呈弓状游离缘，跨越精索的上方，至精索内侧延腱膜，与此处的腹横肌腱膜结合，共同形成腹股沟镰（inguinal falx），或称联合腱（conjoined tendon），它绕至精索的后方，沿腹直肌的外缘下降，止于耻骨梳的内侧端和耻骨嵴。在大体标本解剖与手术中常见联合腱浅层（腹内斜肌组成部分）为肌性结构，其少为腱性结构，而其深层（腹横肌组成部分）多为腱性结构。在疝修补缝合联合腱时，必须注意正确应用腱性结构。腹内斜肌最下部的肌纤维伴随精索入阴囊，成为提睾肌（cremaster），收缩时可上提睾丸。

（3）腹横肌（transversus abdominis）：在腹内斜肌的深面，较薄弱，它起自下 6 肋、胸腰筋膜、髂嵴和腹股沟韧带的外侧 1/3。肌纤维横行向前延为腱膜，经腹直肌后方至白线。腹横肌的下部纤维也参与构成提睾肌和腹股沟镰。

（4）腹直肌（rectus abdominis）：位于中线两旁，起于胸骨的剑突和第 5 ～ 7 肋软骨的前面，向下止于耻骨联合和耻骨嵴。此肌被 3 条或 4 条横行的腱划（tendinous intersection）分成为多个肌腹，腱划是原始肌节愈合的痕迹。腹直肌的外侧缘稍向外凸，形成所谓的半月线（linea semilunaris）。

（5）腹直肌鞘（sheath of rectus abdominis）：包夹腹直肌，由腹外斜肌、腹内斜肌和腹横肌的腱膜构成。其中腹内斜肌的腱膜在腹直肌的外侧缘分为前、后两层：前层会同腹外斜肌的腱膜构成鞘的前层；后层会同腹横肌的腱膜构成鞘的后层。但在脐以下 4～5cm 处，腹直肌鞘后层完全转至腹直肌的前面，并与鞘的前层愈合，鞘的后层游离缘构成稍向上凸的弓状线（arcuate line），故弓状线以下腹直肌的后面缺乏鞘的后层，而直接与增厚了的腹横筋膜接触。鞘的前层与腹直肌（尤其在腱划处）牢固结合；鞘的后层与腹直肌连结疏松。

（6）腹白线（linea alba）：位于腹前壁正中线上，由两侧腹直肌鞘的纤维互相交织而成。此线坚韧而少血管，它上起剑突，下至耻骨联合。线的宽度上、下不同，由剑突至脐渐宽，由脐向下逐渐缩窄呈线状。在白线的中部有圆形的腱环，称为脐环（umbilical ring），容纳萎缩的脐带。此处前面为皮肤，后面只有腹横筋膜和壁腹膜，故是腹前壁的薄弱部位之一，若腹腔内脏由此处膨出，即发生脐疝。

腹前壁肌的作用：腹前壁肌共同收缩可以缩小腹腔、协助排便、分娩、咳嗽和呕吐等动作（膈也参与此种活动）。腹腔内脏也借这些肌的张力而维持其正常位置。腹直肌可使躯干前屈，为背部伸肌的拮抗肌。一侧的腹直肌和背部伸肌同时收缩，则使躯干向同侧侧屈。腹前壁肌也可旋转脊柱，腹内斜肌使脊柱转向同侧；当起止点易位时，腹外斜肌使脊柱转向对侧。在用力呼气时，腹前壁肌还可降肋，并挤压腹腔内脏向上使膈上升，以助呼气。

5. 腹前壁的神经、血管和淋巴管

（1）神经：腹前壁肌由第 7～11 肋间神经、肋下神经、髂腹下神经及髂腹股沟神经的肌支支配第 7～11 肋间神经和肋下神经在胸廓下缘进入腹壁，于腹内斜肌与腹横肌之间向前向下，至腹直肌外侧缘处进入腹直肌鞘，向前再穿腹直肌和鞘的前层浅出，以前皮支终于皮肤。上述神经在行经腹壁外侧时均发出外侧皮支。髂腹下和髂腹股沟神经都发自腰丛，有时此两条神经可共干。髂腹下神经（iliohypogastric nerve）在髂前上棘前方穿出腹内斜肌，行于腹外斜肌腱膜与腹内斜肌之间，向内至浅环上方穿出腹外斜肌腱膜至浅层。髂腹股沟神经与髂腹下神经的走行平行，但居于其下方，在腹前壁穿出腹内斜肌后，沿精索的前外侧行向腹股沟管浅环，穿出浅环成为皮支。

（2）动脉：腹前壁的深动脉中，主要营养腹直肌的腹壁上动脉，系胸廓内动脉的终支之一，行于腹直肌与腹直肌鞘后层之间；腹壁下动脉（inferior epigastric artery），在腹股沟韧带上方起于髂外动脉，于腹横筋膜和壁腹膜之间走向内上，在弓状线处进入腹直肌鞘，于腹直肌深面向上走行，在脐附近与腹壁上动脉吻合。由于腹壁下动脉的体表投影相当于腹股沟韧带中、内 1/3 交界点与脐的连线，因此，在做腹腔穿刺时，宜在脐与髂前上棘的中、外 1/3 交界处刺入，以免损伤血管。下腹部做经腹直肌切口，在分开或向两侧牵拉肌纤维时，亦应注意勿伤及腹壁下动脉。

腹壁外侧部的扁肌由第 7～11 肋间后动脉、肋下动脉和 4 对腰动脉供应，它们在腹内斜肌和腹横肌之间走行，并与腹壁上、下动脉吻合。

（3）静脉：腹前壁的深静脉与同名动脉伴行。

（4）淋巴管：腹前壁上部的深淋巴管入肋间淋巴结或胸骨旁淋巴结，腹前壁中部者入腰淋巴结，腹前壁下部者入髂外淋巴结。

6. 腹横筋膜（transverse fascia）　衬附于腹横肌的深面，很薄弱，在腹前壁下份变得较它处坚厚，向下经精索后方附着于腹股沟韧带。腹横筋膜在腹股沟韧带中点上方一横指处，恰在腹壁下动脉的外侧，有一漏斗形突口，即腹股沟管深（腹）环（deep inguinal ring），精索从中通过，腹横筋膜随之伸延向下，包绕精索而形成精索内筋膜（internal spermatic fascia）。腹横筋膜的下外方附着于髂嵴，并与髂筋膜相续。在腹股沟部腹横筋膜随股血管下降入股部，形成股鞘的前壁；髂筋膜也随股血管下降，形成股鞘的后壁。

7. 腹膜外组织　为填充于腹横筋膜与壁腹膜之间的疏松结缔组织，含有脂肪，在下腹部特别是腹股沟处较厚。

8. 壁腹膜　为腹壁的最内层。

9. 腹股沟管（inguinal canal）　为男性精索（或女性的子宫圆韧带）所通过的一条肌筋膜裂

隙，位于腹前壁下部，腹股沟韧带内侧半的上方，约长4.5cm，自外上方斜向内下方。依据精索（或子宫圆韧带）在裂隙内上、下、前、后的邻接关系，描述为腹股沟管的2个开口和4个壁。2个开口：外口为腹股沟管浅环，内口为腹股沟管深环。4个壁：前壁为腹外斜肌腱膜，外1/3尚有腹内斜肌；下壁为腹股沟韧带；上壁为腹内斜肌和腹横肌的下缘纤维；后壁为腹横筋膜和腹股沟镰，腹股沟镰加强了后壁的内侧部。

男性腹股沟管内有精索、髂腹股沟神经和生殖股神经的生殖支通行。精索为一柔软的圆索，由腹股沟管深环延至睾丸上端，它主要成自输精管及其伴行的血管、神经和淋巴管等，外有被膜包绕这些结构（精索的内容物在阴囊部分详述）。在精索内，血管居前；输精管位于血管的后内方，管壁厚，用手触摸如细绳索状。精索具有3层被膜：精索出腹股沟管的内口后，有来自腹横筋膜的精索内筋膜包裹；在腹内斜肌及腹横肌弓状缘以下，又被上提睾肌；当通过外口时，再有来自腹外斜肌腱膜的精索外筋膜包被。在女性，子宫圆韧带出腹股沟管后，即分散为纤维结构，止于耻骨结节附近和大阴唇的皮下组织中。在腹股沟疝修补手术时，要注意保护此神经及其上方的髂腹下神经。生殖股神经的生殖支，属腰丛的分支，沿精索外侧穿出，经腹股沟管浅环，分布到提睾肌和阴囊肉膜。

10. 腹股沟三角（inguinal triangle） 又称海氏（Hesselbach）三角，位于腹股沟韧带内侧半的上方，腹直肌外侧缘与腹壁下动脉之间。在三角内，深层是腹股沟镰和腹横筋膜（还有反转韧带）；浅层是腹股沟管浅环及其周围的腹外斜肌腱膜。

腹股沟管和腹股沟三角均为腹前壁的薄弱处，为疝的好发部位。在一定条件下，如腹内压增高或腹壁张力不足，腹腔内容物就有可能经过这些薄弱处突出腹壁而形成疝。这些疝都是在腹股沟韧带上方突出腹壁，称腹股沟疝。又因具体路径不同，分为腹股沟斜疝和腹股沟直疝两种，即经过深环入腹股沟管，再出浅环入阴囊的为腹股沟斜疝；经腹股沟三角出浅环的为腹股沟直疝。这两种疝的突出口位置不同，在腹壁下动脉外侧是斜疝，在内侧是直疝，故腹壁下动脉可作为手术时鉴别腹股沟斜疝和直疝的标志。

11. 股环 位于腹股沟韧带内侧端的下后方、股静脉的内侧。股环的前壁为腹股沟韧带；后壁为耻骨梳韧带；外侧壁是股静脉；内侧壁为腔隙韧带。股环作成股管的上口。此区也是疝的好发部位，腹腔内容物和壁腹膜经股环突入股管，直至隐静脉裂孔突出于皮下，称为股疝。

12. 腹股沟区内面的结构 在腹股沟韧带上方，壁腹膜覆盖腹壁下动脉形成脐外侧襞（lateral umbilical fold），或称腹壁下动脉襞。在襞的内、外侧，壁腹膜形成2个浅凹：内侧为腹股沟内侧窝（medial inguinal fossa），相当于腹股沟三角所在，它恰对腹股沟管浅环；外侧为腹股沟外侧窝（lateral inguinal fossa），正对腹股沟管深环。在腹股沟韧带以下，腹股沟内侧窝的下方，壁腹膜也形成一个浅凹，即股凹（femoral fossa），覆盖在股环的上面。

二、腹膜和腹膜腔

腹腔内有很多重要脏器。腹腔、盆腔脏器的表面以及腹壁、盆壁的内面和膈的下面都覆盖着一层互相连续的腹膜。腹膜围成了腹膜腔。

（一）解剖规范

1. 从脐到剑突循中线剪开腹前壁各层，脐至耻骨联合的腹前壁前已切开，尽量把腹前壁翻向外上和外下方。以下各步的观察，要求动作轻柔，不要过度翻动脏器，切勿扯坏脏器周围的腹膜，严禁强行牵拉、撕扯等粗暴操作，以免影响后续部分学习内容的解剖。

2. 按腹腔脏器的内容初步探查腹腔内一些主要脏器的大致配布。

3. 查看薄而光滑的腹膜。覆盖于脏器表面的是脏腹膜，在腹壁内面见到的是壁腹膜，它们互相延续。介于此两层之间的间隙为腹膜腔。

4. 检查腹膜在肝周围形成的韧带。在肝的上面与腹前壁之间连有矢状位的镰状韧带；其游离缘肥厚，称肝圆韧带。在镰状韧带两侧，将手探至肝与膈之间向后受阻，即触及连于肝与膈之间的冠状韧带的前层。冠状韧带两侧的游离缘，是此韧带前后两层相遇处，为左、右三角韧带。绕此向后就能摸到冠状韧带的后层。

5. 检查腹膜在脾周围形成的韧带。连于脾和胃之间的有胃脾韧带。用手从左肾前面与脾之间探入，触到的是脾肾韧带。此外在脾的下方，还有膈结肠韧带，它自结肠左曲连至膈。

6. 检查网膜、网膜囊和网膜孔。大网膜前已观察，它在胃的下缘与横结肠之间的部分特称胃结肠韧带。连于肝与胃的上缘之间的腹膜为肝胃韧带，连于肝与十二指肠上部之间者为肝十二指肠韧带，二者合称为小网膜。在小网膜右侧游离缘后方可找到一孔，即网膜孔，将示指伸入此孔，体会在小网膜和胃的后方存在一个间隙，此为网膜囊。在胃下缘下方约 1cm 处横割胃结肠韧带，注意勿损伤其中的血管，将手自胃和横结肠之间伸入网膜囊，可探查它的边界。

7. 提起小肠，可见腹膜形成的肠系膜把它连于腹后壁。以同样方法观察横结肠系膜、乙状结肠系膜和阑尾系膜。

8. 按标本观察"腹膜的隐窝、陷凹和皱襞"有关结构。

9. 按标本观察"腹膜腔的分区"的内容，了解结肠上、下分区情况，依次辨认各区间隙的位置和沟通。

（二）解剖层次

1. 腹膜　腹膜的分布和腹膜腔，腹膜的功能，腹膜与腹、盆腔脏器位置关系及腹膜形成的结构（图 6-3）。

2. 腹膜腔　结肠上区、结肠下区（图 6-4）。

（三）解剖内容

1. 腹膜

（1）腹膜的分部和腹膜腔：腹膜（peritoneum）是薄而光滑的浆膜，被覆于腹壁和盆壁的内面及腹腔、盆腔脏器的表面。衬覆于腹壁、盆壁的内面和膈的下面的腹膜，称壁腹膜（parietal peritoneum）或腹膜壁层；覆盖在脏器表面的则称脏腹膜（visceral peritoneum）或腹膜脏层。脏腹膜和壁腹膜相互移行，二者间所夹的间隙，称腹膜腔（peritoneal cavity）。男性腹膜腔是完全封闭的，女性的则借输卵管、子宫及阴道通于体外，正常情况下，这一通道在子宫颈管处为黏液所封闭，但当感染时有可能经过这一通道扩散至腹膜腔。腹膜腔和腹腔在解剖学上是两个不同而又相关的概念。腹腔是指膈以下、盆膈以上，腹前壁和腹后壁之间的腔，而腹膜腔则指脏腹膜和壁腹膜之间的潜在性腔隙，腔内仅含少量浆液。实际上，腹膜腔是套在腹腔内，腹、盆腔脏器均位于腹腔之内、腹膜腔之外。

（2）腹膜的功能：腹膜具有分泌、吸收、保护、支持、修复等功能。①分泌少量浆液（正常情况下维持 100～200ml），可润滑和保护脏器，减少摩擦。②支持和固定脏器。③吸收腹腔内的液体和空气等。一般认为，上腹部，特别是膈下区的腹膜吸收能力较强，这是因为该部的腹膜面积较大，腹膜外组织较少，微血管较丰富以及呼吸运动的影响较明显。所以腹腔炎症或手术后的患者多采取半卧位，使有害液体流至下腹部，以减缓腹膜对有害物质的吸收。④防御功能。腹膜和腹膜腔内浆液中含有大量的巨噬细胞，可吞噬细菌和有害物质。⑤腹膜有较强的修复和再生能力，所分泌的浆液中含有纤维素，其粘连作用可促进伤口的愈合和炎症的局限化。

（3）腹膜与腹、盆腔脏器的关系：腹膜被覆各脏器的情况不同，可根据腹膜的被覆情况，将腹、盆腔脏器分为 3 种。①脏器几乎各面都被有腹膜的称为腹膜内位器官；属于此类的有胃、十二指肠的上部、空肠、回肠、盲肠、阑尾、横结肠、乙状结肠、脾、卵巢及输卵管等。②脏器的 3 个面（一般为前面和两侧面）或表面的一半以上遮有腹膜的称为腹膜间位器官；属此类的有升结肠、降结肠、直肠上段、肝、胆、膀胱和子宫等。③只有一面（多为前面）盖有腹膜的则称为腹膜外

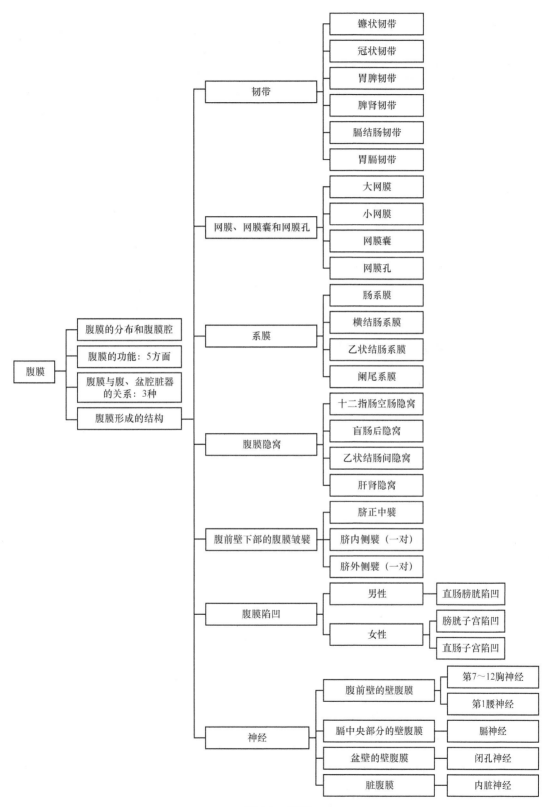

图 6-3 腹膜

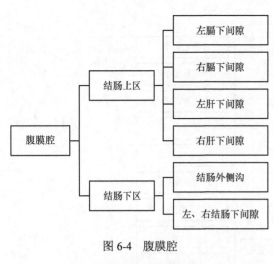

图 6-4　腹膜腔

位器官，如十二指肠的降部和水平部、直肠中段、胰、肾上腺、肾及输尿管等。

了解脏器的腹膜被覆情况，有重要的临床意义。如肾、输尿管、膀胱等的手术常可不通过腹膜腔而在腹膜外进行，以避免腹膜腔的感染和术后脏器的粘连。当对腹膜内位器官进行手术时，则必须通过腹膜腔。因此手术者应对腹腔和腹膜腔有明确的概念。

（4）腹膜形成的结构：在壁腹膜移行至脏器或脏腹膜自一脏器移行至另一脏器处，腹膜形成了许多名称不同的结构，这些结构不仅对器官起着连接和固定的作用，也是血管、神经等进入脏器的途径。

1）韧带：腹膜形成的韧带指连接腹、盆壁与脏器之间或连接相邻脏器之间的腹膜结构，多数为双层，少数为单层腹膜构成，对脏器有固定作用。有的韧带内含血管和神经等。

A. 镰状韧带（falciform ligament of liver）：是腹前壁上部与肝上面间的双层腹膜结构，呈矢状位，稍偏右侧，自脐延至肝上面。镰状韧带的游离缘肥厚，内含自脐至肝门的脐静脉索（胚胎时脐静脉的遗迹），又称肝圆韧带（round ligament of liver），由于该静脉在生后常未完全闭塞，近年来临床上利用器械使其复通，借以注射药物进行肝门静脉造影诊断或进行肝癌化学治疗。

B. 冠状韧带（coronary ligament）：由膈与肝之间的腹膜移行而成，略呈冠状位，分为前、后两层。前层是腹前壁的腹膜向上至膈的下面，以后再返折至肝上面所形成的腹膜返折。后层是腹后壁的腹膜向上至膈的下面，再返折至肝所形成的腹膜返折。前、后层相隔有一定距离，因此在二者之间有肝的裸区（bare area of liver），肝组织直接与膈相贴。在肝上面的左、右二端，冠状韧带的前、后层彼此接近，并互相连接，构成左、右三角韧带（left and right triangular ligament）。

C. 胃脾韧带（gastrosplenic ligament）：由双层腹膜构成，位于脾门与胃底之间。

D. 脾肾韧带（splenorenal ligament）：亦为双层腹膜结构，由左肾前面连至脾门。

E. 膈结肠韧带（phrenicocolic ligament）：在脾下端的下外方，为一由结肠左曲连至膈的腹膜皱襞。

F. 胃膈韧带（gastrophrenic ligament）：由胃底后面连至膈下全胃切除时，先切除此韧带才可游离胃贲门部和食管。

2）网膜、网膜囊和网膜孔：网膜（omentum）是与胃小弯和胃大弯相连的双层腹膜皱襞，其间有血管、神经、淋巴管和结缔组织等。

A. 大网膜（greater omentum）：似一围裙遮盖在小肠和结肠的前方。因此剖开腹前壁后，除在腹腔上部见到肝和胃的一部分以外，在下部仅见小肠的一部分，其余的大部分脏器均被大网膜遮盖。大网膜自胃大弯下垂至骨盆缘，又返折至横结肠。它由4层浆膜构成，前、后各2层，中有间隙，但各层的下部多愈着在一起。前两层上附胃大弯，接续胃前、后面的腹膜；后两层上附横结肠，接续横结肠系膜和腹后壁的腹膜。大网膜处于胃大弯和横结肠之间的这一部分，特称胃结肠韧带（gastrocolic ligament）。大网膜有包围炎症病灶而限制炎症蔓延的作用。小儿的大网膜较短，不能包住阑尾，故于阑尾炎穿孔后，易致弥漫性腹膜炎。

B. 小网膜（lesser omentum）：是从肝门移行至胃小弯（上缘）和十二指肠上部之间的双层腹膜结构。可分为两部分：位于肝门与胃小弯之间者称肝胃韧带（hepatogastric ligament），其内含有胃左右血管，胃上淋巴结及胃的神经等；位于肝门与十二指肠上部之间者称肝十二指肠韧带（hepatoduodenal ligament）。小网膜右侧缘游离，游离缘的后方为网膜孔。在肝十二指肠韧带的两层之间含有肝门静脉、肝固有动脉、胆总管、淋巴结、淋巴管及神经。胆总管位于最右侧，紧贴小网膜右缘；其左侧为肝固有动脉；肝门静脉则位于二者的后方。

C. 网膜囊和网膜孔：网膜囊（omental bursa）是位于小网膜、胃后面与腹后壁之间的间隙，前后窄扁。网膜囊的后壁是横结肠及其系膜以及衬贴胰、左肾和左肾上腺的腹膜；上壁为肝尾状叶和膈下面的腹膜；前壁是小网膜、胃后面的腹膜和胃结肠韧带；下壁为大网膜前、后层愈着处；左为脾、胃脾韧带和脾肾韧带；右为网膜孔（foramen omental）。网膜孔也称温斯洛（Winslow）孔，它由肝十二指肠韧带的游离缘（前）、肝尾状叶（上）、十二指肠上部（下）和覆盖于下腔静脉前面的腹膜（后）所围成。正常情况下，此孔可容纳两个手指。网膜囊属于腹膜腔的一部分，故又称为小腹膜腔或腹膜小囊；除网膜囊以外的腹膜腔其余部分，则也称大腹膜腔或腹膜大囊，二者借网膜孔连通。网膜孔是它们之间的唯一通道，当胃后壁溃疡穿孔时，炎症常被局限，成为局限性腹膜炎。但当大量胃内容物流出时，也可经网膜孔流至大腹膜腔。

3）系膜：壁、脏腹膜相互延续移行，形成许多将器官系连固定于腹、盆壁的双层腹膜结构，称为系膜，其内含有出入该器官的血管、神经及淋巴管和淋巴结等。主要的系膜有肠系膜、阑尾系膜、横结肠系膜和乙状结肠系膜等。

A. 肠系膜（mesentery）：是将空肠及回肠系连于腹后壁的双层腹膜，面积广阔呈扇形。肠系膜内除有血管、淋巴管、神经通行外，还有为数较多的淋巴结。肠系膜附着于腹后壁的部分称为肠系膜根（radix of mesentery），它自第 2 腰椎体左侧斜行到右侧骶髂关节前方。肠系膜根长约 15cm，但其连于小肠的一侧与空、回肠同长。由于空、回肠具有肠系膜，故活动范围较大。肠系膜的回肠部分较空肠部分长，有时容易发生肠系膜扭转。

B. 横结肠系膜（transverse mesocolon）：为连于横结肠和腹后壁之间的双层腹膜，其根部横越左、右肾的中点和十二指肠水平部的前面。

C. 乙状结肠系膜（sigmoid mesocolon）：把乙状结肠固定于腹后壁，其根部附着于左髂窝和骨盆左后壁。

D. 阑尾系膜（mesoappendix）：是阑尾与肠系膜下端间的三角形小腹膜皱襞，其游离缘内有阑尾动、静脉通过。

4）腹膜隐窝、皱襞及腹膜陷凹：腹膜皱襞是腹、盆壁与脏器之间或脏器与脏器之间腹膜形成的隆起，其深部常有血管走行。在皱襞之间或皱襞与腹、盆壁之间形成的腹膜凹陷称隐窝，较大的隐窝称陷凹。

A. 隐窝：腹后壁的腹膜隐窝主要有十二指肠空肠隐窝（duodenojejunal recess），在十二指肠空肠曲的左侧。盲肠后隐窝（retrocecal recess），在盲肠的后方。乙状结肠间隐窝（intersigmoid recess），在乙状结肠系膜根部的左下方。上述隐窝一般均较浅小，如果隐窝较深，有时小肠等突入隐窝内，可形成内疝。肝肾隐窝（hepatorenal recess），位于肝右叶下面与右肾之间，网膜孔通连此窝，患者仰卧时，此处为腹膜腔最低处，故为腹膜腔内液体易于积聚的部位。

B. 腹前壁下部的腹膜皱襞和窝：腹膜覆盖着腹前壁下部的某些结构而形成了 5 条皱襞和 3 对浅凹。5 条皱襞：脐正中襞（median umbilical fold），位于正中线，从膀胱尖连到脐，内含闭锁的脐尿管（胚胎时期脐尿管的遗迹）。脐内侧襞（medial umbilical fold），有 1 对，在脐正中襞的两侧，自脐向下外至膀胱的两侧，内含闭锁的脐动脉（胚胎时期脐动脉的遗迹）。脐外侧襞，也是 1 对，在脐内侧襞的外侧，内含腹壁下动脉，故也称腹壁下动脉襞，它不如前者明显，但临床上可借此分辨斜疝和直疝。

由于上述各襞的存在，在腹股沟韧带上方处形成了 3 对浅凹：膀胱上窝（supravesical fossa），在脐正中襞的两侧。腹股沟内侧窝，在脐内侧襞与脐外侧襞之间，它恰对腹股沟管浅环。腹股沟外侧窝，在脐外侧襞的外侧，正对腹股沟管深环。此外，在腹股沟韧带以下，腹股沟内侧窝的下方，每侧有一个股凹正对股环。这些凹窝多为腹壁的薄弱部位，若腹腔的脏器或结构由薄弱处突出，可形成疝。

C. 腹膜陷凹：主要的腹膜陷凹位于盆腔内，为腹膜在盆腔脏器之间移行返折形成。男性在膀胱与直肠之间有直肠膀胱陷凹（rectovesical pouch），凹底距肛门约 7.5cm。女性在膀胱与子宫之间有膀胱子宫陷凹（vesicouterine pouch）；在直肠与子宫之间有直肠子宫陷凹（rectouterine pouch），后者较深，凹底距肛门约 3.5cm，与阴道后穹之间仅隔以阴道后壁和腹膜。站立或坐位时，男性的直肠膀胱陷凹和女性的直肠子宫陷凹是腹膜腔的最低部位，故腹膜腔内的积液多聚积于此，临床上可进行直肠穿刺和阴道后穹穿刺以进行诊断和治疗。

（5）神经：腹膜的神经分布特点是壁腹膜、脏腹膜各有不同的神经分布，它们的感觉性质也不同。壁腹膜由脊神经分布。腹前壁的壁腹膜由第 7 ～ 12 胸神经和第 1 腰神经分布。膈中央部分的壁腹膜由膈神经分布；膈的周围部分由第 7 ～ 12 胸神经分布。盆壁的壁腹膜由闭孔神经分布。壁腹膜对疼痛刺激感觉敏锐且定位明确。腹膜炎时，压痛明显，出现腹肌反射性紧张或强直。脏腹膜由内脏神经分布，对脏器的牵拉、膨胀及压迫等刺激敏感，但对疼痛定位较差。

2. 腹膜腔　　腹膜腔分区的局部解剖知识，对于了解腹部感染扩散途径具有意义。横结肠及其系膜横贯腹腔中部，将腹膜腔分为上、下 2 区。

（1）结肠上区

1）左膈下间隙（left subphrenic space）：位于膈与肝左叶前面和上面、胃的前上面、脾的膈面之间，右界为镰状韧带，后为左三角韧带前层。

2）右膈下间隙（right subphrenic space）：位于膈与肝右叶前面、上面及右侧面之间，左界为镰状韧带，后上界为冠状韧带、右三角韧带前层。该间隙相当通称的右肝上间隙。

3）左肝下间隙（left subhepatic space）：即网膜囊。

4）右肝下间隙（right subhepatic space）：又名肝肾隐窝，上界和前界为肝右叶下面及胆囊；左为网膜孔和十二指肠上部；右侧下续右结肠旁沟；下界和后界为右肾上腺、右肾上份、十二指肠降部、结肠右曲、横结肠系膜及部分胰头。

（2）结肠下区：在升、降结肠的外侧有左、右结肠旁沟（或称结肠外侧沟）。右结肠旁沟（right paracolic sulcus），向上通肝上间隙和网膜囊，向下通髂窝和盆腔。当化脓性阑尾炎穿破时，脓液可沿右结肠旁沟上行，至肝上和肝下间隙，形成膈下脓肿。肝上间隙和网膜囊的脓液，也可循此沟至盆腔。左结肠旁沟（left paracolic sulcus）上端有膈结肠韧带横列，但下方通入盆腔，因而此处脓液只能流入盆腔。在结肠的"门"形空隙内，肠系膜根自左上斜向右下，将此区分为左、右结肠下间隙（infracolic space）或称左、右肠系膜窦（mesenteric sinus）。左结肠下间隙下端可直通盆腔，因此该间隙内的脓液可以流入盆腔。右结肠下间隙仅借十二指腔空肠曲与横结肠系膜间的空隙，通至左结肠下间隙，故右结肠下间隙内的积液，初期常局限于此间隙，当积液过多时，才向它处扩散。

三、结肠上区的脏器

结肠上区位于膈与横结肠及其系膜之间。结肠上区内有食管的腹部、胃、十二指肠、肝、胆囊、胰、脾等脏器，并有它们的血管、淋巴管、淋巴结和神经等。

（一）解剖规范

1. 胃

（1）在标本上观察食管的腹部。它前、后面的迷走前干和迷走后干之后与胃的神经一起解剖。

（2）在标本上观察胃的形态、分部、位置和毗邻。

（3）在标本上观察胃壁的构造。

（4）为了解剖方便，沿右侧腋中线剪断第 9 ～ 10 肋，向下切开腹侧壁各层直达腹部横切口的右端，再沿肋弓（两侧）切断膈的附着点，将胸前壁连同上半部分的腹前壁翻向左侧。尽量将肝向上推起，充分暴露小网膜。

（5）解剖胃的血管、淋巴结和神经。

腹腔内的血管都走行于网膜、韧带、系膜的两层腹膜之间或壁腹膜之外，因此，在解剖过程中，只需剖开表面一层腹膜，即可达到暴露的目的，切勿使血管完全游离，这样可避免扯断血管和扰乱其位置关系。另外，还应注意：静脉与动脉伴行；淋巴管较细不必寻找，淋巴结沿血管排列，要注意观察，并尽量保留于原位；神经则常攀附血管成丛。

胃的动脉解剖：①沿胃大弯下方剥除大网膜的前层，暴露沿胃大弯走行的胃网膜左、右动脉，前者从左向右，后者从右向左，彼此吻合，它们发分支至胃和大网膜。沿胃网膜左、右动脉排列的有胃网膜左、右淋巴结。②剥开胃脾韧带的前层，寻认1～2支分布到胃底的胃短动脉。③循胃小弯剥除小网膜的前层，暴露沿胃小弯走行的胃左、右动脉，前者自左向右，后者自右向左，彼此吻合。它们发分支至胃和食管等。在伴行静脉中，要特别注意与胃左动脉伴行的胃左静脉，要很好保留切勿损坏，此静脉汇入肝门静脉（以后解剖）。沿胃左、右动脉排列的可有胃左、右淋巴结。④紧贴食管的腹部的前面找出迷走前干，它的分支主要沿胃小弯前面下行，稍稍剥离，将干轻轻提起，查看其分支的分布情况。游离食管腹部的右缘，稍向左翻起，在其后面寻找迷走后干，它的分支无须暴露。

（6）将胃左动脉反向追至贲门处，由于它转入网膜囊后面而起于腹腔干，故剔除部分网膜囊后壁的腹膜，追踪胃左动脉发自腹腔干处，暴露腹腔干。腹腔干为起自腹主动脉的一个短干，随即分为3支，除已验证了的胃左动脉以外，还有一支向左为脾动脉，另一支向右为肝总动脉，后两支动脉暂不解剖，现只暴露出此二支的始端即可。

2. 十二指肠

（1）在标本上观察十二指肠的形态、位置和毗邻。注意：①横结肠越过十二指肠降部的前方，故十二指肠有一部分在结肠下区内。②附着于十二指肠空肠曲附近和膈的右脚之间的十二指肠悬肌无须剥露，只要用手隔着腹膜触摸，了解其位置即可。③学习毗邻时，有些结构尚未解剖，可先初步了解，随着解剖的深入逐步得到证实。

（2）观察肝的位置和毗邻。

（3）观察胆囊的形态、位置和毗邻。

（4）在十二指肠上部的上方、靠近小网膜右缘处，剥开肝十二指肠韧带的前层腹膜暴露出胆总管。沿胆总管继续向上暴露直至肝门。查看输胆管道：自肝门出来的肝左管和肝右管很快合为肝总管，向下再与胆囊管汇合成胆总管，经十二指肠上部后方下行。除肝左、右管以外，有时还可见到从肝发出汇入上述输胆管道任何部分的副肝管。然后，纵行切开十二指肠降部右侧的腹膜，向左翻起降部，在十二指肠降部与胰头之间（或胰头后方）找到胆总管的下段。

（5）在胆总管左侧寻找肝固有动脉，修洁此动脉并向上追至肝门处。查看肝固有动脉至肝门附近分为左、右2支，分别进入肝左、右叶。

（6）在胆总管和肝固有动脉的后方，寻找粗大的肝门静脉，它上行至肝门也分为两支进入肝左、右叶。

（7）观察由肝总管、胆囊管及其上方的肝共同围成的三角形区域，此为胆囊三角。在胆囊三角中寻找胆囊动脉，它一般自肝固有动脉的右支发出，经过胆囊三角分布到胆囊。

（8）在十二指肠降部前壁做一纵切口，翻开肠壁，寻找十二指肠大乳头及其上的开口，注意十二指肠大乳头的上方有无十二指肠小乳头。

（9）沿幽门管的长轴切开幽门管和十二指肠始部的前壁，辨认环行的幽门瓣和幽门括约肌。

（10）循肝固有动脉向下追查肝总动脉，剔除部分网膜囊后壁的腹膜，一直追至它发自腹腔干处。寻认：肝总动脉在十二指肠上部的上方分为肝固有动脉和胃十二指肠动脉；胃右动脉的发出部位变化较多，它多数发自肝固有动脉，但也可发自胃十二指肠动脉或肝总动脉等；胃十二指肠动脉经十二指肠上部后方下行，至幽门下缘分为胃网膜右动脉和胰十二指肠上前、后动脉，前者已解剖，后者细小，走行于十二指肠与胰头之间的前、后方，向下与胰十二指肠下动脉（是肠系膜上动脉的一个分支，以后解剖）吻合。除伴行静脉以外还应注意沿这些动脉、血管排列的淋巴结和神经丛。至此可总结肝总动脉的各个分支及它们的分布。

3. 胰

（1）胃大弯下方的胃结肠韧带，在探查网膜囊时已横行割开，必要时可把切口再扩大一些（勿损伤血管等），将胃大弯向上翻起，暴露网膜囊的后壁，然后在标本上观察胰的形态、位置和毗邻，并借助离体标本观察胰管。

（2）在标本上观察脾的形态、位置和毗邻。

（3）在胰的上缘附近，剔除网膜囊后壁的腹膜，寻找脾动脉，它沿胰的上缘向左，经脾肾韧带两层腹膜间至脾，它的分支除前已解剖的胃短和胃网膜左动脉以外，还发分支至脾和胰。

（4）从胰的上缘把胰稍向前下翻起，在胰的后方找到脾动脉，它在脾动脉的下方横行，向左可追至脾门，向右追踪至胰头与胰体交界处的后方，在此它与肠系膜上静脉汇合成肝门静脉。注意另有肠系膜下静脉注入脾静脉或肠系膜上静脉（或二者汇合处），要注意保留，过后详细观察。

（5）沿脾动脉向右直追踪至它发自腹腔干处。至此，总结、复查腹腔干的各个分支及它们的分布。

（二）解剖层次

结肠上区：胃、十二指肠、肝、胆囊、胆道、胰和脾（图6-5，图6-6）。

（三）解剖内容

1. 食管的腹部　食管经膈的食管裂孔进入腹腔，与胃的贲门相接续，其前方接触肝的左叶。食管的腹部仅长1～2cm。沿食管的腹部的前、后面有迷走前干和迷走后干。食管的腹部的血液供应、神经支配和淋巴回流与胃相同。

2. 胃

（1）形态和分部（略）。

（2）位置和毗邻（略）。

（3）血管

1）动脉：均为腹腔干（celiac trunk，也称腹腔动脉）的分支，先沿胃大、小弯形成两个动脉弓，再由弓上发出许多小支至胃前、后壁。腹腔干的分支如下：

A. 胃左动脉（left gastric artery）：在网膜囊的后面，由腹腔干发出后，行向左上方，至胃的贲门处，发出食管支，然后急转向右，入小网膜中，沿胃小弯向右下走行，与胃右动脉吻合，沿途发出许多分支供应胃小弯附近胃的前、后壁。

B. 胃右动脉（right gastric artery）：起自肝固有动脉或肝总动脉，在小网膜中经幽门上缘沿胃小弯向左上行与胃左动脉吻合，它的分支供应胃小弯附近胃的前、后壁以及十二指肠上部。

C. 胃网膜右动脉（right gastroepiploic artery）：是胃十二指肠动脉的分支。胃十二指肠动脉经幽门后方下行，至幽门下缘，分为胃网膜右动脉和胰十二指肠上前、后动脉（后述）。胃网膜右动脉在大网膜两层之间沿胃大弯从右向左走行，沿途发出多数小支至胃的前、后壁及大网膜，最终与胃网膜左动脉吻合。

D. 胃网膜左动脉（left gastroepiploic artery）：是脾动脉靠近脾门处的分支，通过胃脾韧带进入大网膜两层之间，沿胃大弯向右走行，与胃网膜右动脉吻合。沿途分支分布到胃的前、后壁及大网膜。

E. 胃短动脉（short gastric artery）：由脾动脉发出，一般为3～4支，走行于胃脾韧带中，分布于胃底的前、后壁。

F. 胃后动脉（posterior gastric artery）：出现率约72%，大多1～2支，发自脾动脉或其上极支，上行于网膜囊后壁腹膜后方，经胃膈韧带至胃底后壁。主要分布于胃体后壁上份偏小弯侧。胃后

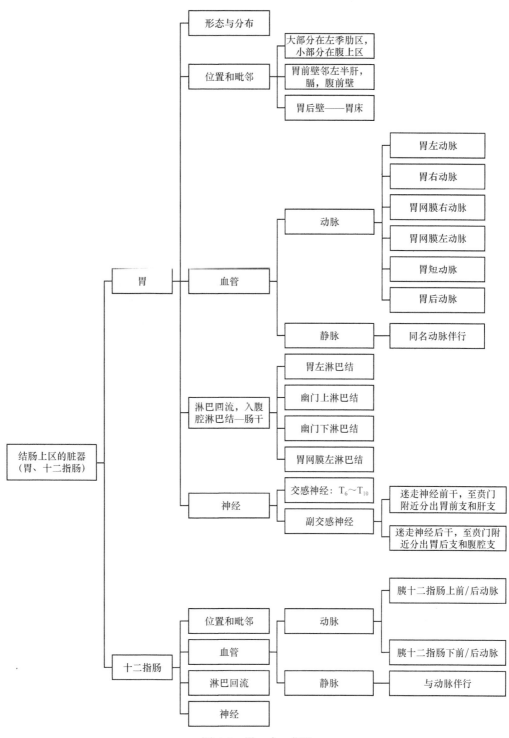

图 6-5　胃、十二指肠

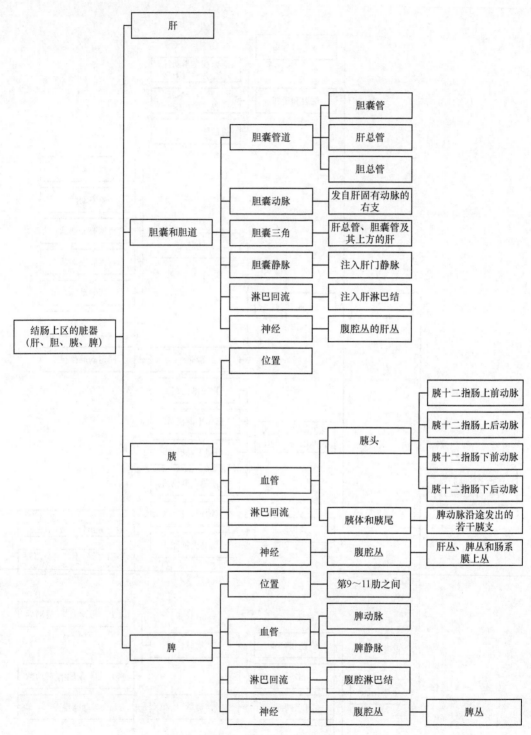

图 6-6　肝、胆、胰和脾

动脉还可能供应食管腹段后壁、贲门部后壁或胃底后壁。此动脉在胃、脾、胰的手术中有重要意义。

此外，左膈下动脉也可发 1～2 小支分布于胃底上部和贲门。这些小支对胃大部切除术后保证残留胃的血供有一定意义。

2）静脉：与同名动脉伴行。胃左静脉（left gastric vein，也称胃冠状静脉）和胃右静脉（right gastric vein）注入肝门静脉。胃右静脉还收受位于幽门与十二指肠交界处前方的幽门前静脉（prepyloric vein）。胃网膜左静脉（left gastroomental vein）和胃短静脉（short gastric vein）流入脾静脉，而胃网膜右静脉（right gastroomental vein）注入肠系膜上静脉。多数人还有胃后静脉，由胃底后壁经胃膈韧带和网膜囊后壁腹膜后方，注入脾静脉（splenic vein）。

（4）淋巴回流：胃的淋巴流向很多。①胃体小弯侧、胃底右侧部及贲门部的淋巴流向胃左淋巴结（left gastric lymph node）。②幽门部小弯侧的淋巴流入幽门上淋巴结（suprapyloric lymph node）。③幽门部大弯侧及胃体大弯侧右半部的淋巴归入幽门下淋巴结（subpyloric lymph node）和胃网膜右淋巴结（right gastroomental lymph node）。④胃体大弯侧左半部和胃底左侧部的淋巴注入胃网膜左淋巴结（left gastroomental lymph node）。幽门上、下淋巴结分别位于幽门的上、下方，其他的均沿同名动脉排列。上述各淋巴结的输出管，最终归入腹腔淋巴结（腹腔干周围）。胃各部淋巴回流虽大致有一定方向，但因胃壁内淋巴管有广泛吻合，几乎任何一处的胃癌，皆可侵及与胃其他部位相关的淋巴结。胃的淋巴管与邻近器官亦有广泛联系，故胃癌细胞可向邻近器官转移。另外，还可通过食管的淋巴管和胸导管末段逆流至左锁骨上淋巴结。

（5）神经：支配胃的神经有交感神经和副交感神经，还有内脏传入神经。胃的交感神经节前纤维起于脊髓第 6～10 胸节段，穿第 6～8 胸交感干神经节，经内脏大神经至腹腔神经节更换神经元，节后纤维参与形成腹腔丛，丛的分支随腹腔干的分支分布到胃。交感神经抑制胃的分泌和蠕动，增强幽门括约肌的张力，并使胃的血管收缩。副交感神经来自迷走神经。左、右迷走神经在食管壁上形成食管丛，向下又分别形成迷走神经前干和迷走神经后干，它们随食管穿膈的食管裂孔入腹腔。迷走神经前干经食管的腹部的前面，至贲门附近分出胃前支（anterior gastric branch）和肝支（hepatic branch）。胃前支沿胃小弯前面向右，沿途发出 4～6 个小支，分布到胃前壁，其终支以"鸦爪"形的分支分布于幽门部的前壁。肝支有 1～3 条，参加肝丛。迷走神经后干经食管的腹部的后面，至贲门附近分为胃后支（posterior gastric branch）和腹腔支（celiac branch）。胃后支沿胃小弯后面向右，沿途发出小支至胃后壁，终支也以"鸦爪"形分支，分布于幽门部的后壁。腹腔支向右参加腹腔丛，并与交感神经纤维一起伴随动脉分布到腹腔的大部分脏器（如胃、脾、小肠、盲肠、升结肠、横结肠、肝、胰和肾等）。迷走神经各胃支在胃壁神经丛内换发节后纤维，支配胃腺与肌层，通常可促进胃酸和胃蛋白酶的分泌，增强胃的运动。此外，这些脏器的感觉神经纤维随交感及副交感神经走行进入中枢。

3. 十二指肠

（1）位置和毗邻：十二指肠（duodenum）是小肠的首段，全长 25cm 左右。它位于腹腔后壁，贴近脊柱的腰部。除始、末二端因全为腹膜所包被而较活动外，其余部分均固定不动。

十二指肠空肠曲借十二指肠悬肌（suspensory muscle of duodenum）悬吊固定于腹后壁，它由骨骼肌、结缔组织和平滑肌共同构成，起自膈的右脚，下附于十二指肠空肠曲附近，也称 Treitz 韧带，有悬吊、固定十二指肠空肠曲的作用。

十二指肠上部的前方为胆囊，后方有胆总管、胃十二指肠动脉及肝门静脉经过。降部的前方有横结肠越过，外侧与右肾相接触。十二指肠"C"形的凹槽内容有胰头。在十二指肠降部与胰头之间可有胆总管，此管与胰管汇合，开口于十二指肠降部的左后壁。紧贴十二指肠水平部的前面，有肠系膜上血管经过。

（2）血管：动脉主要来自胰十二指肠上前/后动脉和胰十二指肠下前/后动脉。胰十二指肠上前、后动脉（anterior and posterior superior pancreaticoduodenal artery）是胃十二指肠动脉的终支之一，它沿十二指肠与胰头之间的前、后方下行；胰十二指肠下动脉（inferior pancreaticoduodenal artery）发自肠系膜上动脉（见结肠下区），它也分两支沿十二指肠与胰头之间的前、后方上行，在十二指肠降部内侧与胰十二指肠上前、后动脉吻合成前、后两弓，由弓上发支供应十二指肠壁和胰头等。上述各动脉都有伴行静脉，与胰十二指肠上后动脉伴行的静脉汇入肝门静脉，其他的均注入肠系膜上静脉。

（3）淋巴回流：十二指肠上部的淋巴管先注入幽门淋巴结，而后注入围绕腹腔干根部的腹腔淋巴结。十二指肠其余各部的淋巴管注入肠系膜上淋巴结。

（4）神经：主要来自腹腔丛的肝丛和肠系膜上丛的交感和迷走神经纤维。

4. 肝 略。

5. 胆囊和胆道

（1）胆囊和胆道形态：胆囊（gallbladder）位于肝下面的胆囊窝内。其上面借结缔组织连附于肝；下面游离，覆以腹膜，并与十二指肠上曲和结肠右曲接触。胆囊可分为胆囊底、胆囊体、胆囊颈和胆囊管 4 部。胆囊底（fundus of gallbladder）钝圆，是其突向前下的盲端，当充满胆汁时，可在胆囊切迹处微露出于肝的前缘。胆囊底的体表投影在右锁骨中线或右腹直肌外缘与右肋弓相交处（约交于第 9 或第 10 肋软骨）附近，并随呼吸升降。当患胆囊炎时，此处有压痛。胆囊体（body of gallbladder）构成胆囊的主体部分，与底无明显分界，它在肝门右端附近续为胆囊颈。胆囊颈（neck of gallbladder）狭细，常以直角向左下弯转续接胆囊管。胆囊管（cystic duct）走在肝十二指肠韧带内，与其左侧的肝总管汇合成胆总管。

胆道是将肝所分泌的胆汁输送至十二指肠的管道。左、右半肝内的小胆管逐步汇合，分别合成肝左管（left hepatic duct）和肝右管（right hepatic duct），两管出肝门后很快合成肝总管（common hepatic duct），在肝十二指肠韧带中下行，并以锐角与胆囊管汇合，共同形成胆总管。胆总管（common bile duct）有一定舒缩功能，它在肝固有动脉右侧、肝门静脉前方下行于肝十二指肠韧带中，向下经十二指肠上部的后方，至胰头与十二指肠降部间（也可能行经胰头后方的沟内）进入十二指肠降部的左后壁，在此处与胰管汇合，形成稍膨大的总管，称肝胰壶腹（hepatopancreatic ampulla，也称法特壶腹），开口于十二指肠大乳头的顶端。在肝胰壶腹周围有环形平滑肌包绕，称为肝胰壶腹括约肌（sphincter of hepatopancreatic ampulla），也称奥迪（Oddi）括约肌。在胆总管末段乃至胰管末端周围，亦常有少量平滑肌包绕形成的括约肌。

（2）胆囊动脉（cystic artery）和胆囊三角：多发自肝固有动脉的右支，经胆囊三角分布到胆囊。胆囊三角（又称 Calot 三角）是由肝总管、胆囊管及其上方的肝共同围成的一个三角形区域，胆囊动脉的起始部的位置多数在此三角中，故做胆囊手术时可在胆囊三角中寻找胆囊动脉加以结扎。但是胆囊动脉的起点、走行和分支也常有变异。

（3）胆囊静脉：直接注入肝门静脉。

（4）淋巴回流：胆囊的淋巴管注入肝淋巴结。

（5）神经：来自腹腔丛的肝丛。

6. 胰

（1）位置和毗邻：略。

（2）血管：胰头大部由胰十二指肠上前动脉（anterior superior pancreaticoduodenal artery）、胰十二指肠上后动脉（posterior superior pancreaticoduodenal artery）、胰十二指肠下前动脉（anterior inferior pancreaticoduodenal artery）和胰十二指肠下后动脉（posterior inferior pancreaticoduodenal artery）供应；胰体和胰尾则由脾动脉在沿胰的上缘走行时，沿途发出的若干胰支（pancreatic branches）供应。胰的静脉主要回流至肝门静脉。其中胰体和胰尾的静脉先入脾静脉，胰头的一部分静脉先入肠系膜上静脉然后汇入肝门静脉。

（3）淋巴回流：胰头的淋巴管入幽门淋巴结，胰体和胰尾的淋巴管入沿脾动脉排列的胰淋巴结和脾淋巴结。上述淋巴结输出管注入腹腔淋巴结。

（4）神经：来自腹腔丛的肝丛、脾丛和肠系膜上丛。

6. 脾

（1）形态、位置和毗邻：脾位于左季肋区，在第 9～11 肋之间，脾的长轴与第 10 肋一致。正常时，在肋弓下不能触及。活体脾为暗红色，质软而脆，若受到暴力打击容易破裂。脾的大小和重量随脾内所存血量的多寡而改变，成人脾重 110～200g。脾可分为膈、脏两面，前、后两缘和上、下两端。膈面（diaphragmatic surface）平滑隆凸，朝向外上，与膈相贴。脏面（visceral surface）凹陷，近中央处为脾门（hilum of spleen），是脾的血管、神经、淋巴管的出入之处。脏面的前上部与胃底相贴为胃面（gastric surface）；后下部与左肾和左肾上腺邻靠为肾面（renal surface）；近下端处与结肠左曲相贴为结肠面（colic surface）。前缘较锐，下部有 2～3 个切迹，称为脾切迹，脾肿大时，可作为触诊脾的标志。后缘较钝厚。上端钝圆，朝向内，下端较阔，向前外方，其下方紧邻膈结肠韧带。脾的表面除脾门处以外，均被腹膜包被。

（2）血管：脾动脉（splenic artery），粗而迂曲，为腹腔干最大的分支。它在网膜囊后面沿胰的上缘自右向左，经脾肾韧带至脾门，分成数个脾支入脾。脾动脉沿途发出许多胰支，分布于胰体和胰尾。另外，由脾动脉的末端或脾支还发出胃短动脉和胃网膜左动脉（前述）。脾静脉于脾门处由数支静脉集合而成，经胰的后方、脾动脉的下方横行向右，除收集同名动脉分支分布区域的静脉血外，还可有肠系膜下静脉注入。脾静脉在胰头与胰体交界处后方与肠系膜上静脉汇合成肝门静脉。

（3）淋巴回流：脾的淋巴管注入在脾门附近沿脾动脉排列的脾淋巴结，再入腹腔淋巴结。

（4）神经：来自腹腔丛的脾丛。

四、结肠下区的脏器

结肠下区中有小肠和大肠，并有它们的血管、淋巴管、淋巴结和神经等。

（一）解剖规范

1. 小肠 将空、回肠和肠系膜翻向左侧，部分割开并钝性剥离肠系膜的右层腹膜，按下列步骤观察。

（1）循肠系膜根向上，肠系膜上动脉在十二指肠水平部与胰头之间穿出；越过十二指肠水平部的前方下行的肠系膜上动脉，其右侧有伴行的肠系膜上静脉。

（2）寻找自肠系膜上动脉始段的右侧壁发出的胰十二指肠下动脉，它沿胰头与十二指肠水平部之间的前、后方走行向右，至十二指肠降部内侧转行向上，与胰十二指肠上前、后动脉吻合。

（3）自肠系膜上动脉的左侧壁发出多支空、回肠动脉，它们在肠系膜内反复分支和吻合，形成一系列的动脉弓，自末列动脉弓发出分支到空、回肠。

（4）注意伴随动脉的静脉和神经丛，在肠系膜内辨认沿空、回肠动脉排列的肠系膜淋巴结。

2. 大肠

（1）观察盲肠、阑尾、结肠各部的位置、毗邻、连续关系和腹膜的被覆情况。

（2）将空、回肠翻向左侧，观察回结肠动脉、右结肠动脉及它们的伴行静脉。回结肠动脉是肠系膜上动脉右侧壁下部发出的一个分支，分支分布到回盲部和升结肠下部；其发出的阑尾动脉，行经阑尾系膜边缘的两层腹膜之间，分布到阑尾。右结肠动脉在回结肠动脉的上方（有时二者可共干）起自肠系膜上动脉右侧壁，分支分布到升结肠。同时要注意沿这些血管排列和走行的淋巴结和神经丛。

（3）将横结肠翻向上方，观察中结肠动、静脉。中结肠动脉也起于肠系膜上动脉，分支分布到横结肠。注意沿血管分布的淋巴结和神经丛。

（4）将空、回肠翻至右侧，观察：①肠系膜下动脉，约在十二指肠水平部下缘处起自腹主动脉，向左下斜行，终支入盆腔，续为直肠上动脉（待盆腔部分解剖）。②左结肠动脉，为肠系膜下动脉的分支，分布到降结肠及结肠左曲附近。③乙状结肠动脉，发自肠系膜下动脉，经乙状结肠系膜至乙状结肠。常有 2 ~ 3 支。④肠系膜下静脉，收集同名动脉供应范围的静脉血，注意它与同名动脉并不伴行，它向上注入脾静脉或肠系膜上静脉（或二者汇合处）。同时要注意沿上述血管分布的淋巴结和神经丛。

（5）循肠系膜上静脉继续向上追踪，将胰头与胰体交界处尽量自胰后壁游离，查看肠系膜上静脉在此与脾静脉汇合成肝门静脉。至此，可按标本"肝门静脉系"的内容查看肝门静脉主干的位置、毗邻和属支，理解肝门静脉系与腔静脉系的吻合及其侧支循环。

3. 肝门静脉（hepatic portal vein）　为一短而粗的静脉干，由肠系膜上静脉和脾静脉在胰头与胰体交界处的后方汇合而成，斜向右上方，经十二指肠上部的后方进入肝十二指肠韧带内，沿胆总管和肝固有动脉的后方上行至肝门处分为左、右支，分别进入肝左、右叶，在肝内反复分支，汇入肝血窦（肝内毛细血管网），再经中央静脉最后合成肝静脉。由此可见肝门静脉的特点是两端都连接毛细血管。肝门静脉及其属支的另一结构特点是无静脉瓣，故当肝门静脉内压力升高时，血液易发生倒流。

肝门静脉收集食管的腹部、胃、小肠、大肠（到直肠）、胰、胆囊和脾的静脉血，其主要功能在于将肠道吸收的营养物质输送到肝，在肝内进行合成、解毒和储存（肝糖原）。肝门静脉可视为肝的功能血管。根据国内的资料，肝门静脉合成形式可有 3 种类型：①由肠系膜上静脉和脾静脉合成，而肠系膜下静脉注入脾静脉，占52%；②由脾静脉、肠系膜上静脉和肠系膜下静脉共同合成，占13.3%；③由脾静脉和肠系膜上静脉合成，肠系膜下静脉注入肠系膜上静脉，占34.7%。

（二）解剖层次

结肠下区：小肠、大肠、肝门静脉及吻合（图6-7，图6-8）。

（三）解剖内容

1. 小肠　小肠（small intestine）中的十二指肠已在结肠上区叙述，在此仅描述空肠和回肠。

（1）空、回肠的位置：空肠（jejunum）和回肠（ileum）迂曲回旋，占据结肠下区的大部。左上部的空肠占其近端 2/5，起自十二指肠空肠曲；右下部的回肠占其远端 3/5，在右髂窝处终于盲肠。空、回肠全部为腹膜所包被，并借腹膜形成的肠系膜附于腹后壁。肠管与系膜相连处称系膜缘，其相对侧称为对系膜缘（或独立缘）。肠系膜呈扇形，其根部即肠系膜根较短，自第 2 腰椎左侧向右下斜行至右骶髂关节前方处，长约15cm。分布到空、回肠的血管、淋巴管和神经，经肠系膜根进入肠系膜的两层腹膜之间。约有 3% 的个体，在回肠末端距回盲瓣30 ~ 100cm 的范围，可见肠壁的对系膜缘处存在一囊状突出部，称梅克尔憩室（Meckel diverticulum），它是胚胎时期卵黄囊管未完全消失而形成的。憩室发炎时，可产生类似阑尾炎的症状。有时此囊以索状结构连于腹壁，可成为肠扭转甚至肠绞窄的原因。

（2）空、回肠的血管：空、回肠的动脉来自肠系膜上动脉（superior mesenteric artery），此动脉在胰的后方起自腹主动脉，经十二指肠空肠曲的右侧、肠系膜上静脉的左侧，越过十二指肠水平部的前方，进入小肠系膜根而斜行至右髂窝。肠系膜上动脉发出的分支有胰十二指肠下动脉、空肠动脉、回肠动脉、回结肠动脉、右结肠动脉及中结肠动脉。

空肠动脉（jejunal artery）和回肠动脉（ileal artery），共有10 ~ 20支。它们自肠系膜上动脉的左侧壁发出，在肠系膜中行向空、回肠，营养全部有系膜的小肠。每条动脉先分为 2 支，与其邻近的动脉分支吻合形成第一级动脉弓，弓的分支再吻合成 2 级弓、3 级弓，最多可达 5 级弓。一般在空肠的近侧段只见 1 级弓，越向回肠末端，弓的级数越多。这种弓形吻合，保证肠管在运动和变换位置时都能得到血液供应。自末级动脉弓上发出的分支，垂直分布至空、回肠壁，它们在肠壁内的吻合并不丰富。做空、回肠部分切除吻合术时，除肠系膜作扇形切断外，对系膜缘侧的肠壁应稍多切除一些，以保证吻合的肠端有充分的血液供应。空、回肠的静脉与动脉相应而回流至肠系膜上静脉。

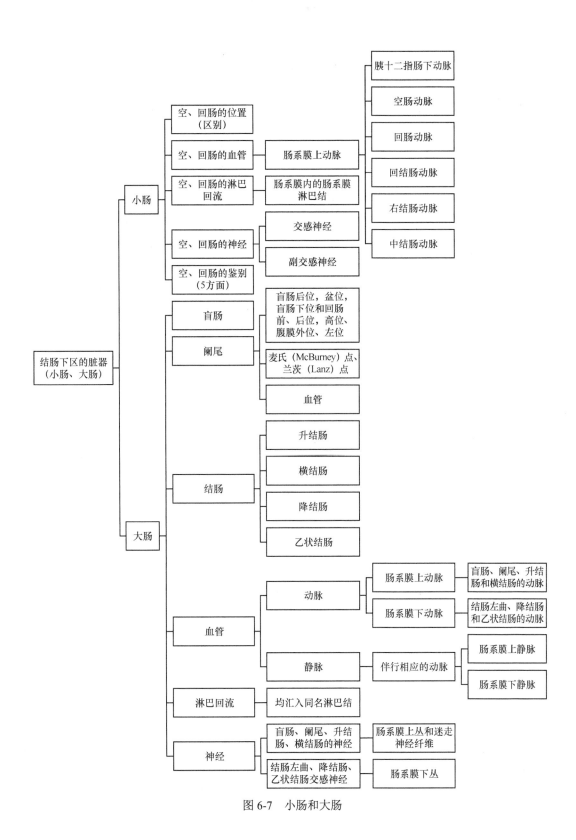

图 6-7　小肠和大肠

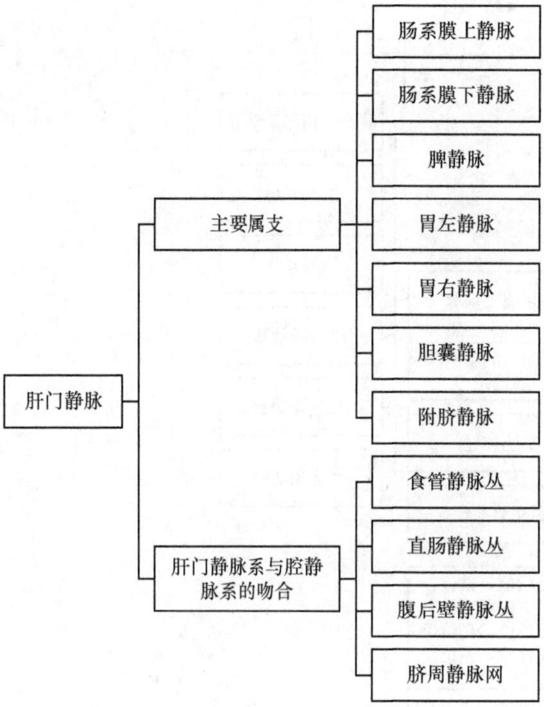
肝门静脉
主要属支
肠系膜上静脉
肠系膜下静脉
脾静脉
胃左静脉
胃右静脉
胆囊静脉
附脐静脉
肝门静脉系与腔静脉系的吻合
食管静脉丛
直肠静脉丛
腹后壁静脉丛
脐周静脉网

图 6-8　肝门静脉

（3）空、回肠的淋巴回流：小肠的毛细淋巴管以盲端起自小肠绒毛，吸收来自肠腔内的脂肪后，使淋巴呈乳糜样，故小肠的淋巴管又称乳糜管。空、回肠的淋巴管注入位于肠系膜内的肠系膜淋巴结，它们沿空、回肠动脉排列，数目众多，这些淋巴结的输出管最后注入位于肠系膜上动脉根部周围的肠系膜上淋巴结。

（4）空、回肠的神经：有交感和副交感神经分布，分别来自腹腔丛的肠系膜上丛和迷走神经纤维。

（5）空、回肠的鉴别：外科手术中打开腹膜腔后，可借下列各点鉴别空肠和回肠。①空肠盘曲在左上腹部、横结肠系膜左侧部的下方；回肠主要位于右下腹部，并有小部分位于盆腔内。②空肠管径大，壁厚，色稍红；回肠管径较小，壁较薄，色稍白。③空肠的系膜附于腹后壁的上部并位于腹主动脉的左方；回肠的系膜的附着处则较低，且位于腹主动脉的右侧。④空肠的系膜内的血管形成 1 ～ 2 级的弓状吻合，自末级弓发出较长但数量较少的分支至肠壁；回肠的系膜内的血管则形成 3 或 4 级甚至更多级的弓状吻合，末级弓发出较多短的分支到达肠壁。⑤空肠侧的肠系膜内，仅在根部沉积有脂肪；回肠侧的肠系膜内，从根部到肠壁都沉积有脂肪。

2. 大肠　大肠（large intestine）的盲肠、阑尾、结肠位于结肠下区，直肠及肛管位于盆部及会阴部。

（1）盲肠（cecum）：是大肠的起始部，一般位于右髂窝内，有时高位可达髂窝上方，甚至肝右叶下方，有时可低至盆腔。它的长度 6 ～ 8cm，大部分被腹膜包裹，有一定的活动性。盲肠后壁有时无腹膜，直接贴靠髂窝不能活动，在少数情况下，盲肠和升结肠都有系膜，则有较大的活动性。盲肠上连升结肠，左接回肠，并附有阑尾，后邻腰大肌、髂肌和股神经等。盲肠壁上有 3 条结肠带，它们在肠壁上的汇聚点，即阑尾根部附着之处，手术时常沿结肠带寻找阑尾。临床上通常将回肠末端、盲肠和阑尾统称为回盲部，此处是肠套叠、肠结核和肿瘤的好发部位。

（2）阑尾（vermiform appendix）：阑尾的根部连于盲肠的后内壁，末端为盲端而游离。阑尾全部包有腹膜，并连有阑尾系膜。系膜多呈三角形，其中含有血管、神经和淋巴管，身体肥胖时可含较多脂肪。系膜一般较阑尾短，因而使阑尾呈屈曲状。阑尾开口于回盲瓣下方的盲肠壁上。成人阑尾的腔细，开口窄小，粪石或蛔虫一旦进入则不易排出。小儿阑尾开口较大，故阑尾易梗阻发炎，但阑尾壁较薄，如发炎时则易于穿孔，应及早手术。老年人阑尾腔有时闭塞。

阑尾一般位于右髂窝内，但其位置因人而异，变化很大。可位于回肠前或后、盲肠下方、盲肠后方以及向内下接近小骨盆缘，其中以盲肠后位最多，盆位次之，盲肠下位和回肠前、后位均较少见；还有少数人因胚胎发育过程中盲肠下降的异常，可使盲肠和阑尾高达肝下或低至盆腔内；如果胚胎发育过程中肠旋转异常，则盲肠可达腹中线附近，甚或可能停留在左下腹。有的阑尾可部分或完全位于壁腹膜的后面。此外，还会有盲肠壁浆膜下阑尾的可能。由于个体阑尾位置不同，周围毗邻关系亦有不同，所以阑尾炎时可能出现不同的症状和体征。虽然阑尾位置变化大，但 3 条结肠带均在阑尾根部集中，故沿结肠带向下追踪，是术中寻找阑尾的可靠方法。

阑尾根部的投影，一般位于两侧髂前上棘连线的右、中 1/3 交界处，称兰茨（Lanz）点。因阑尾的位置变化较大，患阑尾炎时最明显的压痛点可在 Lanz 点，也可在右侧髂前上棘和脐连线的中、外 1/3 交界处的麦氏点。如阑尾为盲肠后位而贴于腰大肌时，临床检查，可嘱患者股后伸使腰大肌被动紧张，挤压发炎的阑尾而引起疼痛（腰大肌试验阳性）；如为盆位阑尾，则腹痛和压痛部位较低，还可刺激膀胱、直肠而引起相应症状，肛门指诊可能有压痛，但应与右侧输卵管炎相鉴别；如盲肠和阑尾在肝下，则腹痛及压痛可在右上腹，应与胆囊炎相鉴别。

（3）升结肠、横结肠、降结肠和乙状结肠：升结肠后面接触腰方肌和右肾，内侧面接触腰大肌，外侧面接触腹侧壁，前面接触部分小肠和腹前壁。横结肠上方接触肝右叶的下面和胃大弯，下方接触小肠，后方邻接胰和十二指肠，前方遮以大网膜。结肠左曲较右曲稍高，它接触左肾的下部和脾脏面的下份。降结肠的毗邻关系与升结肠大致相似。

（4）血管

1）动脉：大肠的动脉有两个来源，盲肠、阑尾、升结肠和横结肠的动脉来自肠系膜上动脉；结肠左曲以下部分来自肠系膜下动脉。肠系膜上动脉的分支很多，其中胰十二指肠下动脉、空肠动脉和回肠动脉已在小肠部分叙述。肠系膜上动脉供应大肠的分支多半发自其右侧壁，自下而上有：①回结肠动脉（ileocolic artery），起自肠系膜上动脉右侧壁的下部，在壁腹膜之后，斜向右下，至盲肠附近分支分别供应升结肠下份、盲肠和回肠末端；此外，还发阑尾动脉供应阑尾。阑尾动脉（appendicular artery）经回肠末端的后方进入阑尾系膜，沿系膜边缘走行分支到阑尾。阑尾动脉与回结肠动脉分支间吻合较少，阑尾发炎易使动脉栓塞而引起阑尾坏疽。②右结肠动脉（right colic artery），在回结肠动脉的上方起自肠系膜上动脉的右侧壁（有时可与回结肠动脉共干），在壁腹膜的后方向右，越过下腔静脉和睾丸动、静脉以及输尿管而供应升结肠。它的分支与回结肠动脉和中结肠动脉吻合。③中结肠动脉（middle colic artery），在胰的下方发自肠系膜上动脉主干，在稍偏右侧处进入横结肠系膜内，分左、右两支供应横结肠。它与右结肠动脉以及肠系膜下动脉发出的左结肠动脉吻合。在做结肠后胃肠吻合术时，应偏左侧切开横结肠系膜，以免伤及中结肠动脉。

结肠左曲、降结肠和乙状结肠由肠系膜下动脉的分支供应。肠系膜下动脉（inferior mesenteric artery），大约平第 3 腰椎高度，在十二指肠水平部的下方起自腹主动脉的前壁，它在壁腹膜后方斜向左下，越过左髂总动静脉而续为直肠上动脉，进入盆腔。肠系膜下动脉的分支：①左结肠动脉（left colic artery），在壁腹膜后方，向左上行，分支营养结肠左曲附近和降结肠，它与中结肠动脉、乙状结肠动脉吻合。②乙状结肠动脉（sigmoid artery），常为 2～3 支，向左下进入乙状结肠系膜至乙状结肠。它们彼此间互相吻合，且与左结肠动脉、直肠上动脉吻合。③直肠上动脉（superior rectal artery），是肠系膜下动脉直接延续的终支，在乙状结肠系膜两层间下行入盆腔（将在小骨盆中叙述）。

2）静脉：大肠的静脉伴行相应的动脉分别归入肠系膜上静脉和肠系膜下静脉，最后都经肝门静脉入肝。故阑尾炎所致的静脉炎，可以沿阑尾静脉，经回结肠静脉、肠系膜上静脉、肝门静脉至肝的路径上行扩散，引起肝脓肿。

（5）淋巴回流：直肠的淋巴回流在小骨盆中叙述。大肠其他部分的淋巴管，均汇入沿大肠各动脉排列的同名淋巴结。如盲肠、阑尾、升结肠、横结肠的淋巴先分别汇入回结肠淋巴结、右结肠淋巴结、中结肠淋巴结，这些结的输出管再注入位于肠系膜上动脉根部周围的肠系膜上淋巴结；而结肠左曲及降结肠、乙状结肠的淋巴管先分别汇入左结肠淋巴结、乙状结肠淋巴结，它们的输出管再汇入位于肠系膜下动脉根部周围的肠系膜下淋巴结。

（6）神经：直肠的神经在小骨盆中叙述。盲肠、阑尾、升结肠、横结肠的神经都来自腹腔丛的肠系膜上丛和迷走神经纤维；结肠左曲、降结肠、乙状结肠的交感神经来自肠系膜下丛，副交感纤维来自骶部的副交感神经。

（四）肝门静脉

（1）主要属支

1）肠系膜上静脉（superior mesenteric vein）：沿同名动脉右侧经小肠系膜根上行，与脾静脉汇合成肝门静脉。它除收集同名动脉分布区域的静脉血以外，还收受胃十二指肠动脉分布区域的静脉血。

2）肠系膜下静脉（inferior mesenteric vein）：起自直肠上静脉，越小骨盆口后进入腹腔，在腹膜后沿输尿管内侧上行，沿途接受来自乙状结肠、降结肠和结肠左曲的静脉支。

3）脾静脉：是在脾门由数支静脉集合而成的较大静脉干，位于胰后而伴行于脾动脉下方。它除收集同名动脉分布区域的静脉血以外，还可有肠系膜下静脉注入。肠系膜下静脉收集同名动脉分布区域的静脉血，在肠系膜下动脉左侧上行至胰的后方注入脾静脉。肠系膜下静脉有时注入肠系膜上静脉，或注入肠系膜上静脉与脾静脉的汇合处。

4）胃左静脉：也称胃冠状静脉，它与胃左动脉伴行，收集胃左动脉分布区域的静脉血，向右注入肝门静脉。胃左静脉在贲门处与食管下部的静脉有吻合，后者注入奇静脉和半奇静脉，借此，肝门静脉可与上腔静脉系交通。

5）胃右静脉：是较小的静脉，与同名动脉伴行，收受同名动脉分布区域的静脉血。胃右静脉在注入肝门静脉前常接收幽门前静脉，在活体上幽门前静脉是手术时确定幽门的标志。

6）胆囊静脉（cystic vein）：与胆囊动脉伴行，收集胆囊壁的静脉血，注入肝门静脉的右支。

7）附脐静脉（paraumbilical vein）：为数条细小静脉，起于脐周静脉网，沿肝圆韧带走行，注入肝门静脉。

（2）肝门静脉系与腔静脉系的吻合及其侧支循环：肝门静脉系与上、下腔静脉系之间有丰富的吻合。在正常情况下吻合支细小，血流量少，均按正常方向分别回流至所属静脉系。当肝门静脉高压症（如肝硬变）时，肝门静脉回流受阻，血流可经吻合支进入上、下腔静脉系而形成侧支循环，显示了静脉系具有潜在的代偿能力。此时吻合支变得粗大弯曲，形成静脉曲张，曲张的静脉一旦破裂，常引起大出血。肝门静脉系与上、下腔静脉系之间的吻合主要有：①肝门静脉系的胃左静脉与上腔静脉系的食管静脉在食管下段和贲门附近形成吻合。肝门静脉受阻时，血液可经胃左静脉、食管静脉丛、食管静脉、奇静脉入上腔静脉，可形成食管-胃底静脉曲张，若破裂则引起大呕血。②肝门静脉系中肠系膜下静脉的直肠上静脉，在直肠下端的直肠静脉丛处，与下腔静脉系的直肠下静脉和肛静脉吻合。形成侧支循环后，肝门静脉血经脾静脉、肠系膜下静脉、直肠上静脉、直肠静脉丛、直肠下静脉和肛静脉、髂内静脉、髂总静脉至下腔静脉。此时，直肠静脉丛的血管曲张，往往形成痔，若破裂则引起便血。③肝门静脉系的附脐静脉在脐周围与上、下腔静脉系的腹壁的深、浅静脉吻合。当形成侧支循环时，肝门静脉血可经附脐静脉和脐周围静脉网经腹壁的深静脉（腹壁上、下静脉）和浅静脉（胸腹壁静脉及腹壁浅静脉），向上最后至上腔静脉，向下最后至下腔静脉。此时，腹壁静脉曲张，可见曲张的浅静脉在脐周形成"海蛇头"样体征。

此外，肝门静脉系的脾静脉、肠系膜上静脉、肠系膜下静脉以及升、降结肠和十二指肠、胰、肝等脏器的小静脉，在腹膜后与上、下腔静脉系的属支（如腰静脉、低位肋间后静脉、膈下静脉、肾静脉、睾丸或卵巢静脉等）吻合，当肝门静脉受阻时，均可形成侧支循环。

五、腹膜后间隙和腹后壁

腹膜后间隙位于腹后壁的壁腹膜与腹内筋膜之间。腹内筋膜为衬附于腹、盆腔内面的深筋膜的总称。腹膜后间隙内含大量疏松结缔组织，并有肾、肾上腺、输尿管、腹主动脉、下腔静脉以及神经和淋巴结等重要结构。肾和输尿管属泌尿系统器官，肾上腺为内分泌器官。

（一）解剖规范

1.肾

（1）剥离结肠左、右曲处的腹膜，将横结肠拉向下方。将肝尽量推向上方，十二指肠降部和空、回肠推向左方，可暴露出右肾及上方的右肾上腺；翻胃向上，轻割脾肾韧带，再把脾、胰和连属的血管上推，可暴露出左肾和左肾上腺。在暴露肾的过程中，观察肾的位置和毗邻。

（2）肾的被膜：切开肾和肾上腺前面的腹膜，观察包裹肾、肾上腺及二者周围脂肪组织的肾筋膜，此膜不甚明显，是由疏松结缔组织密集而形成。肾筋膜深方的脂肪组织，即为脂肪囊。切开肾筋膜和脂肪囊显露出肾，贴包在肾实质表面的是薄而坚韧的纤维囊。

（3）显露肾内侧缘中央的肾门。解剖出、入肾门的诸结构（合称肾蒂）：从前向后主要有肾静脉、肾动脉和肾盂；此外，伴随肾血管的还有神经、淋巴管等。把肾静脉暴露到它注入下腔静脉处。注意左侧肾静脉有左肾上腺静脉和来自睾丸（或卵巢）的静脉注入。把肾静脉稍向下拉，在其后方追踪肾动脉至它发自腹主动脉处。肾动脉还发一小支到肾上腺。注意有无不经肾门而进入肾实质的副肾动脉。肾盂向下移行为输尿管。

（4）将肾向内侧翻起，观察肾后面的被膜，并验证肾后面的毗邻关系。

（5）小心暴露肾上腺，注意勿伤肾上腺的动脉和静脉，留待与腹膜后大血管一并解剖。观察肾上腺的位置、形态和毗邻。

（6）循肾盂向下解剖出输尿管，直至小骨盆上口处；观察其行程和毗邻。

2.腹主动脉

（1）修洁腹主动脉和下腔静脉，同时要注意保留腹主动脉周围的神经丛和淋巴结。

（2）暴露和观察腹主动脉的位置、行程、毗邻及其主要的分支主干。

（3）查看腹主动脉在第4腰椎水平分为左、右髂总动脉，后者至骶髂关节处又分为髂内和髂外动脉。同时暴露出伴行的髂内、髂外和髂总静脉。

（4）观察下腔静脉的位置和行程，复查下腔静脉的主要属支。

（5）暴露腹膜后间隙中主要淋巴结群，观察它们的位置，理解其收受和输出；然后将膈的右脚与其附着处分离开，牵拉主动脉腹部，于主动脉腹部和膈的右脚的后方寻找乳糜池，并尽量向上追踪其与胸导管的延续关系。

（6）暴露和观察腹膜后间隙的神经：①解剖腰丛的分支：先在第12肋下方找到肋下神经，然后依次找出腰丛的各分支，注意这些分支与腰大肌的关系。在肋下神经下方，从腰大肌外侧缘发出的腰丛分支由上而下依次有：髂腹下神经及髂腹股沟神经（有时二者可共干发出）、股外侧皮神经和股神经（股神经粗大，恰在腰大肌和髂肌之间）。细长的生殖股神经由腰大肌前面穿出，将腰大肌内侧缘与髂总血管分开，其深面即闭孔神经，再在其内侧寻找粗大的腰骶干，此干下行加入骶丛。②把腰大肌内侧缘与腰椎分开找出交感干，查看干上的交感节。③暴露和观察腹部几个主要内脏神经丛：腹腔丛围绕腹腔干和肠系膜上动脉的根部；腹主动脉丛包绕主动脉腹部；上腹下丛位于第5腰椎体前面、两侧髂总动脉之间。④在腹腔丛中找到大而坚韧的腹腔神经节，它的下外端特别突出，即为主动脉肾神经节（有时不易区分）。观察完毕后，将腹腔神经节翻向内侧，显露较粗的内脏大神经，该神经从胸部穿膈的左（或右）脚入腹腔神经节。

3.腹后壁 腹后壁在中线上是由5个腰椎及它们的椎间盘形成，外侧以腋后线的延长线为界，上方是第12肋，下方到髂骨的上部。

（二）解剖层次

腹膜后间隙：肾、输尿管、肾上腺、腹主动脉、下腔静脉、神经和淋巴（图6-9，图6-10）。

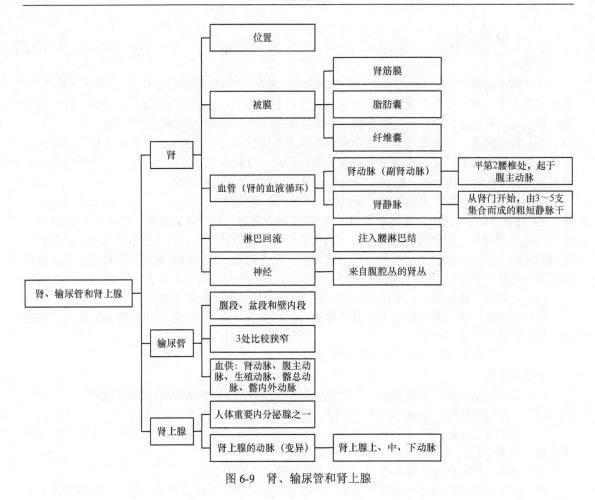

图 6-9　肾、输尿管和肾上腺

（三）解剖内容

1. 肾

（1）位置：略。

（2）被膜：肾的被膜由外向内依次为肾筋膜、脂肪囊和纤维囊。肾筋膜（renal fascia）由腹膜外组织移行而来（有人认为是腹横筋膜的延续），并不呈明显的膜状，只是疏松结缔组织的密集；它形成一囊，包裹肾、肾上腺以及围绕二者的脂肪组织。肾筋膜分前、后两层；向上、向外侧，两层互相融合。向下，在肾的下方两层分离形成一个裂隙，填以脂肪，其间有输尿管通过，当脂肪减少时，易造成肾下垂。肾筋膜向内，前层延伸至腹主动脉和下腔静脉的前面，与大血管周围的结缔组织及对侧肾筋膜前层相连续；后层与腰大肌的筋膜相融合。自肾筋膜深面发出许多结缔组织小束，穿过脂肪囊连至纤维囊，对肾起固定作用。肾筋膜与纤维囊间的脂肪组织特称脂肪囊（fatty renal capsule），在肾的边缘处脂肪较多，并与肾窦内的脂肪组织相延续。脂肪囊对肾起弹性垫样的保护作用。因脂肪囊的密度与肾实质不同，在 X 射线像上能使肾外形对比显影；临床上行肾囊封闭时，药液即注入此囊内。纤维囊（fibrous capsule）为肾固有膜，紧包于肾实质的表面，薄而坚韧，由致密结缔组织和少数弹力纤维构成，当肾破裂或肾部分切除时，缝合即靠此层。正常时纤维囊不难剥离，但有病变时常与肾实质发生粘连。肾的被膜以及腹内压、邻近脏器、肾血管和腹膜等对肾都起固定作用。

（3）血管

1）肾动脉（renal artery）：相当粗大，平第 2 腰椎处，起于腹主动脉，在肾静脉后方水平走向两侧，分 4～5 支经肾门入肾。左肾动脉发起处略高于右侧。右肾动脉较左侧者略长，向右经

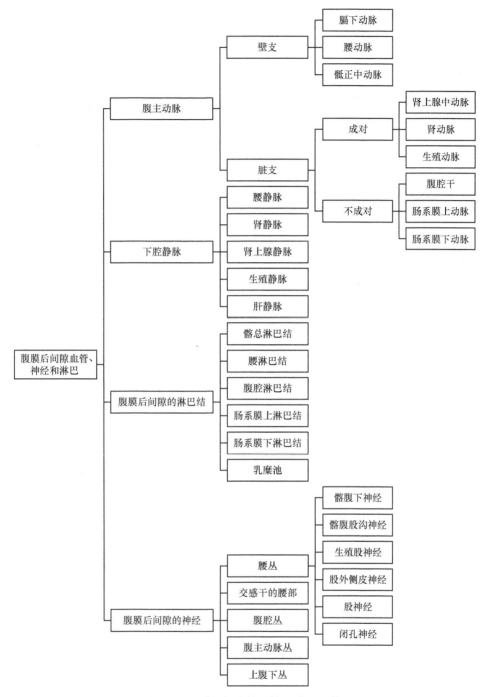

图 6-10　腹膜后间隙的血管、神经和淋巴

下腔静脉后方入肾。肾动脉在入肾门之前发出一小支至肾上腺，称为肾上腺下动脉。肾动脉以每侧 1 支为最多见，有时可有 2 支或 3 支。除肾动脉及其分支自肾门入肾外，有时可有 1～2 条副肾动脉，不经肾门，直接在肾的上部或下部穿入肾实质。

　　2）肾静脉（renal vein）：从肾门开始，是由 3～5 支集合而成的粗短静脉干，经肾动脉前方横行向内，注入下腔静脉。左肾静脉较长，还接受左睾丸静脉（或左卵巢静脉）和左肾上腺静脉。

　　（4）淋巴回流：肾的淋巴管注入位于腹主动脉和下腔静脉周围的腰淋巴结。

　　（5）神经：来自腹腔丛的肾丛。

2. 输尿管 输尿管（ureter）位于腹膜的后方，自肾盂向下通入膀胱。输尿管先位于腹部，后进入盆腔，最后斜穿膀胱壁开口于膀胱。因此，临床上常将输尿管分为：腹段、盆段和壁内段。输尿管的腹段沿腰大肌的前面下降，渐次转向内侧，在睾丸（或卵巢）动脉的后方交叉而过，继续向下越过小骨盆缘；在此右侧输尿管经右髂外动脉起始部的前方，左侧者经左髂总动脉末端的前方进入盆腔。盆段和壁内段将在小骨盆中叙述。

输尿管全程中有 3 处比较狭窄：一处在肾盂移行于输尿管处，另一处在越过小骨盆上口处，最后一处在进入膀胱处。结石易滞留于这些狭窄部位，引起剧烈疼痛。

有时在一侧或两侧见到双输尿管。这种畸形有时是全长的，即每条输尿管有一输尿管口；有的是部分的，在不同部位又汇成一条输尿管。

3. 肾上腺 肾上腺（suprarenal gland）是人体重要内分泌腺之一，位于腹膜之后，肾的上内方，与肾共同包在肾筋膜内（但借脂肪囊的脂肪与肾隔开）。肾上腺左、右各一，左侧近似半月形，它的前方有胰、网膜囊和胃，后方为膈；右侧者呈三角形，它的前方有肝右叶，前内侧有下腔静脉，后方为膈。新鲜肾上腺为黄色，重约 12g。肾上腺外包被膜，其实质可分为外层的皮质和内层的髓质。

肾上腺的动脉为肾上腺上、中、下动脉，分别来自膈下动脉、主动脉腹部和肾动脉。肾上腺静脉一般左、右各 1 支，左肾上腺静脉入左肾静脉，右肾上腺静脉入下腔静脉。肾上腺的淋巴管入腰淋巴结。肾上腺的神经主要来自内脏大、小神经的节前纤维，经腹腔丛至肾上腺，大部分终于髓质。

4. 腹主动脉 腹主动脉（abdominal aorta）或称主动脉腹部，位于腹膜后、脊柱的前方，稍偏左侧，向上经膈的主动脉裂孔续于胸主动脉，向下至第 4 腰椎水平分为左、右髂总动脉。腹壁薄的人，在腹部检查时，有时可摸到腹主动脉的搏动。腹主动脉的前方有脾静脉、胰、左肾静脉、十二指肠和小肠系膜根跨过，其右侧有下腔静脉、左侧有左交感干伴行。

腹主动脉的分支有壁支和脏支两种。脏支又分为成对和不成对的两类。

（1）壁支营养膈和腹壁。

1）膈下动脉（inferior phrenic artery）：成对，起自腹主动脉的最上部（或腹腔干），分布于膈的下面，它还发出肾上腺上动脉至肾上腺。

2）腰动脉（lumbar artery）：共 4 对，发自腹主动脉的后壁，横行向外，循第 1～4 腰椎体的前面及侧面进入腰大肌和腰方肌的后方，再向前转入腹肌之间。它的分支供应腰部和腹侧壁的肌和皮肤，并有分支进入椎管，营养脊髓及其被膜。

3）骶正中动脉（median sacral artery）：不成对，在腹主动脉分为左、右髂总动脉处发出，向下降入盆腔，营养邻近组织。

（2）成对的脏支：营养肾上腺、肾、睾丸或卵巢等。

1）肾上腺中动脉（middle suprarenal artery）：在胰的后面，于第 1 腰椎水平起自腹主动脉的侧壁，向外至肾上腺，并与肾上腺上动脉和肾上腺下动脉吻合。

2）肾动脉：相当粗大，平第 2 腰椎处起于腹主动脉（左肾动脉起始处略高于右侧），水平走向两侧，分 4～5 支经肾门入肾。右肾动脉较左侧者长，经下腔静脉后方至右肾。肾动脉在入肾门之前还发出肾上腺下动脉至肾上腺。

3）睾丸动脉（testicular artery）：细而长，于肾动脉的稍下方起自腹主动脉的前壁，在腹膜后沿腰大肌的前面斜向下外，参与精索的组成，经腹股沟管，分布于睾丸实质和附睾，故亦称精索内动脉。在女性则为卵巢动脉（ovarian artery），它行至小骨盆缘处进入卵巢悬韧带内下降，分布于卵巢和输卵管壶腹，并有分支与子宫动脉的卵巢支吻合。

（3）不成对的脏支：自上而下是腹腔干、肠系膜上动脉和肠系膜下动脉。它们的分支分布到腹腔内的消化管和消化腺以及脾。

1）腹腔干：或称腹腔动脉，短而粗，在膈下动脉、主动脉裂孔的稍下方，发自腹主动脉的前壁，立即分为胃左动脉、肝总动脉和脾动脉 3 支。

2）肠系膜上动脉：在胰后、腹腔干的稍下方（约平第 1 腰椎高度），起自腹主动脉的前壁，向下经十二指肠水平部的前方进入小肠系膜根，斜向右下，至右髂窝附近。

3）肠系膜下动脉：平第 3 腰椎发自腹主动脉的前壁，在腹膜后方行向左下方，至左髂窝进入乙状结肠系膜根内，并沿其下降入盆腔，移行为直肠上动脉。

5. 髂总动、静脉

（1）髂总动脉（common iliac artery）：左、右各一，于第 4 腰椎水平自腹主动脉分出，沿腰大肌的内侧斜向外下，至骶髂关节处分为髂内和髂外动脉。髂内动脉（internal iliac artery）短而粗，向下进入盆腔，分支营养盆腔脏器、盆壁、臀肌、会阴和外生殖器。髂外动脉（external iliac artery）自髂总动脉分出后，沿腰大肌内侧缘下行，经腹股沟韧带的深方至股前部，续为股动脉。髂外动脉在腹股沟韧带上方发出腹壁下动脉和旋髂深动脉等分支。腹壁下动脉经腹股沟管深环内侧行向上内，至腹直肌。

（2）髂总静脉（common iliac vein）：短而粗，由髂内和髂外静脉在骶髂关节处汇合而成，居髂总动脉的背内侧。髂内、外静脉与同名动脉伴行，收受同名动脉分布区的静脉血。髂外静脉为股静脉的直接延续，并有腹壁下静脉等注入。

6. 下腔静脉 下腔静脉是人体最大的静脉干，由左、右髂总静脉在第 4 腰椎处汇合而成。下腔静脉在主动脉腹部的右侧上行，经肝下面的腔静脉沟，穿膈的腔静脉孔到胸腔，开口于右心房。它收集下肢、盆腔及腹腔脏器、盆壁和腹壁的静脉血。

下腔静脉的主要属支：膈下静脉、右肾上腺静脉（左侧的注入左肾静脉）、肾静脉、右睾丸或卵巢静脉（左侧的注入左肾静脉）、腰静脉和肝静脉等。除肝静脉外，其他的静脉与同名动脉伴行。腹腔内消化系统脏器如胃、小肠、大肠、胰和胆囊以及脾的静脉血，借助于肝门静脉的属支（脾静脉、肠系膜上静脉、肠系膜下静脉）汇流入肝，最后经肝静脉注入下腔静脉。

7. 腹膜后间隙的淋巴结 在腹后壁的大血管周围有许多淋巴结和淋巴管。主要有以下几群淋巴结。

（1）髂总淋巴结（common iliac lymph node）位于髂总动脉附近，接受髂内、髂外淋巴结的输出管，收集下肢、盆壁和盆腔脏器的淋巴。其输出管注入左、右腰淋巴结。

（2）腰淋巴结（lumbar lymph node）数目较多（有 30～50 个），位于腹主动脉及下腔静脉的周围，它们收纳髂总淋巴结的输出管及腹后壁的深淋巴管。此外，腹腔成对脏器如肾、肾上腺、睾丸或卵巢的淋巴管亦注入腰淋巴结。其输出管在大血管两侧组成左、右腰干（lumbar trunk）入乳糜池。

（3）腹腔淋巴结（celiac lymph node）位于腹腔干周围，接受胃左、胃右、胃网膜左、胃网膜右、幽门、肝、胰和脾淋巴结的输出管，收集胃、肝、胰、脾及十二指肠上部的淋巴。

（4）肠系膜上淋巴结（superior mesenteric lymph node）位于肠系膜上动脉根部周围，接受肠系膜、回结肠、右结肠和中结肠淋巴结的输出管，收集大部分十二指肠、空肠、回肠、盲肠、阑尾、升结肠和横结肠的淋巴。

（5）肠系膜下淋巴结（inferior mesenteric lymph node）位于肠系膜下动脉根部周围，接受左结肠、乙状结肠和直肠上淋巴结的输出管，收集结肠左曲、降结肠、乙状结肠和直肠上部的淋巴。腹腔淋巴结和肠系膜上、下淋巴结的输出管共同组成 1 个肠干（intestinal trunk），注入乳糜池。

（6）乳糜池（cisterna chyli）由左、右腰干和 1 个肠干合成。此池位于脊柱前面，在第 11 胸椎到第 1 腰椎之间，膈的右脚的后方。乳糜池大多呈梭形膨大，也有的呈淋巴管丛。乳糜池向上续为胸导管，经膈的主动脉裂孔入胸腔。

8. 腹膜后间隙的神经

（1）腰丛（lumbar plexus）：位于腰大肌深面，除发出小的肌支至髂腰肌和腰方肌外，主要有下列分支：

1）髂腹下神经：自腰大肌外侧缘走出，沿腰方肌的前面行向外下，在髂嵴上方，穿入腹内斜肌和腹横肌之间，继而在腹内、外斜肌间前行，终支在腹股沟管浅环上方浅出。此神经发出皮支至臀外侧部和浅环上方的皮肤，肌支支配腹肌。

2）髂腹股沟神经：在髂腹下神经的下方，走行方向与前者略同。它在髂前上棘处穿入腹内斜肌和腹横肌间，终支自腹股沟管浅环浅出，分支分布于其附近的皮肤和腹肌。

髂腹下与髂腹股沟神经有时以共干起于腰丛。此二神经是腹股沟区的重要神经，在腹股沟疝修补术中，要注意勿予损伤，以免造成其分布区的功能障碍。

3）生殖股神经：自腰大肌前面穿出，向下分为两支。①股支，在髂外动脉的外侧下降，分布于腹股沟韧带下方的皮肤。②生殖支，在髂外动脉的前面下行，经腹股沟管至阴囊肉膜，并支配提睾肌。在女性，随子宫圆韧带至阴唇的皮肤。

4）股外侧皮神经：自腰大肌外侧缘走出，斜越髂肌表面，在髂前上棘的内侧经腹股沟韧带深方至股部，分布于股外侧面的皮肤。

5）股神经（femoral nerve）：是腰丛中最大的分支，发出后先在腰大肌与髂肌之间下行，约在腹股沟中点稍外侧处，穿过腹股沟韧带深面的肌腔隙到达股部。

6）闭孔神经：自腰大肌内侧缘走出后，即入小骨盆。沿小骨盆侧壁前行，穿闭膜管出小骨盆，主要支配股内收肌群，并分布于股内侧面的皮肤。

（2）交感干的腰部：由4～5个交感干神经节（有时只有1～2个大神经节）及其节间支组成。腰交感干位于脊柱与腰大肌之间的沟中，向上和向下分别与交感干的胸部和骶部相延续，后方有腰动脉横过。右侧腰交感干被下腔静脉所掩盖，左侧的与腹主动脉的左缘相邻。

腰交感干各神经节发出：①灰交通支，连接相应的脊神经；白交通支，只见于 $T_1 \sim L_3$。②自节上发出分支至腹主动脉丛和上腹下丛等。腰交感干神经节的数目和位置多有变异，但在第2腰椎及第4腰椎水平的两个节较恒定，后者相当第4腰交感干神经节，多位于髂总动脉之后，可作为临床寻找的标志：一般在下肢血栓闭塞性脉管炎时，切除第2、3、4腰交感干神经节及其分支，以缓解疼痛。腰交感干与腰部淋巴管，位置相近易于混淆，手术时必须辨认清楚。交感干比较坚韧，位置较深，紧贴椎体，提起时可见明显的与脊神经相连的交通支，这可与淋巴管相区别。

（3）腹腔丛（celiac plexus）：位于腹腔干和肠系膜上动脉根部的周围，是人体最大的内脏（自主）神经丛。丛内有大的椎前神经节，即成对的腹腔神经节（celiac ganglia）。腹腔神经节围绕腹腔干的根部，接受内脏大神经的节前纤维。每侧的腹腔神经节皆在网膜囊的后方、腹腔干与肾上腺之间。右侧的腹腔神经节为下腔静脉掩盖；左侧者前方有胰和脾动脉。腹腔神经节的下外端往往特别突出，称主动脉肾神经节（aorticorenal ganglion），它接受内脏小神经的节前纤维。上述二节发出的分支伴同迷走神经的分支合成腹腔丛。腹腔丛伴随腹主动脉的分支构成许多副丛，如肾上腺丛、肾丛、胃丛、肝丛、胰丛、脾丛和肠系膜上丛等，分别沿同名血管分支到达各脏器。各副丛内也常有神经节存在，如肠系膜上丛内的肠系膜上神经节。由腹腔神经节和主动脉肾神经节发出的纤维大部分是节后纤维，但还有少量穿节而过的节前纤维，它们在副丛内的神经节（如肠系膜上节）换神经元，节后纤维随血管分布到脏器。

（4）腹主动脉丛（abdominal aortic plexus）：腹腔丛向下包绕腹主动脉，并接受腰交感干神经节的分支组成腹主动脉丛。此丛分出肠系膜下丛（副交感纤维来自脊髓骶部），沿同名动脉分支至结肠左曲以下到直肠上部的大肠。腹主动脉丛向下，一部分纤维参加上腹下丛的组成；另一部分沿髂总动脉和髂外动脉而形成丛，并随动脉延入下肢。

（5）上腹下丛（superior hypogastric plexus）：延自腹主动脉丛，并接受腰交感干神经节发出的分支。此丛位于第5腰椎体的前方、两侧髂总动脉之间，向下延入下腹下丛。

9. 腹后壁

（1）腹后壁肌主要有腰大肌、髂肌和腰方肌等。

1）腰大肌：位于腰椎体和横突之间，起于腰椎体、椎间盘的侧面与横突根部，纤维行向外下方，经腹股沟韧带的深方，下至髋关节的前面，止于股骨的小转子。

2）髂肌：起于髂窝，呈扇形，向下变窄，行于腰大肌的外侧，并与腰大肌相合，共同止于小转子。

髂肌和腰大肌合称髂腰肌，此肌可屈和外旋股部；下肢固定时，使骨盆和躯干前屈。腰大肌由一个单独的筋膜鞘包被，向下与髂肌的筋膜相连续，故腰椎结核所产生的脓液，可沿此鞘蔓延到髂窝内（在髂筋膜下），更可向下到股内侧部（髂腰肌的止点处）形成脓肿。因感染引起的髂窝脓肿，脓液亦可顺髂腰肌筋膜到股内侧部形成脓肿。

3）腰方肌（quadratus lumborum）：在腰大肌外侧，起于髂嵴，止于第 12 肋和第 1～4 腰椎的横突。此肌可降第 12 肋和侧屈脊柱。

（2）腹内筋膜（endoabdominal fascia）衬附在整个腹、盆腔的内面。各部筋膜的名称与其所覆盖的肌名相同。如膈筋膜贴附在膈的下面；腰筋膜被覆在腰方肌的前面；髂筋膜贴附在髂肌和腰大肌的表面；腹横筋膜衬在腹横肌、腹直肌鞘后层和腹直肌下部（弓状线以下）的内面；腹内筋膜向下延入小骨盆，改称盆筋膜。

第三节　临床应用解剖

一、腹前外侧壁常用的手术切口

腹部切口选择的基本原则：能充分暴露并易于接近手术器官；腹前外侧壁结构损伤较少，尤其是神经、血管损伤要少；操作要方便，根据手术需求可扩大或延长；局部血供好，切口缝合张力小，益于切开愈合。总之，应视患者的具体情况，结合手术器官的体表投影、腹壁的层次结构、肌肉的配布、神经和血管的行程及分布进行选择。

（一）纵切口

纵切口位于腹直肌的范围内，除正中切口经过腹白线外，其他切口均经过腹直肌和腹直鞘的前、后层，其优点是可以扩大延长。

1.正中切口　沿腹壁的正中线依次切开皮肤、浅筋膜、腹白线、腹横筋膜、腹膜外筋膜、壁腹膜等结构，此切口损伤血管神经少，层次简单，故常用。但血液供应差，尤其是腹部缺乏肌肉保护，术后易发生切口裂开或形成切口疝。

2.旁正中切口　在前正中线旁 1～2cm 处纵行切开，经过层次为皮肤、浅筋膜、腹直肌鞘前层、腹直肌（游离其内侧缘后拉向外侧）、腹直肌鞘后层（弓状线以下没有此层）、腹横筋膜、腹膜外筋膜、壁腹膜。术中损伤血管、神经和肌肉少，切口血液供应好，且有肌肉保护。

3.经腹直肌切口　沿腹直肌鞘的中央纵行切开腹壁，切口层次除经腹直肌时正中切开腹直肌外，余同旁正中切口。此切口损伤血管、神经和肌肉较多。

4.旁腹直肌切口　切口层次同旁正中切口，仅在半月线的内侧 2cm 处切开腹直肌鞘前层，游离腹直肌外侧缘并拉向内侧。损伤血管和神经的机会较多。

（二）斜切口

斜切口常在腹前外侧壁的扁肌区进行。

1.肋缘下切口　沿肋弓下方 2～3cm 处切开皮肤及各层扁肌，此切口损伤肌肉、血管和神经较多。

2.麦氏切口　通过右髂前上棘与脐的连线的中、外 1/3 交点，做一垂直于连线的切口，此切口与腹外斜肌纤维走向一致，至肌层时，分别顺肌纤维方向分开 3 层扁肌。此切口损伤血管、神经和肌肉少，但显露手术野的范围小，常用于阑尾切除手术。

（三）横切口

横切口位于肋弓与髂嵴之间的区域内，顺皮纹切开两侧腹前外侧壁的全部肌肉。该切口手术视野开阔，能满足腹内巨大肿物的切除，缝合后张力小，但损伤肌肉较多。

（四）联合切口

1. 胸腹联合切口　常在纵切口的基础上经肋和肋间隙切开胸壁及膈，能较好地显露结肠上区的器官。但操作较复杂，损伤组织较多。

2. 腹壁会阴联合切口　常在左下腹部切口并加上会阴部切口治术。

二、鉴别腹股沟斜疝、直疝及鞘膜积液的解剖学基础

（一）腹股沟斜疝和直疝

腹股沟斜疝发生时，腹腔内容物连同疝囊（腹膜壁层）在腹壁下动脉外侧，从腹股沟外侧窝处经腹股沟管深环突出，沿腹股沟管经腹股沟管浅环进入阴囊，其行程是自外上斜向内下脱出。腹股沟直疝为腹腔内容物连同疝囊（腹膜壁层）在腹壁下动脉内侧，从腹股沟内侧窝处经腹股沟三角垂直向前突出，一般不经腹股沟管浅环进入阴囊。

当疝内容物还纳入腹腔后，按压腹股沟管深环处，让患者增加腹压不复出现突出为斜疝；反之则为直疝。还可从疝囊颈和与腹壁下血管的毗邻关系来鉴别。正常人腹股沟管浅环仅容纳一小指尖，如腹股沟斜疝发生并进入阴囊的患者，可见腹股沟管浅环扩大，能通过一指以上。

（二）腹股沟斜疝和鞘膜积液

腹股沟斜疝进入阴囊后常与睾丸鞘膜积液相混淆。疝是腹腔内容物突出，多半为肠管，且与腹膜腔相通，睾丸鞘膜积液是睾丸鞘膜腔内有渗出液积聚而肿大，一般与腹膜腔不相通；临床上还以其内容物来作鉴别，疝囊内如有肠管，叩诊呈鼓音，鞘膜积液则为浊音。发生交通性鞘膜积液时，鞘突上方向腹膜腔开放交通。当开口较大时，可同时合并腹股沟斜疝存在，此时可根据其内容物的性质、形态、突出快慢等加以区别。当平卧位肿物回到腹腔后，按压疝的内口（腹股沟管深环），让患者站立，然后松去压迫，如果是腹股沟疝脱出，可见腹腔内容物内外上方向内下方脱入阴囊；如果是交通性鞘膜积液，液体从阴囊下方逐渐向上聚积增大。此外，鞘膜积液的液体常有透光性，而疝内容物的透光性差，故可用透光试验作鉴别。

三、腹膜透析

腹膜透析是现代血液净化疗法之一，透析时腹膜起着生物透析膜的作用，透析液的溶质随腹膜壁层静脉引流入下腔静脉，随腹膜脏层静脉引流入肝门静脉。导管尖端到达腹膜腔后，顺着左或右结肠旁沟下行，导管尖端应留置于直肠膀胱陷凹或直肠子宫陷凹内。

四、大网膜的临床应用

大网膜呈围裙状，自胃大弯和十二指肠上部下垂，并遮盖于腹腔脏器的前面。大网膜的长度、位置、脂肪含量有年龄、性别及个体差异。小儿的大网膜较短，故小儿阑尾或下腹部脏器病变穿孔时，不易被大网膜包裹，常形成弥漫性腹膜炎。大网膜的血液供应主要来源于胃网膜左、右动脉。胃网膜左、右动脉的外径分别平均为 18mm 和 28mm，故在带血管蒂或吻接血管的大网膜移植时多选用此动脉。胃网膜左、右动脉在胃大弯相互吻合形成网膜动脉弓，发出大网膜左动脉、大网膜右动脉、大网膜中动脉、大网膜副动脉和大网膜短动脉等。

大网膜有丰富的血管和淋巴管，移植后能很快建立侧支循环，因此，大网膜移植的成活率较高。除利用大网膜修补器官、提供血运、保护创面外，随着显微外科技术的进展，吻合血管的大

网膜游离移植，在临床外科应用的范围也日益扩大。

五、肝外科的解剖学基础

（一）肝内胆管的分布

肝内胆管起自一端为盲端的毛细胆管，汇合成小叶间胆管与肝段胆管，最后汇集成肝左管和肝右管。

1.肝左管 由肝的左外叶肝管和左内叶肝管汇合而成。左外叶肝管是由肝左外叶上段、下段胆管汇合而成。肝左管还接受来自尾状叶左段的胆管。肝左管平均1.6cm，位于肝门右侧和肝门静脉左支横部的深面。

2.肝右管 由右前叶肝管和右后叶肝管汇合而成；右后叶肝管由右后叶上一段、下段胆管汇合而成。肝右管还接受来自尾状叶右段的胆管。肝右管平均长为0.98cm。有少数人的肝右前叶和右后叶肝管开口于肝左管，还有的左内叶肝管开口于肝右管，因而在半肝切除时，要避免因结扎肝管引起肝叶萎缩。此外，还可见小的迷走肝管，其中以左三角韧带内的最粗，在手术中切断三角韧带时要注意结扎，以免手术后发生胆汁瘘。

（二）肝门静脉在肝内的分支

肝门静脉在肝内主要有左、右两支。

1.肝门静脉左支 走向肝门左侧，至左纵沟处转向上方。一般分为横部、角部、矢状部和囊部四部分。横部位于肝门左侧的深部，长2～4cm，从横部的近侧上缘发出1～3个尾叶左支，分布于尾状叶左段。角部是横部到达左纵沟后，弯向前方转为矢状部之处，转折处的角度，一般为90°～130°。从角部的凸面发出一支大的左外叶上段支，分布于左外叶上段。矢状部较横部短，一般是1～2cm，从矢状部内侧发出左内叶支，分布于左内叶。囊部是矢状部末端的膨大部分，从囊部外侧发出较大的左外叶下段支，分布于左外叶下段。肝门静脉左支的矢状部与囊部位于左叶间裂内，因此肝左外叶切除时，肝切回应稍偏向镰状韧带和左纵沟的产侧，以免损伤矢状部和囊部；右三叶肝切除时，肝切面应稍偏向镰状韧带和左纵沟的右侧。

2.肝门静脉右支 走向肝门右侧，长1～3cm，比左支粗短。从右支近侧发出1～3支小的尾状叶右支，分布于尾状叶右段。在右支的前上缘，发出较大的右前叶支，分布于右前叶；右支发出占前叶支后的一段为右后叶支，随即分为右后叶上段支和右后叶下段支。右前叶支约25%起自肝门静脉左支横部下缘或肝门静脉总干。如右前叶支起自肝门静脉左支横部下缘，施行左半肝切除时，应在它起点的远侧结扎肝门静脉左支横部。在右前叶支起自肝门静脉总干时，施行右肝半切除时，应分别结扎切断右前叶支和右后叶支。

（三）肝动脉系统

肝固有动脉在肝十二指肠韧带内分为左、右支进入肝门，分别称为肝左动脉和肝右动脉。

1.左支 从肝固有动脉分出后，沿肝门静脉左支横部及肝左管浅面走行，其叶段分支大部分在肝外分出。一般先分出尾状叶左支，再分出左内叶动脉和左外叶动脉，而左外叶动脉又分为上、下段支，分布于相应的肝叶和肝段。

2.右支 从肝固有动脉发出后，多数位于胆囊三角内，与肝右管、肝总管相邻，约80%的肝右动脉在肝总管后面经过，有少数在肝总管前面跨过，或沿肝总管右侧上行，或紧靠胆囊管走行，甚至有的经过胆囊窝再进入肝，因此，在胆囊手术时，要避免损伤或结扎肝右动脉。肝右动脉在肝门右端分为尾状叶右支、右前叶动脉和右后叶动脉，而右后叶动脉又分为上、下段支，分布于相应的肝叶和肝段。

3.小间支 肝固有动脉除分为肝左、右动脉外，有时还分出肝中间动脉。约半数以上的肝中间动脉是由肝左动脉或肝右动脉发出，少数肝中间动脉可发自腹腔干、胃十二指肠动脉或胃右动脉。肝中间动脉在肝内侧分布，大部分是供给肝左内叶或左内叶下半，未发现供给右半肝的分支。因此，肝左半肝切除时，如发现肝中间动脉起自肝右动脉或肝固有动脉时，在结扎肝左动脉后，还要同时结扎肝中间动脉；肝右半肝切除时，如发现肝中间动脉起自肝右动脉，应在它起点的远侧结扎肝右动脉，以免造成左半肝某处发生缺血或坏死。

此外，肝动脉在肝门处的重要变异是迷走肝动脉或异位起始的肝动脉。迷走肝动脉是指起源于腹腔干以外的肝动脉，如发自胃左动脉或肠系膜上动脉。

六、肾移植术的解剖学基础

由于左肾静脉分支单一并恒定，血管长度比右肾长，肾移植供体多以左肾为易，而右髂窝作为受区操作又比较方便，因此，常将供者的左肾移植到受者的右髂窝。肾移植时行肾动脉与髂内动脉端端吻合，肾静脉与髂外静脉端侧吻合，输尿管与输尿管端端吻合或者输尿管与膀胱吻合。

第七章 小 骨 盆

第一节 概 述

在体表腹前正中线的下端可触及耻骨联合上缘，位于耻骨联合上缘外侧突出的结构是耻骨结节，腹股沟韧带内侧端附着于此。在躯干后下部可以清楚地确定骶骨和尾骨。在臀区范围内可以触到坐骨结节。在男性可于阴囊根部后方摸到耻骨联合下缘和耻骨弓，在女性可通过阴道检查确定。

第二节 解 剖 规 范

一、骨盆的肌、筋膜和筋膜间隙

盆壁内面及骨盆下口均有肌覆盖。盆壁及盆内脏器表面被覆一层与腹内筋膜和会阴筋膜相连续的筋膜称为盆筋膜（pelvic fascia）。盆筋膜在盆腔内构成一些间隙。

（一）解剖规范

利用骨盆正中矢状断面标本和盆底肌的标本，观察骨盆肌，并理解盆筋膜的配布。盆筋膜是腹内筋膜的一部分，只有翻开覆盖于盆腔各壁内面的盆筋膜，才能显示构成盆壁的肌。

（二）解剖层次

骨盆肌、盆膈、盆筋膜和盆筋膜间隙（图7-1）。

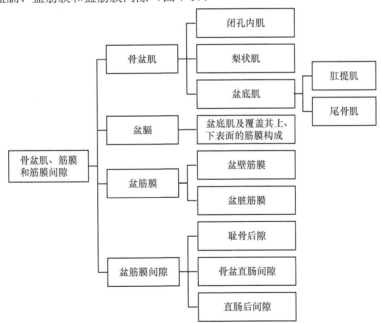

图 7-1 骨盆肌、盆膈、盆筋膜及盆筋膜间隙

（三）解剖内容

1. 骨盆肌和盆膈　骨盆肌包括闭孔内肌、梨状肌、肛提肌（levator ani muscle）和尾骨肌（coccygeus）。盆底肌由肛提肌、尾骨肌组成。盆底肌及覆盖其上、下表面的筋膜构成盆膈（pelvic diaphragm）。盆底肌上表面的筋膜称为盆膈上筋膜（superior fascia of pelvic diaphragm），下表面的筋膜称为盆膈下筋膜（inferior fascia of pelvic diaphragm）。盆膈封闭骨盆下口的大部分，仅在两侧肛提肌前内缘之间留有一狭窄的三角形裂隙，称盆膈裂孔，由下方的尿生殖膈（urogenital diaphragm）封闭。

2. 盆筋膜　盆筋膜与腹内筋膜相连续，分布较复杂，可分为盆壁筋膜和盆脏筋膜。

（1）盆壁筋膜（parietal pelvic fascia）：又称盆筋膜壁层或盆内筋膜，覆盖盆壁、盆壁肌的内面。盆壁筋膜按其不同部位有不同名称。

（2）盆脏筋膜（visceral pelvic fascia）：又称盆筋膜脏层，是一层覆盖和支持盆腔脏器的疏松结缔组织，但在有些部位较为致密形成鞘、囊或韧带。在盆腔脏器穿经盆膈和尿生殖膈处，由盆壁筋膜向上返折包裹前列腺，形成前列腺囊或前列腺鞘，包裹直肠的筋膜为直肠筋膜鞘。有些筋膜增厚形成韧带，这些韧带根据它们的附着部位命名，如男性的耻骨前列腺韧带；女性的子宫骶韧带（骶子宫颈韧带）等，这些韧带有维持脏器正常位置的作用。

3. 盆筋膜间隙　在盆壁筋膜与盆脏筋膜之间，或相邻的盆脏筋膜之间形成多个潜在的盆筋膜间隙（pelvic fascial space）；间隙内充满脂肪组织，并有血管、神经通过。掌握这些解剖学间隙有利于临床手术中对脏器的分离，但是在病理情况下，体液也易在此类间隙内潴留。

较为重要的盆筋膜间隙有：

（1）耻骨后隙（retropubic space）：又称膀胱前隙［雷丘斯（Retzius）间隙］，位于耻骨联合与膀胱之间，其内充以疏松结缔组织与脂肪。当耻骨骨折时，可在此间隙中发生血肿。如损伤膀胱前壁或尿道起始部，尿液可渗入此间隙内。如间隙内有积液，在耻骨联合上方做正中切口，可达此间隙，以进行引流。

（2）骨盆直肠间隙（pelvirectal space）：又称直肠旁间隙，位于腹膜和盆膈之间，此间隙界线：上界为直肠旁窝的腹膜；下界为盆膈；内侧界为直肠筋膜鞘；外侧界为髂内血管鞘及盆侧壁；前界在男性为膀胱和前列腺，女性为子宫颈下部、阴道上部和子宫阔韧带（broad ligament of uterus）；后界为直肠与直肠侧韧带（rectal lateral ligament）（由盆膈上筋膜和闭孔内肌筋膜包裹直肠下动、静脉及盆内脏神经和淋巴结等构成）。此间隙容积较大，若有脓肿，局部症状不明显，常因忽略对此间隙的检查而被误诊，作直肠指诊可协助得到正确诊断。

（3）直肠后间隙（retrorectal space）：位于骶骨前面盆壁筋膜与直肠脏筋膜之间，下为盆膈；两侧借直肠侧韧带与骨盆直肠间隙相隔，向上与腹膜后间隙相通；腹膜后间隙充气造影术即经尾骨旁进针，将空气注入直肠后间隙，而后上升到腹膜后间隙。此间隙如发生感染，可向腹膜后间隙扩散。

二、男性盆腔脏器

男性盆腔脏器的排列，前为膀胱和前列腺，后为直肠。在左侧骶髂关节处，乙状结肠系膜根越过骨盆上口，向下斜至骶骨前面。在第 3 骶椎水平，乙状结肠续为直肠。

（一）解剖规范

1. 检查男性盆部腹膜及其形成的结构。腹膜从腹前壁向下覆盖膀胱上面和后面的一部分，向后覆盖输精管壶腹及精囊上端，然后返折至直肠，覆盖直肠中 1/3 的前面及直肠上 1/5 的前面和两侧，向上与腹后壁腹膜相续。在膀胱与直肠之间形成直肠膀胱陷凹。结合骨盆正中矢状断面标本，观察男性盆腔脏器与腹膜的关系。

2. 从小骨盆上口处，寻认由腹后壁下行的输尿管，追寻它至膀胱。自腹前壁腹股沟管深（腹）环处找出输精管，追踪至膀胱底的后面，可见输精管在输尿管的前上方跨过。

3. 在大体标本及骨盆正中矢状断面标本上，观察男、女性盆腔脏器的位置、毗邻及其血管和神经的分布。

（二）解剖层次

1. 男性盆腔器官　膀胱、输尿管、前列腺、精囊、输精管和射精管（图 7-2）。

2. 直肠和肛管　肛门直肠环、血管、淋巴和神经（图 7-3）。

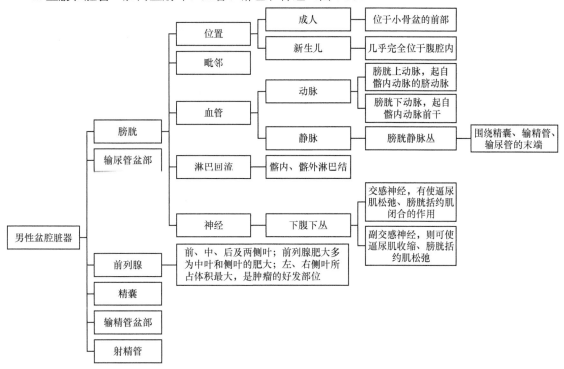

图 7-2　男性盆腔脏器

（三）解剖内容

1. 男性盆腔脏器与腹膜的关系　腹前壁的腹膜向下至小骨盆，覆盖于空虚膀胱的上面和后面。腹膜自膀胱后壁返折至直肠，被覆直肠上、中 1/3 的前面及上 1/3 的两侧，继续向上又延为腹后壁的腹膜。在膀胱与直肠之间形成直肠膀胱陷凹，它是腹膜腔最低部位，因而腹膜腔的渗出液或脓液常聚积在此陷凹中。膀胱上面的腹膜向两侧延伸形成膀胱旁窝（paravesical fossa），窝的外侧界有一隆起的腹膜皱襞为输尿管襞（fold of ureter），内有输尿管，做直肠切除术时，应避免损伤输尿管。

2. 膀胱

（1）位置：成年人的膀胱位于小骨盆的前部，其前方为耻骨联合；后方有精囊、输精管壶腹和直肠。当膀胱空虚时，膀胱尖不超过耻骨联合上缘；膀胱充盈时则可高出此界，此时由腹前壁折向膀胱上面的腹膜也随之上移，使膀胱前下壁直接与腹前壁相接触。因此，当膀胱充盈时，沿耻骨联合上缘进行膀胱手术或膀胱穿刺术，可不进入腹膜腔，也不会损伤腹膜。

新生儿膀胱呈梭形，因骨盆尚未发育，故膀胱的位置很高，几乎完全位于腹腔内。以后随年龄的增长和骨盆腔的发育，膀胱逐渐下降，约至青春期才达成人位置。老年人因盆底肌收缩力减退，承托力减弱，膀胱位置更低。

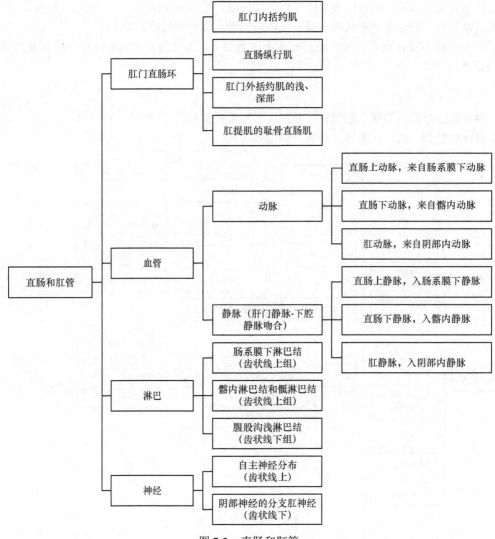

图 7-3　直肠和肛管

（2）毗邻：膀胱前下壁接触耻骨联合后面，其间有结缔组织和密布的静脉丛。膀胱的外下壁，借疏松结缔组织与肛提肌邻接。膀胱的后下壁即膀胱底，在男性与精囊、输精管壶腹接触，稍上借疏松结缔组织与直肠邻接。膀胱颈邻接前列腺。膀胱上面覆有腹膜，邻近回肠。

（3）血管

1）动脉：膀胱上动脉（superior vesical artery）起自髂内动脉的脐动脉，分布至膀胱尖和体的大部分；膀胱下动脉（inferior vesical artery）起自髂内动脉前干，分布至膀胱底、精囊、前列腺和输尿管盆部。

2）静脉：主要位于膀胱底，形成膀胱静脉丛（vesical venous plexus），围绕精囊、输精管、输尿管的末端。此静脉丛汇成膀胱静脉，最后注入髂内静脉。

（4）淋巴回流：膀胱的淋巴管主要汇入髂内、髂外淋巴结。

（5）神经：膀胱的交感神经来自下腹下丛。副交感神经的节前纤维来自盆内脏神经，通过下腹下丛到达膀胱壁，在壁内神经节换元后支配膀胱肌。膀胱的大部分传入感觉纤维经盆内脏神经传入到中枢神经。有些传入纤维经下腹下丛伴随交感神经到达腰 1、2 脊髓节段。交感神经有使逼尿肌松弛、膀胱括约肌闭合的作用。副交感神经则可使逼尿肌收缩、膀胱括约肌松弛。

3. 输尿管盆部　输尿管自肾盂起始后，沿腰大肌前面下降，到小骨盆上口的边缘处，开始为输尿管盆部（pelvic part of ureter）。右侧输尿管越过右髂外动脉起始部的前方；左侧输尿管越过髂总动脉末端的前方，进入盆腔。它先沿盆腔侧壁向后下，渐转向前内，在膀胱底外上角处，向内下斜穿膀胱壁，开口于膀胱内面的输尿管口。输尿管穿膀胱壁的部分称壁内段（intramural part of ureter），长约 1.5cm。若壁内段过短或其周围肌组织发育不良，可出现尿液回流现象。输尿管有 3 处生理性狭窄，起始端的狭窄已在腹后壁叙述，其余两处狭窄分别位于越过小骨盆上口与髂血管交叉处和壁内段。这些狭窄是结石易滞留的部位。

输尿管的下端由膀胱下动脉的分支分布。静脉汇入同名静脉。其淋巴管注入髂总、髂内或髂外淋巴结。输尿管下部由下腹下丛分布。

4. 前列腺和精囊 前列腺（prostate）位于膀胱下方，包绕尿道的起始部，表面包有筋膜，称前列腺囊（prostatic capsule）。囊与前列腺之间有前列腺静脉丛。前列腺上方与膀胱、精囊和输精管壶腹相接触，前方为耻骨联合，下方与尿生殖膈接触，后方贴近直肠前壁，因此，活体可经直肠触查前列腺。

前列腺一般分为 5 叶，即前、中、后及两侧叶。前叶，是位于尿道以前的部分，甚小。中叶，居于尿道后方、射精管的前方，此叶突向上后方，当其肥大时，可向前压迫尿道，影响排尿。后叶，恰在射精管及其开口的下方，此叶较少肿大。侧叶，位于尿道外侧，左、右各一，所占体积最大，是肿瘤的好发部位。所谓前列腺肥大，多为中叶和侧叶的肥大，因受被囊的限制常向内压迫尿道，致使排尿困难。可施前列腺摘除术，前列腺摘除后，应保留完整的囊，后者可代替尿道前列腺部的功能。

小儿前列腺甚小，主要由肌和结缔组织构成，腺部不甚明显。性成熟期腺部迅速成长。老年腺部退化，常见腺内结缔组织增生，形成前列腺肥大。

精囊（seminal vesicle）位于膀胱底之后，输精管壶腹的外侧，为长椭圆形，表面凹凸不平，下端细小，为精囊的排泄管，与输精管末端汇合成射精管。精囊分泌的液体，能稀释精液，使精子易于活动。

5. 输精管盆部和射精管 输精管（ductus deferens）为输精的肌性管道，壁厚而坚韧，触摸如绳索。它起自附睾尾，在精索内向上经腹股沟管入腹腔，向后内行，进入小骨盆，称为输精管盆部（pelvic part of ductus deferens）。输精管盆部沿小骨盆外侧壁行向后下，再转向内，跨越输尿管末端的前上方，至膀胱底的后面。输精管末端扩大成梭形的输精管壶腹（ampulla of deferent duct），向下逐渐细小，在前列腺上缘处与精囊的排泄管汇合，形成射精管（ejaculatory duct）。射精管长约 2cm，穿入前列腺，开口于尿道前列腺部。

输精管、精囊和前列腺的血管、淋巴和神经。

（1）动脉：输精管盆部由膀胱上或膀胱下动脉发出的输精管动脉分布。精囊由输精管动脉、膀胱下动脉和直肠下动脉分支分布。前列腺由阴部内动脉、膀胱下动脉和直肠下动脉分支分布。

（2）静脉：输精管盆部、精囊和前列腺的静脉注入膀胱前列腺静脉丛、经膀胱静脉注入髂内静脉。

（3）淋巴回流：输精管盆部、精囊和前列腺的淋巴管注入髂内、髂外淋巴结和髂总淋巴结。

（4）神经：输精管盆部的神经主要来自下腹下丛。前列腺丛的分支分布至前列腺、精囊和射精管。

6. 直肠和肛管

（1）位置：直肠位于小骨盆内，它的前方与膀胱、精囊、输精管和前列腺相邻；后方与骶骨、尾骨相毗邻。在第 3 骶椎处上接乙状结肠。它在骶、尾骨前面下行，穿过盆膈续接为肛管（anal canal）。直肠和肛管的行程在矢状面上有两个弯曲，上方的称直肠骶曲（sacral flexure），距肛门 7～9cm，凸向后侧，与骶骨前面的曲度一致；下方的称直肠会阴曲（perineal flexure），距肛门 3～5cm，凸向前。当进行直肠镜、乙状结肠镜检查时，必须注意此弯曲，以免损伤肠壁。此外，直肠在冠状切面内还有 3 个侧曲，但不恒定，一般中间较大的一个弯曲凸向左方，上、下两个弯曲凸向右方（与食管的弯曲相反）。

肛管内面的黏膜结构中齿状线（dentate line）或梳状线（pectinate line）是重要的解剖学标志。齿状线以下的环状区域由未角化的复层扁平上皮被覆，表面呈微蓝色，光滑而略有光泽，称肛梳（anal pecten）。肛梳的下缘有一环状的白线（white line）或称 Hilton 线。此线恰为肛门内、外括约肌的分界线，活体指检时，此处可能触及一环状浅沟，称括约肌间沟。白线至齿状线的距离约1cm，距肛门 $1 \sim 1.5$cm。齿状线上、下的黏膜、动脉、静脉、淋巴的回流以及神经来源等均不相同，在解剖或临床上都具有重要意义：①齿状线以上为柱状上皮；线以下为复层扁平上皮。②线以上为自主神经分布，无痛觉；线以下为躯体神经分布，有痛觉。③线上、下的动脉来源和静脉回流不同。线以上的静脉回流到门静脉系；线以下回流到腔静脉系。④线以上的淋巴回流到骨盆的淋巴结；线以下的淋巴则回流到腹股沟淋巴结。故齿状线是具有重要临床意义的标志线。

肛门内括约肌、直肠纵行肌、肛门外括约肌的浅、深部以及肛提肌的耻骨直肠肌（puborectalis）共同构成一围绕肛管的强大肌环，称肛门直肠环。活体上，直肠指诊时可以摸到。肛门直肠环在括约肛门、控制排便方面有重要作用，手术中不慎被完全切断时，可致大便失禁。

（2）直肠、肛管的血管、淋巴及神经

1）动脉：直肠由直肠上动脉、直肠下动脉和肛动脉供应，彼此间有丰富的吻合。①直肠上动脉为肠系膜下动脉的终支，经乙状结肠系膜两层之间下降，在直肠上端后面分为两支，循直肠两侧下行，供应直肠齿状线以上的部分。②直肠下动脉（inferior rectal artery）起自髂内动脉或阴部内动脉，为一细小分支，在直肠侧韧带内行向内下方，在肛提肌与直肠侧壁相连处进入直肠，分布于直肠下部。③肛动脉（anal artery）在坐骨肛门窝内，发自阴部内动脉，分布到肛管（齿状线以下）及肛门内、外括约肌。

2）静脉：直肠的静脉有直肠上静脉、直肠下静脉和肛静脉，这些静脉来自直肠静脉丛。根据直肠静脉丛所在位置分为直肠内、外静脉丛。直肠内静脉丛（internal rectal plexus）在黏膜下组织内，直肠外静脉丛（external rectal plexus）在肌层外面，两丛互相吻合。直肠静脉丛的回流路径有三条：经直肠上静脉注入肠系膜下静脉；经直肠下静脉注入髂内静脉；经肛静脉入阴部内静脉，最后入髂内静脉。直肠丛的静脉易发生曲张，发生在齿状线以上者称内痔；在齿状线以下者称外痔；在相邻部位同时发生曲张，即形成混合痔。当肝门静脉系受阻时，直肠丛的静脉就容易曲张扩大形成痔。这是由于血液通过吻合路径建立起侧支循环，路径：肝门静脉系血向下经肠系膜下静脉→直肠上静脉→直肠静脉丛→直肠下静脉和肛静脉→髂内静脉→髂总静脉→下腔静脉。如直肠静脉丛发生曲张，可破裂引起出血。

3）淋巴：直肠的淋巴回流以齿状线为界，可分为上、下两组。上组为齿状线以上淋巴管，其中的一部分沿直肠上血管向上，注入直肠旁淋巴结（pararectal lymph nodes），经乙状结肠系膜淋巴结，再到肠系膜下淋巴结；另一部分淋巴管走向两侧，沿直肠下血管走行，注入盆腔内的髂内淋巴结和骶淋巴结。下组为齿状线以下的淋巴管，经会阴部注入腹股沟浅淋巴结。故直肠癌可沿上述路径广泛转移。

4）神经：肛管齿状线以上部分由自主神经分布。交感神经来自肠系膜下丛和下腹下丛；副交感神经来自盆内神经丛。肛管齿状线以下部分由阴部神经的分支肛神经支配。

三、女性盆腔脏器

女性盆腔脏器的排列，前为膀胱和尿道，后为直肠，中间为子宫、阴道、输卵管和卵巢。

（一）解剖规范

1. 检查女性盆部腹膜及其形成结构。腹膜从腹前壁向下，覆盖膀胱的上面和底的一部分；向后覆盖子宫大部分、卵巢、输卵管以及阴道的最上部，然后转至直肠，覆盖直肠上部后与腹后壁腹膜相续，在膀胱与子宫间形成膀胱子宫陷凹。在子宫与直肠间形成直肠子宫陷凹。

2. 结合骨盆正中矢状断面标本，注意观察女性盆腔脏器的位置及毗邻；输尿管与子宫动脉的位置关系；子宫的位置、毗邻、固定装置及其血管、淋巴回流；阴道毗邻关系等。

3. 观察腹膜在子宫前、后面返折，并且向两侧延伸至骨盆侧壁，形成双层的腹膜皱襞的子宫阔韧带，韧带上缘游离，内含输卵管；韧带的基底与盆底前、后部的腹膜连续。卵巢位于阔韧带后面，以卵巢系膜与阔韧带后层相连。特别注意腹膜从骨盆上口、髂总动静脉分叉处延伸至卵巢输卵管端的卵巢悬韧带。纵行切开卵巢悬韧带，韧带内有卵巢动、静脉经过，韧带的后内侧与输尿管邻近。在输尿管外侧，寻认自髂内动脉发出的子宫动脉始端。

将子宫向上推，辨认起自子宫颈后面，弓形向后，经过直肠两侧至骶骨前面的皱襞，内含子宫骶韧带。再检查由子宫角向前至腹股沟管的子宫圆韧带。在子宫两侧的子宫阔韧带的下部两层间，有子宫主韧带自子宫颈连至骨盆侧壁。在两侧子宫圆韧带间，横行切开膀胱子宫陷凹的腹膜，再用刀柄将膀胱与子宫分离。向上剥离子宫阔韧带前层，在子宫颈两侧向外约 2cm 处，寻认子宫动脉跨过输尿管前上方。然后沿子宫侧缘向上剥离子宫阔韧带前层，追寻子宫动脉至子宫与输卵管结合处，注意子宫动脉沿子宫侧缘的行程弯曲。

（二）解剖层次

女性盆腔脏器：膀胱、输尿管盆部、卵巢、输卵管、子宫、阴道、直肠和肛管（图 7-4）。

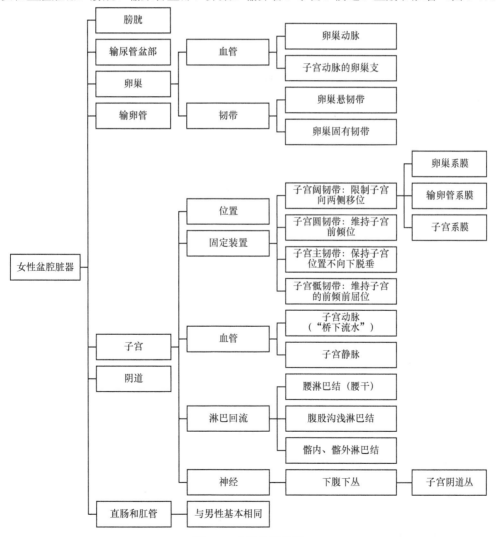

图 7-4　女性盆腔脏器

（三）解剖内容

1. 女性盆腔脏器与腹膜的关系　腹前壁的腹膜向下至小骨盆，覆盖膀胱上面和后面一部分，向后覆盖子宫大部分。腹膜在子宫与膀胱间形成膀胱子宫陷凹。腹膜自子宫向两侧覆盖卵巢和输卵管，向下覆盖阴道最上部，然后返折至直肠，被覆直肠中 1/3 前面和上 1/3 的前面及两侧，继续向上延为腹后壁的腹膜。在子宫与直肠之间形成直肠子宫陷凹，它是女性腹膜腔的最低部位。

2. 膀胱　女性膀胱的容量一般比男性的小，它与腹膜的关系大致与男性相同，膀胱的后壁与子宫、阴道贴近。

3. 输尿管盆部　在髂总或髂外动脉的前方越过骨盆上口，沿骨盆侧壁向下，位于卵巢的后下方，再转向内行于子宫阔韧带基底部至子宫颈外侧约 2cm 处（恰在阴道穹侧部的上方），有子宫动脉从输尿管前上方越过。行子宫切除术结扎子宫动脉时，慎勿损伤输尿管。

4. 卵巢　卵巢成对，位于盆腔内，相当于髂内、外动脉所夹的卵巢窝内。后缘为游离缘；前缘为卵巢系膜缘（mesovarian border of ovary），借卵巢系膜连于阔韧带后层，有血管、神经在此经卵巢门进入卵巢。上端为输卵管端，近输卵管腹腔口，以卵巢悬韧带（suspensory ligament of ovary）连于骨盆侧壁；此韧带是腹膜皱襞，内有卵巢血管、淋巴管和神经。它是寻找卵巢血管的标志，临床上称骨盆漏斗韧带（pelvic infundibular ligament）。下端为子宫端，借卵巢固有韧带（proper ligament of ovary）（由结缔组织和平滑肌组成），又称卵巢子宫索（cord of ovariouretus）连于子宫底，表面覆以腹膜，形成一腹膜皱襞。

卵巢由卵巢动脉和子宫动脉的卵巢支分布。卵巢动脉自腹主动脉发出后，下行至骨盆缘，经卵巢悬韧带、卵巢系膜至卵巢，并向内与子宫动脉吻合。在卵巢窝后缘处，卵巢动脉与输尿管甚为靠近，手术中在此结扎卵巢动脉时，注意不要误将输尿管结扎在内。

静脉自卵巢门穿出，在卵巢系膜内构成卵巢静脉丛，然后汇集成卵巢静脉。卵巢淋巴管沿卵巢血管走行，注入腰淋巴结，并有淋巴管经子宫阔韧带终于髂内淋巴结。卵巢的神经来自沿卵巢动脉的卵巢丛。

5. 输卵管　输卵管是一对弯长的喇叭形管道，连于子宫底的两侧。它包在子宫阔韧带的上缘内，常与卵巢合称子宫附件。左侧输卵管与乙状结肠相邻；右侧输卵管与阑尾和右侧输尿管的第 2 个狭窄处靠近。因此，右侧输卵管炎、输尿管结石和阑尾炎的疼痛部位甚为近似，应仔细鉴别。输卵管的动脉来自子宫动脉和卵巢动脉，二者间互相吻合。静脉一部分入卵巢丛，一部分入子宫阴道丛。输卵管的淋巴管主要与卵巢和子宫上部的淋巴管同入腰淋巴结。输卵管的神经来自子宫阴道丛和卵巢丛。

6. 子宫

（1）位置：子宫位于小骨盆内，在膀胱与直肠之间。它有相当的活动性，膀胱和直肠的充盈可影响其位置。因子宫与直肠相邻，所以可经直肠检查子宫。

（2）固定装置：成年人的子宫正常姿势是轻度的前倾前屈位。前倾是指整个子宫向前倾斜，子宫的长轴与阴道的长轴相交形成一个向前开放的钝角，稍大于 90°。人体直立时，子宫体伏于膀胱上面。前屈是指子宫体与子宫颈不在一条直线上，两者间形成一个向前开放的钝角。但子宫有较大的活动性，当膀胱充盈而直肠空虚时，子宫底向上使子宫伸直。若二者都充盈时，可使子宫上移。

子宫在体内的正常位置和姿势借助于骨盆腹膜和结缔组织形成的韧带及封闭小骨盆下口的组织来维持。

1）子宫阔韧带：由子宫侧缘伸展达骨盆侧壁，由两层腹膜组成，呈额状位。向内移行为子宫前、后面的脏腹膜。上缘为游离缘，内包有输卵管；下缘和外侧缘移行于盆壁腹膜。子宫阔韧带的前叶覆盖子宫圆韧带，后叶覆盖卵巢和卵巢固有韧带。前、后叶之间的疏松结缔组织内还有血管、神经、淋巴管等。子宫阔韧带可限制子宫向两侧移位。

子宫阔韧带可分 3 部：①卵巢系膜（mesovarium），为卵巢前缘与阔韧带后缘间的双层腹膜皱襞，其内有卵巢血管通过。②输卵管系膜（mesosalpinx），为输卵管与卵巢系膜根之间的部分；两层腹膜间有输卵管血管。③子宫系膜（mesometrium），为阔韧带的其余部分，其中有子宫动、静脉等。

2）子宫圆韧带（round ligament of uterus）：由平滑肌和结缔组织组成。起自子宫前面的两侧、输卵管子宫口的下方，在阔韧带前叶的覆盖下循骨盆侧壁行向前上，通过腹股沟管，分成多数纤维束，止于阴阜和大阴唇。它是维持子宫前倾位的主要结构。

3）子宫主韧带（cardinal ligament of uterus）：称子宫颈旁组织。位于阔韧带的基部，是从子宫颈两侧缘延至骨盆侧壁的大量纤维结缔组织束和平滑肌纤维的总称。它保持子宫位置不向下脱垂。

4）子宫骶韧带（uterosacral ligament）：由平滑肌和结缔组织构成，起自子宫颈上部的后外面。向后绕过直肠的两侧，止于第 2、3 骶椎前面。韧带表面有腹膜覆盖形成的弧形皱襞。此韧带牵引子宫颈向后上。它与子宫圆韧带互相配合，维持子宫的前倾前屈位置。

此外，盆底肌和周围的结缔组织及直肠和阴道对子宫位置的固定也起很大作用。如上述固定装置薄弱或损伤，可致子宫位置异常或引起不同程度的子宫脱垂，严重者可脱出阴道以外。

新生儿的子宫高于小骨盆上口，子宫颈较子宫体粗而且长，子宫底扁平，壁较薄。到性成熟期前不久，子宫开始急骤生长，子宫体增长，壁增厚，子宫底尤为显著。到性成熟期，子宫体和颈的长度几乎相等。未产妇和少女的子宫无甚区别。孕妇的子宫随胎儿的增大而增大。经产妇子宫的各径均较宽大，子宫腔的形状由三角形变成卵圆形，子宫口凹凸不平。绝经期后，子宫缩小，壁也变薄。

（3）血管

1）动脉：主要为子宫动脉（uterine artery），它自髂内动脉发出后，在输尿管外侧沿骨盆侧壁向内下方走行，经阔韧带基底部，在子宫颈外侧约 2cm 处，越过输尿管前上方，子宫手术中处理子宫动脉时，注意不要伤及输尿管。在接近子宫颈处，子宫动脉发出阴道支至阴道上部，动脉主干在阔韧带两层间，沿子宫两侧弯曲上行至子宫底，分支营养子宫、输卵管和卵巢，并与卵巢动脉吻合。

2）静脉：在子宫阔韧带两层之间，子宫颈及阴道两侧有子宫阴道静脉丛，接受子宫、阴道、输卵管的血液，汇合成子宫静脉（uterine vein），最后注入髂内静脉。

（4）淋巴回流：子宫的淋巴回流比较广泛。子宫底和子宫体上部的大部分淋巴管，伴随卵巢血管上行，与来自卵巢、输卵管的淋巴管汇合，经卵巢悬韧带，注入腰淋巴结；部分淋巴管沿子宫圆韧带入腹股沟浅淋巴结（superficial inguinal lymph node）。子宫体下部和子宫颈的淋巴管向两侧注入髂内、髂外淋巴结（internal and external iliac lymph node），小部分至骶淋巴结（sacral lymph node）；子宫的淋巴管与膀胱、直肠的淋巴管有吻合，由于这些吻合，当发生子宫癌时，可以在骨盆内广泛转移。

（5）神经：来自下腹下丛，其分支形成子宫阴道丛，入子宫肌层和内膜。

7. 阴道　阴道连接子宫和外生殖器。阴道后壁邻近直肠，前壁邻接膀胱和尿道。

阴道上部由子宫动脉的阴道支分布，中部由膀胱下动脉的分支分布，下部由直肠下动脉及肛动脉的分支分布。各分支间互相吻合。阴道两侧的静脉丛，参加子宫阴道静脉丛（uterovaginal venous plexus），再经子宫静脉入髂内静脉。阴道的淋巴管一部分入髂内、髂外淋巴结，一部分入腹股沟浅淋巴结。阴道的神经来自子宫阴道丛（uterovaginal plexus）。

8. 直肠和肛管　女性直肠和肛管的形态、结构、血管、淋巴回流和神经分布与男性基本相同，仅在直肠前方的毗邻有男、女性的不同。女性直肠上部的前方与子宫和阴道上部相邻，中隔直肠子宫陷凹，下部与阴道直接接触。

四、骨盆的血管、淋巴结和神经

（一）解剖规范

利用剥除腹膜的男、女性骨盆正中矢状断面标本，观察骨盆的血管、淋巴结和神经。

（二）解剖层次

盆部血管、淋巴结和神经（图 7-5）。

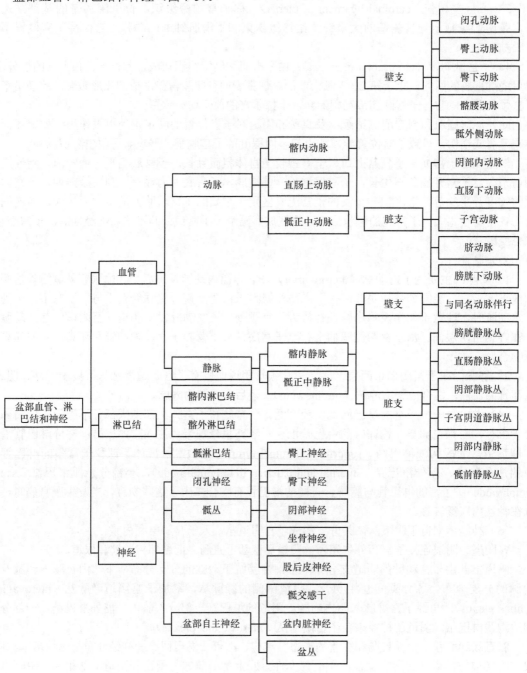

图 7-5　盆部血管、淋巴结和神经

（三）解剖内容

1. 动脉

（1）髂内动脉：是一短粗的干，自髂总动脉分出后，沿腰大肌的内侧缘，向下进入小骨盆，在坐骨大孔上缘分为前、后2个干。后干发出分支营养盆壁；前干除发出壁支外，主要营养盆腔脏器和外生殖器。

1）壁支

A. 闭孔动脉：沿骨盆侧壁向前下方，穿闭膜管至股内侧部，营养附近诸肌和髋关节。

B. 臀上动脉：出梨状肌上孔至臀部，营养臀部肌。

C. 臀下动脉：出梨状肌下孔至臀部，营养臀部肌。闭孔动脉在穿闭膜管以前分出耻骨支至耻骨上支内面，与腹壁下动脉的耻骨支吻合。有时闭孔动脉起自腹壁下动脉或直接起自髂外动脉，相当粗大，称为变异闭孔动脉，出现率为16%～20%。由于它在股环附近经过，故行股疝手术时应注意，以免误伤，导致大出血。

D. 髂腰动脉（iliolumbar artery）：自髂内动脉起始部发出，向外上方斜行，在腰大肌深方发出分支营养髂肌、腰大肌、腰方肌和髋骨，并有分支入椎管分布于脊髓。

E. 骶外侧动脉（lateral sacral artery）：起点在髂腰动脉下方，沿骶骨盆面的侧部下降，分支营养邻近的肌（梨状肌、肛提肌等），并有分支经骶前孔进入骶管至脊髓，它与骶正中动脉吻合。

2）脏支

A. 阴部内动脉：与臀下动脉一起出梨状肌下孔，又经坐骨小孔至坐骨肛门窝。它在坐骨肛门窝内发出的分支，在会阴部详述。

B. 直肠下动脉：起于髂内动脉或阴部内动脉，为一细小分支，行向内下方，分布于直肠下部和肛提肌。在男性还发出细支至精囊腺和前列腺；在女性则有小支至阴道。该动脉与直肠上动脉、肛动脉吻合。

C. 子宫动脉：由髂内动脉发出，已在前面"子宫"部分叙述。

D. 脐动脉（umbilical artery）：是胎儿时期的动脉干，出生后其远侧段闭锁形成脐内侧韧带，近侧段管腔未闭，与髂内动脉起始段相连，发出2～3支膀胱上动脉，分布于膀胱中、上部。

E. 膀胱下动脉：在男性分布于膀胱底、精囊和前列腺，在女性分布到膀胱和阴道。

（2）直肠上动脉为肠系膜下动脉的终支，分布到直肠上部和中部。它与乙状结肠动脉和直肠下动脉吻合。

（3）骶正中动脉为单支，自腹主动脉分为左、右髂总动脉处发出，沿骶、尾骨前面下行，营养附近组织。

2. 静脉

（1）髂内静脉（internal iliac vein）位于小骨盆侧壁，在髂内动脉后内方。它由盆部静脉合成，至骶髂关节前方与髂外静脉汇合成髂总静脉。

髂内静脉的属支分为壁支和脏支。壁支与同名动脉伴行，包括髂腰静脉、骶外侧静脉、闭孔静脉、臀上静脉、臀下静脉，收集同名动脉分布区的静脉血。脏支起自脏器周围的静脉丛，丛的名称按所围绕的脏器而定，如膀胱静脉丛、子宫阴道静脉丛、直肠静脉丛等。它们最后汇入髂内静脉。

1）膀胱静脉丛：在男性为膀胱前列腺静脉丛（vesico prostatic venous plexus），是骨盆内最大的静脉丛，围绕膀胱和前列腺。此丛前接阴部静脉丛，后接直肠静脉丛（rectal venous plexus），收集膀胱、前列腺、精囊和输精管等处的静脉血，注入髂内静脉。在女性，此丛称为膀胱阴道静脉丛（vesicovaginal venous plexus），位于膀胱底部两侧，收集膀胱、尿道和阴道的静脉血。

2）直肠静脉丛：位于直肠后方及两侧，下部最发达。

3）阴部静脉丛（pudendal venous plexus）：位于耻骨联合后方，在男性收集阴茎静脉血，在女性收集阴蒂静脉血。阴部静脉丛与膀胱静脉丛交通，经膀胱静脉注入髂内静脉。

4）子宫阴道静脉丛：在子宫阔韧带两层之间、子宫颈及阴道两侧，与膀胱阴道静脉丛、直肠静脉丛等相交通。子宫阴道静脉丛的血液经子宫静脉注入髂内静脉。

5）阴部内静脉（internal pudendal vein）：起于阴部静脉丛，与动脉伴行，收集阴囊、阴茎（男性）、阴唇（女性）、会阴及肛门处的静脉血，与臀下静脉吻合后，注入髂内静脉。

6）骶前静脉丛（presacral venous plexus）：是由骶外侧静脉和骶正中静脉的属支构成。此丛位于骶骨前面和骶前筋膜之间，与直肠外静脉丛有联系，并通过骶前孔与骶管内的椎内静脉丛交通。在直肠切除术中，分离直肠时，要十分谨慎，避免在骶前筋膜后剥离，以免损伤骶前静脉丛与椎内静脉丛的交通支。这些交通支如被撕裂，常造成危及生命的出血。

（2）骶正中静脉（median sacral vein）起于骶前静脉丛，与骶正中动脉伴行，入左髂总静脉或下腔静脉。

3. 淋巴结

（1）髂内淋巴结（internal iliac lymph node）沿髂内动脉及其分支排列，收纳大部分骨盆壁和脏器的淋巴管，如膀胱、直肠、子宫、前列腺、精囊腺的淋巴管。

（2）髂外淋巴结（external iliac lymph node）沿髂外动脉排列，收纳腹股沟浅、深淋巴结的输出管，以及膀胱、前列腺或子宫颈、阴道上段的部分淋巴管。

（3）骶淋巴结沿骶正中动脉排列，收纳骨盆后壁及直肠等处淋巴管。

髂内、髂外和骶淋巴结的输出管最后注入在髂总动脉周围的髂总淋巴结（common iliac lymph node）。

4. 神经　盆部的神经分别来自腰丛的闭孔神经、骶丛和自主神经。

（1）闭孔神经从腰丛发出后，自腰大肌内侧走出，即入小骨盆，沿骨盆侧壁向前，经闭膜管至大腿。

（2）骶丛（sacral plexus）由腰骶干、骶神经、尾神经的前支组成。位于骨盆侧壁，紧贴梨状肌的前面，借盆壁筋膜与其前方的髂内血管和输尿管隔开。由骶丛发出的主要分支：

1）臀上神经：伴臀上动、静脉经梨状肌上孔出骨盆，至臀部。

2）臀下神经：伴随臀下动、静脉至梨状肌下孔出骨盆，至臀部。

3）阴部神经：伴随阴部内动、静脉，出梨状肌下孔后，绕坐骨棘的后方，经坐骨小孔至坐骨肛门窝。分支至会阴部的皮肤、肌和阴茎或阴蒂等（详见会阴部）。

4）坐骨神经：是全身最大的神经，经梨状肌下孔至臀部，再至下肢。

5）股后皮神经：出梨状肌下孔至臀部，再向下分布于股后侧和腘窝的皮肤。

骶丛还有至梨状肌、闭孔内肌、肛提肌、尾骨肌的分支。

（3）盆部自主神经包括骶交感干、盆内脏神经和盆丛。

1）骶交感干（sacral sympathetic trunk）：是交感干的骶段，沿骶前孔内侧下行，由4个骶交感神经节和节间支构成；向上续连于腰交感干，两侧骶交感干下端融合为单个尾神经节［coccygeal ganglion，又称奇神经节（impar ganglion）］。两侧骶交感干之间有横支相连并有分支参加盆丛。骶交感神经节只有灰交通支与骶神经和尾神经相连。

2）盆内脏神经：简称盆神经，是第2～4骶髓节段副交感低级中枢发出的节前纤维，随第2～4骶神经前支到盆部之后，即离开骶神经前支而组成的。盆内脏神经加入盆丛，随盆丛分支分布到盆部脏器附近或脏器壁内交换神经元。节后纤维支配结肠左曲以下的消化管和盆腔脏器。

3）盆丛：又称下腹下丛，由上腹下丛延续到直肠两侧，并接受骶交感干节后纤维和盆内脏神经的副交感节前纤维，共同构成盆丛。此丛伴随髂内动脉的分支组成直肠丛、膀胱丛、前列腺丛及子宫阴道丛等。

第三节 临床应用解剖

一、骨盆骨折的解剖特点

骨盆骨折多因局部受挤压、冲撞所致。骨盆的薄弱区为耻骨支、髂骨翼、骶髂部。侧方挤压时，耻骨支骨折较多见。前后方挤压可使耻骨联合脱位或耻骨支骨折等。当坠落时，脚或坐骨结节着地，受暴力冲击，耻骨弓可能骨折，髋臼也可损伤，股骨头可穿通髋臼穿入骨盆腔。直接暴力打击可导致骨盆任何局部骨折。

骨盆骨折时常合并内脏（膀胱、尿道、直肠等）、血管、神经的损伤，应特别警惕。

二、异常闭孔动脉

正常情况下，闭孔动脉的耻骨支与腹壁下动脉的耻骨支有一细小吻合支。偶有闭孔动脉缺如，被该吻合支所代替，这时闭孔动脉就发自腹壁下动脉，称为异常闭孔动脉。该动脉经腔隙韧带深面走行。在股疝手术中需切开腔隙韧带扩大股环时应特别注意有无异常闭孔动脉，切勿损伤造成大出血。

三、盆膈和子宫脱垂

盆膈、尿生殖膈、会阴中心腱等结构对维持子宫正常位置极为重要。由于难产、多产等原因，损伤了这些结构，可引起子宫脱垂。其他如老年性结缔组织松弛、子宫后倾等，也易使子宫脱垂。子宫脱垂是指子宫沿阴道向下移位，子宫口降至坐骨棘平面以下，严重时子宫颈可脱出阴道口外。

四、盆筋膜间隙的临床应用

（一）耻骨后间隙

耻骨骨折合并膀胱或尿道损伤时，常引起此隙出现血肿、尿外渗并可向腹前外侧壁扩散。膀胱腹膜外手术、腹膜外剖腹产术以及耻骨后腹膜外引流术等均可通过此隙进行。

（二）直肠后隙

此间隙的脓肿易向腹膜后间隙扩散。腹膜后间隙空气造影，即经尾骨旁进针至骶骨前方，将气体注入直肠后隙，空气可扩散至腹膜后间隙及肾周围的脂肪囊内。手术分离直肠后方时，可在此隙进行钝性分离，以避免损伤椎前静脉丛。

（三）骨盆直肠间隙

此处有脓肿时，可经直肠指检在直肠壶腹下份两侧扣及，如不及时引流，脓液可沿血管神经束蔓延至脏器周围。

五、直肠与临床

直肠与盆腔内结构毗邻关系密切，而这些结构在体表又不易扣及，故临床上常采用直肠指检的方法辅助诊断。直肠指检隔直肠壁向前可触及前列腺、精囊、输精管壶腹、膀胱底、子宫颈、子宫口等，两侧可触及输卵管、卵巢等。在输卵管盆部病理性增粗、坐骨直肠窝脓肿、直肠子宫（膀胱）陷凹积液等病变可通过直肠指检触及。分娩时通过直肠指检可测定子宫口扩张程度。

临床上常用直肠镜检或乙状结肠镜检来观察直肠、乙状结肠内面病变和取活检标本。镜检时应注意直肠的弯曲与横襞，以免损伤肠壁。

六、直肠与乙状结肠连接部的解剖学特点与临床意义

在乙状结肠下端 2～3cm 的一段肠管，临床上称为直肠乙状结肠连接部（简称直-乙部），通常位于骶骨岬至第 3 骶椎平面。此部先行向后下，再沿骶弯急转向下移行于直肠，形成一明显的弯曲，其解剖学特征与直肠上端相似，无乙状结肠系膜，无结肠袋、结肠带和肠脂垂。直-乙部是癌肿的好发部位，是结肠最窄处，结肠镜进入此处时更应谨慎。在患者仰卧手术时，乙状结肠由骨盆腔上移。直肠乙状结肠曲消失，此时确定肿瘤部位，常以骶骨岬作为标志。将乙状结肠出骨盆腔牵出，拉紧直肠时，如肿瘤在骶骨岬以上，即乙状结肠肿瘤，在骶骨岬以下为直肠肿瘤，如正好与骶骨岬相对，则为直肠乙状结肠交界处肿瘤。

七、膀胱镜检查与膀胱穿刺的解剖学基础

临床上将膀胱镜由尿道插入膀胱内可对膀胱内部进行镜检。膀胱三角是主要对象，也可通过膀胱镜取结石或活检组织。

膀胱充盈时，腹前外侧壁折向膀胱的腹膜被推移至耻骨联合以上，致膀胱前壁直接与腹前壁相贴。临床上利用这种解剖关系，沿耻骨联合上缘行膀胱穿刺或做膀胱腹膜外手术，可不经腹膜腔，以免感染。

八、前列腺肥大的解剖学基础

前列腺可借直肠指诊触及。中老年人可出现前列腺肥大，导致尿道阻塞。肿大的腺体向上凸顶膀胱，使尿道内口抬高，尿道前列腺部变长、变形而引起排尿困难。前列腺中叶增生更易压迫尿道内口造成尿潴留。侧叶肥大可使尿道狭窄。前列腺因肥大或肿痛需要切除时，通常有四条手术入路：①耻骨上入路：切开膀胱进行腺体摘除。②耻骨后入路：经耻骨后间隙，不切开膀胱而行腺体摘除。③会阴入路：经会阴尿生殖膈进入前列腺区。④尿道内入路：经过膀胱镜插入电切刀，做前列腺部分切除。

九、骨盆腔内的静脉丛与癌转移

骨盆腔内的静脉丛与椎静脉丛之间有着广泛联系，上述两静脉丛均无静脉瓣，因此骨盆腔内静脉丛血液可流入椎静脉丛。子宫、膀胱、前列腺的癌细胞可通过此途径转移至脊柱，侵犯椎骨，甚至经椎静脉丛侵入颅内或其他远距离器官。

十、骨盆腔淋巴结的清扫

对早期子宫颈癌患者，临床上常采用广泛性子宫切除术和骨盆腔淋巴结清除术，治疗切除范围包括子宫、输卵管、卵巢、阴道上段和子宫主韧带、子宫骶韧带、阴道旁组织，以及骨盆腔内的各组淋巴结，如子宫颈旁淋巴结、闭孔淋巴结、髂内淋巴结、髂外淋巴结、髂总淋巴结下部以及骶前淋巴结等，以防癌细胞沿淋巴管道扩散转移。

十一、男性尿道损伤与尿液外渗

1. 男性尿道损伤　常见于骑跨伤（骑跨姿势时会阴部受撞击）所致，也可由于尿道扩张、金属导管插入操作不当及骨盆骨折等造成。因尿道膜部位置固定，与海绵体部相延续处管壁最薄，故此部损伤较为多见。尿道损伤后可发生尿外渗、尿潴留等。尿外渗并发感染可致组织坏死，局部出现尿瘘等，应及时治疗。不同部位的尿道破裂，尿外渗的部位及蔓延方向与盆底和会阴部筋膜的限制及会阴、阴囊与腹前外侧壁各层次间的延续关系有关。

2. 尿道球部或尿道球与尿生殖膈下筋膜连接处破裂 如破裂发生在这些部位，尿液可渗入会阴浅隙。因会阴浅筋膜续于阴囊肉膜、阴茎浅筋膜及腹前外侧壁下部的浅筋膜深层，故会阴浅隙的尿液可向前上进入阴囊、阴茎并越过耻骨联合蔓延至腹前外侧壁下部。因尿生殖膈的限制，尿液不进入骨盆腔内。

3. 尿道海绵体破裂 该部破裂时，因阴茎深筋膜包裹所有的海绵体，渗出尿液可被局限在阴茎范围。如阴茎深筋膜也破裂，则尿液可随阴茎浅筋膜蔓延至阴囊和腹前壁。

4. 尿生殖膈以上尿道破裂 尿液将渗向盆腔的腹膜外间隙。

十二、腰部肾手术切口的解剖部位

肾手术时常采用腰部斜切口，该切口自第12肋骨下缘中点起。行向前下外至髂前上棘的上前方2cm处切口层次由浅入深依次为皮肤、浅筋膜、背阔肌及腹外斜肌、腰上三角（为扩大手术视野，可分别向上、向下切断下后锯肌的下缘和腹内斜肌）、胸腰筋膜、肾筋膜后层及肾脂肪囊，如切口需要扩大，可切断腰肋韧带及切除第12肋骨，此时应注意深面的胸膜腔（肋膈隐窝）下缘，以免伤及胸膜造成气胸，在经过腰上三角时，应避免损伤通过该区的肋下神经、髂腹股沟神经和髂腹下神经。

十三、腰椎穿刺的解剖学基础

腰椎穿刺术常用于检查脑脊液的性质，对诊断脑膜炎、脑血管病变、脑瘤等神经系统疾病有重要意义。有时也可用于鞘内注射药物，以及测定颅内压力和了解蛛网膜下腔是否阻塞等，为了便于穿刺进针，嘱患者侧卧于硬板床上，背部与床面垂直，头向前胸部屈曲，两手抱膝紧贴腹部，使脊柱尽量后凸呈弓形，以增宽椎间隙。穿刺点为髂嵴最高点的连线与后正中线的交汇处上下，一般取第3～4腰椎棘突间隙，有时也可在上一或下一腰椎间隙进行。成人进针深度为4～6cm，儿童则为2～4cm。当针头穿过黄韧带与硬脑膜时，因阻力突然消失可有明显落空感。

十四、硬膜外麻醉

临床上将麻醉药物注入硬膜外隙，以阻滞脊神经根，即硬膜外麻醉。硬膜外隙并非是一个完整互通的腔隙，它常被两侧以脊神经根为主形成的一个较厚的栅栏状结构分隔为前、后两腔，在前、后腔的正中线上，又被结缔组织小梁或束状的纤维性中隔分为左、右两部。这些结构的存在部位有较大的个体差异，以颈段和上胸段出现率较高，最低可至第12胸椎或第1腰椎高度，临床上所导致的硬膜外麻醉出现单侧或不全麻醉，可能与这一解剖学结构特点有关。骶段硬膜外隙，上大下小，前宽后窄，硬脊膜紧贴椎管后壁，间距为0.1～0.15cm，因此骶管麻醉时应注意进针角度。硬脊膜囊平第2骶椎高度变细，裹以终丝，其前、后方有纤维索将其连于骶管前、后壁上，结合紧密，好似中隔作用，且隙内充满脂肪，这可能是导致骶管麻醉出现麻醉不全的解剖学原因。

第八章 会 阴

第一节 概 述

会阴（perineum）指盆膈以下，封闭骨盆下口的所有软组织结构，其边界呈菱形，与骨盆下口相对应。前界为耻骨联合下缘，后界为尾骨尖，两侧为耻骨下支、坐骨支、骶结节韧带和坐骨结节。会阴以两侧坐骨结节前缘的连线为界，分为两个三角区。前方为尿生殖区（urogenital region），被尿生殖膈封闭，男性有尿道通过，女性有尿道和阴道穿过。后方为肛区，被盆膈封闭，有肛管通过。临床上所称的会阴，即狭义的会阴，是指女性的阴道前庭后端或男性的阴囊根至肛门之间结构，属盆底的一部分。产妇分娩时，会阴承受的压力较大，易造成撕裂，要注意对会阴的保护。

第二节 解 剖 规 范

一、肛 区

肛区又称肛门三角，该区有肛管及坐骨直肠窝等。

（一）解剖规范

1. 利用男、女会阴标本，观察肛区深筋膜及盆膈的形态和位置。

2. 利用盆底肌标本，观察肛提肌和尾骨肌的形态。

3. 利用盆底肌及骨盆矢状面标本，观察坐骨肛门窝位置和各壁、肛门外括约肌的位置和形态、会阴中心腱的位置、阴部管的位置及其内容。

4. 在标本上观察尿生殖区的筋膜、肌、尿生殖膈的构成。在骨盆正中矢状面标本上理解会阴浅隙和会阴深隙的位置。

（二）解剖层次

肛区：皮肤、浅筋膜、深筋膜、肌、坐骨肛门窝、会阴中心腱、阴部管（图 8-1）。

（三）解剖内容

1. 皮肤和浅筋膜 肛门周围的皮肤以肛门为中心，形成放射状皱襞，富含汗腺和皮脂腺，在成年男性长有肛毛。浅筋膜为富含脂肪的疏松结缔组织，充填于肛管两侧的坐骨肛门窝内。

2. 深筋膜 为臀筋膜的延续，贴附于坐骨肛门窝的各壁。衬于肛提肌和尾骨肌下面的筋膜，称盆膈下筋膜。覆盖在肛提肌和尾骨肌上面的筋膜，称盆膈上筋膜，是盆壁筋膜的一部分。盆膈上、下筋膜和其间的肛提肌、尾骨肌共同组成盆膈，封闭肛区，其中有肛管穿过。

3. 肌

（1）肛提肌：为一对宽薄的肌，封闭骨盆下口。其起自耻骨体盆面、坐骨棘和张于二者之间的肛提肌腱弓（由闭孔筋膜上缘增厚而成），两侧纤维向下、后、内侧方向，汇合成漏斗状，止于会阴中心腱、直肠壁、尾骨和肛尾韧带，在女性尚有部分纤维止于阴道壁。两侧肛提肌前内侧缘之间形成三角形裂隙，称盆膈裂孔，居直肠与耻骨联合之间，下方被尿生殖膈封闭。此孔在男性有尿道通过，女性有尿道和阴道通过。肛提肌按肌束的起止走向分为 3 部分，即髂尾肌（iliococcygeus）、耻骨直肠肌和耻尾肌（pubococcygeus）。

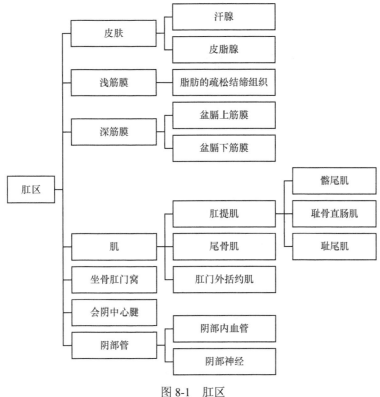

图 8-1　肛区

肛提肌的主要作用是增强和提起盆底，承托盆腔脏器。有些纤维呈祥状从后面套绕直肠，可协助肛门内、外括约肌紧缩肛门，在女性还有协助阴道括约肌缩小阴道口的作用。此肌由骶丛的肌支支配。

（2）尾骨肌：是一对薄弱的三角形肌，已退化。位于髂尾肌之后，上缘与梨状肌相接，后外侧面与骶棘韧带融合。起自坐骨棘盆面和骶棘韧带，向后内侧呈扇形扩展，止于第 5 骶椎和尾骨外侧缘。尾骨肌构成盆膈后方的一小部分。收缩时，可使尾骨向前外侧运动。若两侧肌同时收缩，则可使尾骨向前移动。中年以后，骶尾关节通常骨化成不动关节，故尾骨肌失去运动关节的作用。尾骨肌由骶丛的神经支配。

（3）肛门外括约肌：见直肠与肛管部分。

4. 坐骨肛门窝（ischioanal fossa）　旧称坐骨直肠窝，居肛管两侧，呈尖朝上、底向下的楔形间隙。窝内充满大量脂肪组织，称坐骨肛门窝脂体（adipose body of ischioanal fossa），起弹性垫作用，排便时利于肛管充分扩张。肛管感染可蔓延至此，形成坐骨肛门窝脓肿。如治疗不及时，积蓄脓液可向肛管后或前方蔓延至对侧坐骨肛门窝，或向上穿过肛提肌至盆腔，如溃穿皮肤则导致肛瘘。

坐骨肛门窝的外侧界为闭孔内肌、闭孔筋膜及坐骨结节内面；内侧界为肛门外括约肌、肛提肌、尾骨肌和盆膈下筋膜；前界为尿生殖膈后缘；后界为臀大肌下缘和骶结节韧带。尖向上方，由盆膈下筋膜与闭孔筋膜汇合而成。窝底为肛门两侧的皮肤。

在坐骨肛门窝的外侧壁，有阴部神经和阴部内血管经过，并发出肛神经和肛动脉。

5. 会阴中心腱（perineal central tendon）　或称会阴体（perineal body），是位于会阴缝的深部、两侧会阴肌之间的纤维性中隔，会阴部许多肌附着于此，有加固盆底的作用。会阴在女性较男性发育为好，更具有弹性，在分娩时有重要意义。

6. 阴部管（pudendal canal）　即阿尔科克（Alcock）管，是坐骨肛门窝外侧界闭孔内肌筋膜于坐骨结节下缘上方分为两层而构成的管，管内有阴部内血管和阴部神经通行。施会阴部手术时，可于阴部管处进行神经阻滞麻醉。

二、男性尿生殖区

尿生殖区又称生殖三角，该区内的外生殖器有性别差异，但其胚胎发生是同源。男性有尿道通过，女性有尿道及阴道通过。

（一）解剖规范

结合标本模型按照尿生殖区的层次由浅入深进行解剖。

（二）解剖层次

男性尿生殖区：皮肤、浅筋膜、深筋膜、肌和神经（图8-2）。

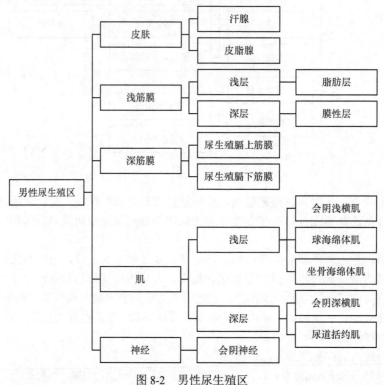

图8-2　男性尿生殖区

（三）解剖内容

1. 皮肤和浅筋膜　皮肤被以阴毛，富有汗腺及皮脂腺。浅筋膜分两层，浅层为脂肪层，与腹壁浅筋膜浅层相续；深层为膜性层，即会阴浅筋膜（superficial fascia of perineum），或称科利斯（Colles）筋膜，较薄，覆盖于会阴浅层肌和各海绵体的浅面，向前续于阴囊肉膜、阴茎浅筋膜和腹前壁浅筋膜深层，向两侧附着于耻骨下支和坐骨支及坐骨结节，后缘与会阴深筋膜愈合。

2. 深筋膜　会阴深筋膜的外侧缘附着于耻骨下支和坐骨支，分为两层，贴附于会阴深横肌和尿道膜部括约肌的上、下面，分别称尿生殖膈上筋膜（superior fascia of urogenital diaphragm）和尿生殖膈下筋膜（inferior fascia of urogenital diaphragm）。尿生殖膈上、下筋膜的后缘与会阴浅筋膜融合；前缘合并成会阴横韧带。会阴横韧带与耻骨弓状韧带之间的空隙内有阴茎的血管和神经通过。尿生殖膈上、下筋膜与会阴深横肌和尿道括约肌共同构成尿生殖膈，封闭尿生殖区，尿生殖膈有尿道通过。尿生殖膈与盆膈封闭整个骨盆下口，具有加强盆底，协助承托盆腔脏器的作用。

在会阴浅筋膜与尿生殖膈下筋膜之间围成一个向上开放的间隙，称会阴浅隙（superficial perineal space），内有阴茎脚、尿道球、尿生殖区浅层肌以及阴部内动脉和阴部神经的分支。此间隙向前上方经阴茎两侧可通达腹前壁，在临床上具有重要意义。如尿道在会阴浅隙破裂，尿液溢入此隙，可循阴囊肉膜深部蔓延至阴茎浅筋膜与阴茎深筋膜之间，进而上升至腹前壁的浅筋膜深层与腹部深筋膜之间。尿液浸入会阴部、阴囊、阴茎和腹前壁的疏松组织中，可继发感染和坏死。

在尿生殖膈上、下筋膜与两侧坐骨下支和耻骨下支之间所封闭的间隙，称会阴深隙（deep perineal space）。其内有会阴深横肌、尿道括约肌、尿道膜部、尿道球腺和阴部内血管等结构。尿道膜部破裂时，尿液存留于会阴深隙中。

3. 肌　尿生殖区的肌分浅、深两层。浅层肌位于尿生殖膈下筋膜的浅层，分别是会阴浅横肌、球海绵体肌和坐骨海绵体肌。深层肌位于两侧耻骨下支和坐骨支之间，前方为尿道括约肌，后方为会阴深横肌。

（1）会阴浅横肌（superficial transverse muscle of perineum）成对，有时缺如。位于会阴皮下脂肪组织的深层。起自坐骨结节内面的前部，肌纤维向内侧止于会阴中心腱。其中有一部分肌纤维可跨越正中线与对侧的同名肌、肛门外括约肌及球海绵体肌相连续。两侧共同收缩时，可固定会阴中心腱。

（2）球海绵体肌（bulbospongiosus）包绕尿道球和尿道海绵体的后部。起自于会阴中心腱和尿道球下面的中缝，止于阴茎深筋膜背侧及尿道海绵体背侧。收缩时，可压迫尿道海绵体、阴茎背静脉，助排尿、射精和阴茎勃起。

（3）坐骨海绵体肌（ischiocavernosus）覆盖于阴茎脚的浅面，起自坐骨结节，止于阴茎脚下面和阴茎白膜侧面。收缩时，压迫阴茎海绵体根部，阻止静脉血回流，参与阴茎勃起，又称阴茎勃起肌。

（4）会阴深横肌（deep transverse muscle of perineum）成对，位于会阴浅横肌的深层。起自坐骨支及耻骨下支结合部邻近的阴部管，肌束横行于两侧坐骨支之间，在中线互相交错，部分止于会阴中心腱。收缩时可加强会阴中心腱的稳固性。肌束内藏有尿道球腺。

（5）尿道括约肌（sphincter of urethra）在会阴深横肌的前方，围绕尿道膜部，通常处于收缩状态，可随意控制排尿。

4. 神经　尿生殖区的肌均由阴部神经的分支会阴神经分布。

女性尿生殖区基本结构与男性相似。它由尿生殖膈所封闭，有尿道和阴道穿过。在女性，尿道括约肌包绕尿道和阴道，故称尿道阴道括约肌（urethrovaginal sphincter）。此肌有紧缩尿道和阴道的作用，并可压迫前庭大腺。球海绵体肌环绕阴道口并覆盖前庭球、前庭大腺及阴蒂海绵体表面，又名阴道括约肌（pubovaginalis）。此肌收缩时，可缩小阴道口并助阴蒂勃起。坐骨海绵体肌又名阴蒂勃起肌，较男性者薄弱。覆盖阴蒂脚的表面，收缩时可阻碍阴蒂内的静脉血回流，协助阴蒂勃起。

三、男性生殖器

男性外生殖器包括阴茎和阴囊。阴囊内藏睾丸和附睾。尿道球腺位于会阴深横肌中，开口于尿道。故将睾丸、附睾和尿道球腺在此一并叙述。

（一）解剖规范

1. 在男性，自腹股沟浅环（皮下环）向下，沿阴囊前外侧做 5～6cm 的纵切口，切开阴囊的皮肤和肉膜。再按同一方向，由浅入深切开精索外筋膜、提睾肌和提睾肌筋膜及精索内筋膜而达睾丸鞘膜。以提睾肌为标志，观察精索和睾丸的各层被膜。其中，睾丸鞘膜分为壁层和脏层，两者之间为鞘膜腔，正常有少量滑液。用手指伸入腔内，探查睾丸鞘膜壁层和脏层在睾丸后缘的返折。

2. 观察精索的内容物，主要是由输精管、精索内动脉、蔓状静脉丛及神经等组成。试触摸输精管，其质地坚实。注意观察睾丸和附睾的位置关系。

　3. 按照标本，先观察阴茎包皮、包皮系带、包皮腔，然后沿阴茎背侧中线，自耻骨联合下方阴茎根部至阴茎头后方的包皮处，纵行切开皮肤，将皮板翻向两侧，在阴茎浅筋膜内寻找阴茎背浅静脉。按同一方向切开阴茎深筋膜，在筋膜深面寻认沿中线走行的阴茎背深静脉，静脉两侧依次是阴茎背动脉和阴茎背神经。

　4. 按标本观察阴茎的形态和构成。

（二）解剖层次

　男性生殖器：阴囊、睾丸、附睾和输精管（血管、淋巴和神经）、精索、阴茎和男性尿道（图8-3，图8-4）。

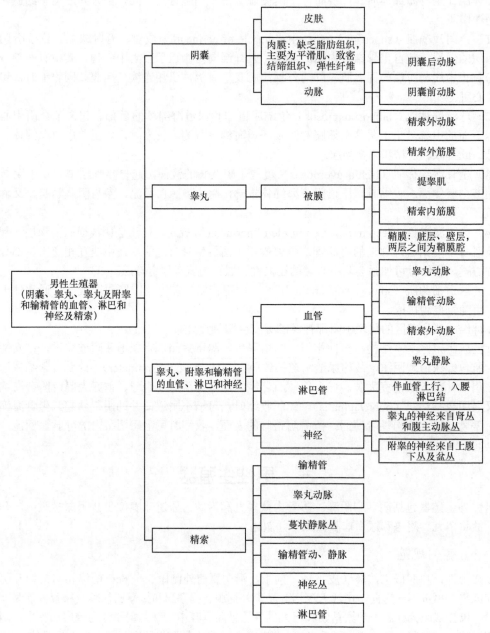

图 8-3　男性生殖器（阴囊、睾丸、睾丸及附睾和输精管的血管、淋巴和神经及精索）

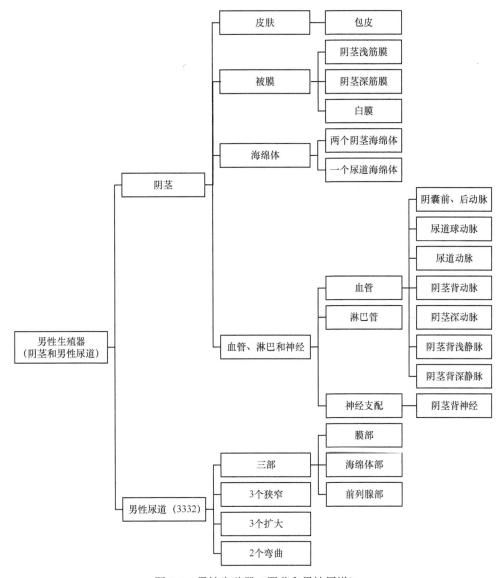

图 8-4　男性生殖器（阴茎和男性尿道）

（三）解剖内容

1. 阴囊（scrotum） 为一囊袋状结构，内藏睾丸、附睾和精索及其被膜。其壁由皮肤和肉膜构成，位于阴茎根和会阴区之间。阴囊的皮肤薄而柔软，富于伸展性，覆以少量阴毛，有明显的色素沉着，中线上有阴囊缝。皮肤的深层为肉膜（dartos coat），是阴囊的浅筋膜，缺乏脂肪组织，主要为平滑肌，并含有致密结缔组织及弹性纤维。肉膜在正中线向深部发出阴囊中隔（septum of scrotum），将阴囊腔分为左、右两部，分别容纳两侧的内容物。肉膜平滑肌纤维的收缩与舒张受环境温度调节，通过改变阴囊壁的厚度，调节阴囊内的温度，以利于睾丸内精子的生存和发育。

　　阴囊的动脉有阴囊后动脉（posterior scrotal artery）（来自阴部内动脉）、阴囊前动脉（anterior scrotal artery）（来自阴部外动脉）、精索外动脉（来自腹壁下动脉）。静脉网汇成静脉，与同名动脉伴行，注入阴部内静脉和大隐静脉。阴囊的淋巴管注入腹股沟浅淋巴结。阴囊的神经来自髂腹股沟神经、生殖股神经的生殖支及会阴神经的阴囊后神经。

2. 睾丸的被膜 阴囊肉膜的深方为睾丸和精索所共有的被膜。最外层为精索外筋膜，起自腹股沟浅环的边缘，为腹部深筋膜和腹外斜肌腱膜的直接延续，与肉膜连结疏松。深方为提睾肌，提睾肌肌纤维来自腹内斜肌和腹横肌下部的肌纤维，其随精索通过腹股沟管皮下环，向下包绕精索、睾丸和附睾。提睾反射和射精前的睾丸上提，都是通过此肌收缩而完成的。再深方为精索内筋膜（internal spermatic fascia），是腹横筋膜的延续，为睾丸被膜中最坚韧者，越近腹股沟管深环则越疏松。最内层为睾丸鞘膜（tunica vaginalis of testis），来源于腹膜，呈双层囊状包围睾丸和附睾。该膜可分壁、脏两层：壁层（parietal layer）贴于精索内筋膜的内面，至睾丸后缘处移行为脏层；脏层（visceral layer）覆盖于睾丸表面（睾丸后缘除外）及附睾的一部分。脏、壁两层在睾丸后缘，借睾丸系膜相移行。两层之间为鞘膜腔（cavity of tunica vaginalis），内含少量浆液，适于睾丸在阴囊内活动。鞘膜腔可因炎症而使浆液分泌增多，形成鞘膜积液。

3. 睾丸、附睾和输精管的血管、淋巴和神经　供应睾丸的动脉称精索内动脉（internal spermatic artery），或称睾丸动脉，出自腹主动脉；输精管由膀胱下动脉发出的输精管动脉（deferential artery）分布。睾丸和精索被膜由发自腹壁下动脉的精索外动脉（external spermatic artery）分布。睾丸和附睾的静脉在精索内汇合成蔓状静脉丛，此丛向上逐渐合成为睾丸静脉，最后，右侧的注入下腔静脉，左侧的注入肾静脉。输精管的静脉血先注入膀胱静脉丛，最后注入髂内静脉。睾丸和附睾的淋巴管伴血管上行，入腰淋巴结。睾丸的神经来自肾丛和腹主动脉丛，附睾的神经来自上腹下丛及盆丛。

4. 精索（spermatic cord）　始自腹股沟管深环（腹环），向内下方进入腹股沟管，经浅环（皮下环）进入阴囊，终于睾丸后缘。精索为圆索状结构，主要内容为输精管、睾丸动脉和蔓状静脉丛；此外还有输精管动、静脉，神经丛、淋巴管，腹膜鞘突上段闭锁后的残余组织等，其外包被膜。输精管位于精索的后内部，圆硬如绳。睾丸动脉和蔓状静脉丛与输精管伴行。精索由皮下环至睾丸间的一段，活动度较大，在活体上容易摸到，临床输精管结扎术常在此进行。精索在通过腹股沟管时，下方有髂腹股沟神经和生殖股神经的生殖支、上方有髂腹下神经伴行。若静脉迂曲扩张，即形成精索静脉曲张。

睾丸下降：睾丸和附睾在胚胎初期位于腹腔后壁，以后随胚体的发育逐渐下降，胚胎第2月末，睾丸沿体壁背侧向下伸展，至第3月末达髂窝，第4～7月时，降至腹股沟管深环处。至第8月降入阴囊。在睾丸下降之前，从睾丸下端至阴囊底有一结缔组织带，称睾丸引带。睾丸下降可能由于引带缩短的牵引所致，引带最后缩短、消失。在胚胎的较早时期，相当于成人的腹股沟管内口处，腹膜向外突出成一囊袋，称腹膜鞘突。此突不断延伸，沿腹股沟管通过腹壁，经耻骨前方伸入阴囊。腹前壁各层也随之向外膨出，形成睾丸和精索的被膜。睾丸下降后，腹膜鞘突和体腔相通的部分闭锁，形成鞘韧带（vaginal ligament）。其下部不闭锁，围绕睾丸形成睾丸鞘膜，残留的腔隙即为鞘膜腔。如腹膜鞘突不闭锁，可形成先天性鞘膜积液或腹股沟斜疝。精索就是随睾丸下降的输精管、血管、神经，外包数层被膜而成。

出生后，如果睾丸未降入阴囊，而停滞于腹腔或腹股沟管内，称为隐睾。因腹腔内温度较高，不适合精子发育，可引起不育症。

5. 阴茎（penis）　可分为头、体、根三部分。阴茎的后端为阴茎根，固定于耻骨，为固定部。根的前方位阴茎体，为可动部。阴茎前端膨大为阴茎头，又名龟头，头的尖端处有矢状位的尿道外口（external orifice of urethra），头的底部边缘隆起而游离称阴茎头冠。头后较狭细的部分为阴茎颈。

（1）阴茎的皮肤：阴茎的皮肤呈棕褐色，薄而柔软，富于伸展性，无皮下脂肪组织。皮肤在阴茎头和颈处与深层贴附紧密，其余部分的皮肤借阴茎浅筋膜与阴茎深筋膜疏松相连，所以活动度很大。阴茎皮肤自颈处向前返折游离，形成包绕阴茎头的双层环形皮肤皱襞，称阴茎包皮（prepuce of penis），并在阴茎颈处返折移行为阴茎头的皮肤。包皮内、外层的前端相互移行，形成的游离缘围成包皮口（orifice of prepuce）。包皮内层与阴茎头皮肤之间为包皮腔（cavity of prepuce），其内易积存包皮垢，主要由包皮腺的分泌物、脱落的上皮和尿垢所形成。在阴茎头腹侧中线上，连于尿道外口与包皮之间的皮肤皱襞称包皮系带（frenulum of prepuce）。幼儿的包皮较长，包着整个阴茎头，包皮口也小。随着年龄的增长，包皮逐渐退缩，包皮口也逐渐扩大。在成人如果阴茎头仍被包皮包裹，则为包皮过长。若包皮口狭小，而不能向阴茎头后方翻转时，则为包茎（phimosis）。包皮过长或包茎可使包皮腔积垢，由于长期刺激，易引起发炎，甚至诱发阴茎癌，故需切除过长的包皮。施包皮环切手术时，注意勿伤及包皮系带。

（2）阴茎的被膜：由浅入深依次为阴茎浅筋膜、阴茎深筋膜和白膜。阴茎浅筋膜（superficial fascia of penis），主要由疏松结缔组织构成，内含少量平滑肌纤维，无脂肪。阴茎浅筋膜自阴茎根部向周围分别移行于阴囊肉膜、会阴浅筋膜、腹前壁浅筋膜。在其深方为阴茎深筋膜（deep fascia of penis），又称巴克（Buck）筋膜，前端始于阴茎颈，后方移行为邻区的深筋膜。白膜（tunica albuginea）为一层坚厚的纤维膜，富于伸展性，分别包裹在每个海绵体的外面。

（3）阴茎的海绵体：阴茎由两个阴茎海绵体和一个尿道海绵体构成。阴茎海绵体（cavernous body of penis），位于背侧，左、右各一，为两端尖细的圆柱体，后端分开，附于每侧的耻骨下体和坐骨支，是为阴茎脚，其表面覆有坐骨海绵体肌。在阴茎体部，两侧阴茎海绵体的白膜，互相紧密相贴而形成阴茎中隔。尿道海绵体（cavernous body of urethra）位于阴茎海绵体腹侧，尿道贯穿其全长。尿道海绵体的前端膨大为阴茎头，套附于阴茎海绵体前端；后端扩成尿道球，覆有球海绵休肌，贴附在尿生殖膈下筋膜，覆盖海绵体根部的肌，可协助排尿、阴茎勃起和排精。

海绵体为勃起组织，是由结缔组织、弹力纤维、平滑肌等构成的许多海绵体小梁和腔隙组成。腔隙实际上是与血管相通的窦隙。当这些腔隙充血时，阴茎即变粗变硬而勃起；反之则变细变软。

尿道球和两侧的阴茎脚合成阴茎固定部。向前到耻骨联合下缘处，三海绵体汇合并弯向前下方成为阴茎体。阴茎根部主要借两条韧带固定在耻骨联合下方。浅层的为阴茎襻状韧带，是腹壁浅筋膜深层的延续，始于白线下端，向下成两束包绕阴茎，并于阴茎下方汇合后连于阴囊中隔。深层的为阴茎悬韧带，是呈三角形较致密的纤维束，起于耻骨联合浅面，向下附于阴茎深筋膜。

（4）阴茎的血管、淋巴和神经：阴茎的动脉非常丰富，皮肤由阴囊前、后动脉分布。尿道海绵体由尿道球动脉（urethral bulbar artery）和尿道动脉（urethral artery）分布，并与阴茎背动脉吻合。阴茎海绵体由阴茎深动脉（deep artery of penis）和阴茎背动脉（dorsal artery of penis）分布，并且彼此吻合。阴茎背动脉行于阴茎背侧沟内，分支营养阴茎海绵体及阴茎的被膜。其末端与对侧的同名动脉吻合成弓，由弓发出分支营养阴茎头及包皮。

静脉：皮肤的血液经阴茎背浅静脉，行于阴茎皮下，注入阴部外静脉。阴茎头和阴茎海绵体的血液经小静脉汇入阴茎背深静脉。其中一些小支由阴茎背面穿出，另一些则由阴茎海绵体的腹侧面穿出，它们均汇入阴茎背深静脉。阴茎背深静脉经耻骨弓韧带和尿生殖膈前缘之间进入盆腔，分为左、右两支，入前列腺丛和阴部丛。阴茎背深静脉于耻骨联合下缘附近与阴部内静脉吻合。阴茎深静脉收集阴茎海绵体的血液注入阴部内静脉。

阴茎的淋巴管分浅、深两组。浅淋巴管收集皮肤、皮下组织及阴茎筋膜的淋巴，注入腹股沟浅淋巴结。深淋巴管收集阴茎头、阴茎海绵体的淋巴，注入腹股沟深淋巴结，再入髂外淋巴结。故阴茎癌患者必须检查腹股沟淋巴结是否有癌转移。阴茎的淋巴管尚可直接注入髂内淋巴结。

阴茎的神经支配：阴茎的感觉神经主要为阴茎背神经。阴茎背神经自阴部神经分出后，经耻骨弓状韧带下方，至阴茎背部，在阴茎背动脉的外侧达阴茎头。分布于阴茎皮肤和海绵体等。进行包皮环切手术时，多在阴茎根部施行阻滞麻醉。阴茎的勃起是由来自副交感神经的盆内脏神经支配，如果此神经损伤，则发生阳痿。

6. 男性尿道（male urethra） 兼有排尿和排精功能。起自膀胱的尿道内口，止于阴茎尿道外口，全长可分为 3 部分：前列腺部、膜部和海绵体部。临床上把前列腺部和膜部称为后尿道，把海绵体部称为前尿道。

前列腺部（prostatic part）为尿道穿过前列腺的部分，管腔最宽，长约 2.5cm，射精管即开口于该部。膜部（membranous part）为尿道穿过尿生殖膈的部分，其周围有尿道括约肌环绕，此肌属于横纹肌。膜部管腔最狭窄，是三部中最短的一段，长度平均为 1.2cm。海绵体部（cavernous part）为尿道穿过尿道海绵体的部分，尿道球内的尿道最宽，称为尿道球部，有尿道球腺开口于此。在阴茎头内的尿道扩大，称尿道舟状窝（navicular fossa of urethra）。

尿道全程宽窄不一，有 3 个狭窄、3 个扩大和 2 个弯曲。3 个狭窄的位置：尿道内口、膜部和尿道外口。3 个扩大的部位：前列腺部、尿道球部和尿道舟状窝。2 个弯曲分别为耻骨下弯和耻骨前弯。耻骨下弯在耻骨联合下方 2cm 处，凹向前上，包括前列腺部、膜部和海绵体部的起始部，此弯曲恒定无变化。耻骨前弯在耻骨联合前方，凹向后下，位于阴茎根与阴茎体之间。如将阴茎向上提起，此弯曲可消失。

四、女性外生殖器

（一）解剖规范

利用大体标本及女性外生殖器标本和女性骨盆正中矢状切面标本，观察女性外生殖器结构，包括阴阜、大阴唇、阴蒂、阴道前庭等。

（二）解剖层次

女性外生殖器：阴阜、阴唇、前庭球、阴蒂、阴道前庭、前庭大腺（图 8-5）。

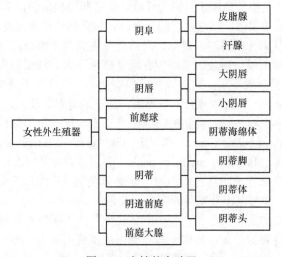

图 8-5　女性外生殖器

（三）解剖内容

1. 阴阜（mons pubis）　为耻骨联合前面的皮肤隆起，富有皮脂腺及汗腺，皮下脂肪也比较发达。性成熟以后生有阴毛，其分布区呈倒三角形。

2. 阴唇　包括大、小阴唇。

（1）大阴唇（greater lip of pudendum）为一对纵长、隆起而具有弹性的皮肤皱襞。在发生学上与男性的阴囊相当。左、右大阴唇的前、后端互相连合，形成唇前连合（anterior labial commissure）和唇后连合（posterior labial commissure）。两大阴唇间的裂隙，称女阴裂（pudendal cleft）。大阴唇的皮肤有汗腺、皮脂腺及色素沉着；成年后，其外侧面的皮肤有稀疏的阴毛附生。内侧面皮肤细薄平滑，类似黏膜，含有皮脂腺，但无阴毛。大阴唇皮下含有大量脂肪组织，并含有弹性纤维和少量平滑肌纤维。此外，还有子宫圆韧带的纤维束止于大阴唇前上部的皮肤下。

（2）小阴唇（lesser lip of pudendum）位于大阴唇内侧的一对纵行皮肤皱襞，皮下缺乏脂肪组织，但含有大量弹性纤维和少量的平滑肌及丰富的静脉丛。小阴唇外表面呈暗蓝色，与大阴唇内侧面相接触。内侧面滑润，富有皮脂腺，近似黏膜。左右小阴唇的前端分成内、外两条皱襞。外侧皱襞于阴蒂上方左右连合，围绕阴蒂，构成阴蒂包皮（prepuce of clitoris）；内侧皱襞左右汇合附着于阴蒂头的下面，为阴蒂系带（frenulum of clitoris）。未产妇小阴唇的后端左右连接，形成横行阴唇系带（frenulum of pudendal labia），为阴道前庭的后界。经产妇的阴唇系带多由于分娩而被撕裂。

3. 前庭球（bulb of vestibule） 相当于男性的尿道海绵体，呈马蹄铁形，分为中间部和外侧部。外侧部较大，位于大阴唇的皮下。中间部细小，位于尿道外口和阴蒂之间的皮下。

4. 阴蒂（clitoris） 位于唇前连合的后方，内含一对阴蒂海绵体（cavernous body of clitoris），后端名阴蒂脚（crus of clitoris），附着于耻骨下支和坐骨下支的骨膜。左、右阴蒂海绵体脚在中线处连合成阴蒂体（body of clitoris），其游离端称阴蒂头（glans of clitoris），突出于阴蒂包皮下面。阴蒂头下面以阴蒂系带连于小阴唇。阴蒂海绵体的构造与阴茎海绵体类似。阴蒂头和阴蒂皮肤富有神经末梢，感觉敏锐。

5. 阴道前庭（vaginal vestibule） 为左、右小阴唇之间的裂隙。前端达阴蒂，后端至阴唇系带。阴道前庭的中央有阴道口（vaginal orifice），附有处女膜（hymen）或处女膜痕。尿道外口较小，位于阴道口的前方，阴蒂的后下方，为短的矢状裂隙，周缘隆起呈乳头状。尿道外口后外侧，有尿道旁腺管口。此外，在阴道口的后外侧，左、右各有一个前庭大腺导管的开口。阴道口后侧与阴唇系带间有一小陷窝，名舟状窝。此窝在未产妇显著，经产妇多不明显。

6. 前庭大腺（greater vestibular gland） 又称巴托兰（Bartholin）腺，与男子的尿道球腺相当，为两个豌豆或黄豆大小的腺体，位于阴道口两侧，前庭球的后内侧，与前庭球相接。其深部依附于会阴深横肌，表面盖以球海绵体肌（阴道括约肌）。导管向内前方斜行，开口于阴道前庭、阴道口两侧。其分泌物黏稠，有滑润阴道的作用。如因炎症使导管阻塞，可形成囊肿。

五、会阴的血管、淋巴和神经

（一）解剖规范

利用会阴血管、神经标本和模型，观察男、女性会阴血管和神经的分支、走行和分布。

男、女性的会阴血管和神经相似。阴部内动脉和阴部神经伴行，穿梨状肌下孔出盆腔。绕过坐骨棘和骶棘韧带的后方，经坐骨小孔入阴部管，沿坐骨肛门窝外侧壁前行，在坐骨结节上方，发出2～3支肛动脉和肛神经，分布到肛门。它们的主干向前分布到尿生殖区和外生殖器，主要分支在男性为阴茎背动脉和阴茎背神经；在女性为阴蒂背动脉和阴蒂背神经。阴部内静脉与同名动脉伴行，注入髂内静脉。

（二）解剖层次

会阴的动脉、淋巴和神经（图8-6）。

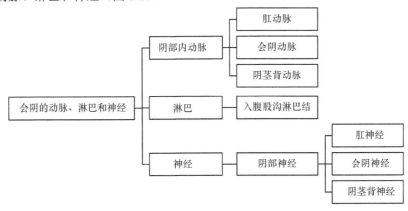

图8-6　会阴的血管、淋巴和神经

（三）解剖内容

1.阴部内动脉　阴部内动脉的分支：①肛动脉，分布到肛门内、外括约肌和肛管。②会阴动脉，至会阴肌及阴囊或大阴唇。③阴茎背动脉，至阴茎。在女性为阴蒂背动脉，至阴蒂。

2.淋巴　会阴和外生殖器的淋巴管入腹股沟淋巴结，其淋巴液主要经腹股沟淋巴结回流。

3.阴部神经（pudendal nerve）　阴部神经的分支：①肛神经，到肛门的皮肤和肛门外括约肌。②会阴神经，分布于会阴诸肌和阴囊或大阴唇的皮肤。③阴茎背神经或阴蒂背神经为会阴神经的终支，至阴茎或阴蒂的背面，主要分布于阴茎或阴蒂的皮肤及包皮。

临床常采用阴部神经阻滞麻醉进行会阴部手术。阻滞时以坐骨棘为标志；将示指伸入阴道或直肠，摸到坐骨棘，注射针自坐骨结节稍内侧刺入，沿此手指的方向刺到坐骨棘内下方，注入麻醉药。

第九章　头　颈　部

第一节　概　述

一、境界与分区

头部以下颌骨下缘、下颌角、乳突尖端、上项线和枕外隆突的连线与颈部为界。经过眶上缘、颧弓、外耳门上缘和乳突的连线，将头部分为上方的颅部和前下部的面部。

二、表面标志

（一）眉弓

眉弓为位于眶上缘上方的一对弓状隆起，男性隆起较明显，眉弓正对大脑额叶的下缘。眉弓的深面有额窦。

（二）眶上切迹（孔）

眶上切迹（孔）位于眶上缘内、中 1/3 交界处，距正中线 2.5cm，有眶上血管和神经通过。

（三）眶下孔

眶下孔位于眶下缘中点下方约 0.8cm，有眶下血管和神经出此通过。此处可进行眶下神经阻滞。

（四）颏孔

颏孔通常位于下颌第二前磨牙根下方，下颌体上下缘连线的中点。距正中线约 2.5cm 处，有颏血管和神经通过，为颏神经麻醉的穿刺部位。

（五）颧弓

颧弓位于外耳门前方的水平线上，全长约 3 横指（5～6cm），在皮下可触及，颧弓上缘相当于大脑半球颞叶前端的下缘。

（六）翼点

翼点位于颧弓中点上方约 2 横指处，由额、顶、颞、蝶四骨交汇形成，多呈"H"形，为颅骨的薄弱部分。内面有脑膜中动脉前支通道，此处受暴力打击时，易发生骨折，引起上述动脉破裂出血，形成硬膜外血肿。

（七）耳屏

耳屏为外耳门前方的突起，其前方约 1cm 处可触及颞浅动脉的搏动。

（八）下颌骨髁突

下颌骨髁突在耳屏前方，颧弓下方，在张口、闭口运动时，可触及下颌骨髁突的前后滑动。

（九）下颌角

下颌角位于下颌体下缘与下颌支后缘相交处，该处骨质薄弱，为骨折的好发部位。

（十）乳突

乳突为位于耳垂后方的圆锥形隆起，其根部前内有茎乳孔，面神经由此孔出颅，在乳突后部内面有乙状窦通过，所以在乳突根治术时，应注意勿伤及面神经和乙状窦。

（十一）枕外隆凸

枕外隆凸为位于头后正中，枕骨向后下的隆起，其深面为窦汇。

（十二）上项线

上项线为枕外隆凸向两侧水平延伸的骨嵴，其深面为横窦，也是大脑和小脑的分界处。

第二节　解剖规范

一、颈部浅层

颈部浅层包括皮肤及其深方的浅筋膜。

（一）解剖规范

1. 触及标志：参照标本、在活体上摸认头颈部的主要体表标志：眉弓、眶上切迹（孔）、眶下孔、颧弓、翼点、耳屏、下颌骨髁突、下颌角、乳突、枕外隆凸。

2. 用木枕将肩垫高，使头尽量后仰。

3. 自颏下至胸骨柄上缘沿颈前正中线做一纵切口。自切口上端沿下颌底向外后，经下颌角和耳廓下方切至乳突。再自纵切口下端向外沿锁骨上缘切至肩峰（在解剖胸部时已沿此线剥开皮肤）。注意切口要浅，不要切及颈阔肌。在此肌的浅面自中线向两侧剥离皮肤，至斜方肌的前缘。

4. 在标本上观察颈阔肌，然后，将此肌自起点处揭起并向上翻至下颌体下缘。游离颈阔肌时，注意勿伤及紧贴其深面的皮神经和浅静脉等。

5. 在胸锁乳突肌浅面暴露颈外静脉，向上追踪至下颌角，向下追踪到它穿入深筋膜处。沿颈外静脉排列有颈外侧浅淋巴结，原位保留。在颈前正中线两侧寻找颈前静脉，观察它如何汇入颈外静脉。

6. 在胸锁乳突肌后缘中点附近，寻找穿深筋膜浅出的皮神经：①枕小神经，沿胸锁乳突肌后缘行向后上至枕部；②耳大神经，经胸锁乳突肌上段表面上行走向下颌角和耳廓；③颈横神经，越过胸锁乳突肌横行向前；④锁骨上神经，浅出后分为前、中、后3支下行越过锁骨前面和斜方肌浅面。暴露枕小神经时，注意勿伤在胸锁乳突肌后缘浅出的副神经。

（二）解剖层次

颈部浅层：皮肤、浅筋膜（图9-1）。

（三）解剖内容

1.皮肤　颈前外侧部的皮肤较薄，活动性也大，皮纹横行，故颈部手术多做横切口。

2.浅筋膜　颈部浅筋膜是一薄层，包绕颈部。在颈前、侧部者浅筋膜较薄弱，内含颈阔肌。浅筋膜内还有浅静脉、

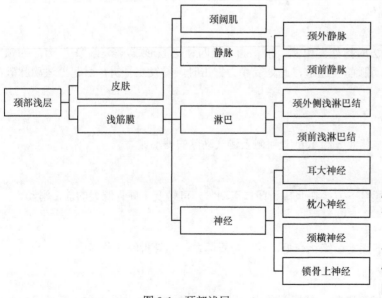

图9-1　颈部浅层

浅淋巴结和皮神经，它们都位于颈阔肌深面。

（1）颈阔肌（platysma）：为一薄层皮肌。它起于覆盖胸大肌和三角肌上部的皮肤和筋膜，其前部纤维向上附于下颌底，后部纤维越过下颌骨至面部，与口角的肌肉交织在一起。颈阔肌受面神经的颈支支配，作用为向下牵引口角。虽然此肌很薄，但在颈部的伤口或手术中，须将切断的颈阔肌缝合，以免形成较宽的瘢痕。

（2）颈部浅静脉：颈部浅静脉中最大的是①颈外静脉（external jugular vein），在下颌角处它由前、后两支静脉汇合而成。前支是下颌后静脉的后支，后支为耳后静脉。颈外静脉越过胸锁乳突肌的浅面向后下方斜行，至该肌后缘和锁骨中点上方约 2.5cm 处，穿深筋膜注入锁骨下静脉。当静脉压升高时（如心力衰竭或上腔静脉为肿瘤压迫梗阻时），颈外静脉的全程怒张，明显可见。②颈前静脉（anterior jugular vein），是颈外静脉的属支，起自颏下，在颈前正中线两侧下降，至胸骨柄上方转向外侧，一般经胸锁乳突肌深方注入颈外静脉。在胸骨颈静脉切迹上方，两侧的颈前静脉常形成吻合，称颈静脉弓（jugular venous arch）。颈前静脉有时仅有 1 条，位于前正中线附近。

（3）颈外侧浅淋巴结和颈前浅淋巴结：颈外侧浅淋巴结（superficial lateral cervical lymph node）或称颈浅淋巴结，在胸锁乳突肌浅面，沿颈外静脉排列，收受颈部和耳后的淋巴管，输出管注入颈外侧深淋巴结。颈前浅淋巴结（superficial anterior cervical lymph node）沿颈前静脉排列，淋巴结较小且不恒定，收受颈前浅层淋巴管，输出管注入颈外侧深淋巴结。

（4）颈丛的皮支覆盖斜方肌表面的项部皮肤，为颈神经 2～5 的后支所支配。分布颈前部和外侧部皮肤的神经是颈丛的皮支。它们在胸锁乳突肌后缘的中点处穿深筋膜浅出，颈部浅表手术多在此作局部阻滞麻醉。

颈丛的皮支：①枕小神经（lesser occipital nerve），浅出后绕过副神经，沿胸锁乳突肌后缘上行，至枕部皮肤。②耳大神经（great auricular nerve），跨过胸锁乳突肌后缘，伴随颈外静脉后方上行，并分为数支，分布于覆盖下颌角、腮腺和耳廓突面的皮肤。③颈横神经（transverse nerve of neck），自胸锁乳突肌后缘中点处越过此肌向前，分布于下颌骨和胸骨柄间的皮肤区。④锁骨上神经，行向外下方，分为前、中、后三支，分布至颈下部、胸壁上部和肩部皮肤。

二、颈部的分区和三角

（一）解剖规范

颈部浅层的结构观察完毕后，进一步清除浅筋膜，暂勿切断皮神经和皮静脉，此时颈部某些肌的轮廓即可看清。在标本上辨认各肌并观察它们围成的三角。

为了叙述和解剖方便，常将颈部按局部分为数个区域。以胸锁乳突肌为标志，其前方和后方分别称为颈前区和颈外侧区。颈前区（anterior region of neck）也称颈前三角，其边界是胸锁乳突肌的前缘、颈前正中线和下颌骨的下缘。颈前区又借舌骨分为舌骨上区和舌骨下区。颈外侧区（lateral region of neck）也称颈后三角，边界是其胸锁乳突肌后缘，斜方肌前缘和锁骨。至于胸锁乳突肌本身所占据的区域则称为胸锁乳突肌区（sternocleidomastoid region）。

在颈前区内，舌骨上区中有二腹肌的前、后腹与下颌骨下缘围成的下颌下三角（submandibular triangle），又称二腹肌三角，容纳下颌下腺。左、右二腹肌前腹和舌骨体围成颏下三角（submental triangle）。在舌骨下区中，颈前正中线、胸锁乳突肌前缘和肩胛舌骨肌上腹围成肌三角（muscular triangle），内有气管和甲状腺等。在肌三角的后上方，胸锁乳突肌前缘、肩胛舌骨肌上腹和二腹肌后腹围成颈动脉三角（carotid triangle），是颈总动脉分叉为颈内动脉和颈外动脉的位置。

在颈外侧区内，借斜行的肩胛舌骨肌下腹将它分为上方的枕三角（occipital triangle）和下方的锁骨上大窝（greater supraclavicular fossa），后者又称肩胛舌骨肌锁骨三角。枕三角内有位置浅表的副神经；锁骨上大窝的深方有锁骨下动脉。

颈部的深筋膜包绕并支持颈部肌肉、血管和脏器，成自疏松结缔组织，但在某些部位深筋膜加厚形成致密的纤维层。这些致密的部分是颈深筋膜的浅层、气管前层、椎前层和颈动脉鞘。颈深筋膜的各层要随着由浅入深地逐步解剖才能全部见到，待解剖到时再进行详细观察。

（二）解剖层次

颈部分区及颈部深筋膜：颈部分区（颈前区、胸锁乳突肌区、颈外侧区）及颈深筋膜（浅层、中层和深层）（图 9-2）。

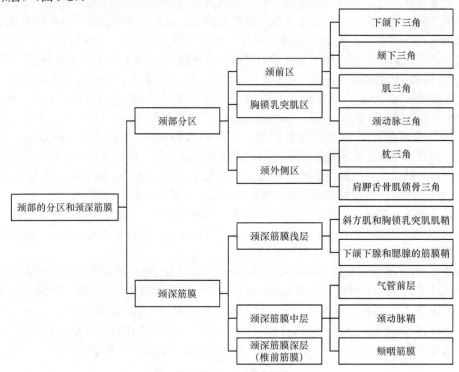

图 9-2　颈部的分区及颈深筋膜

（三）解剖内容

1. 颈部分区　为了叙述和解剖方便，常将颈部按局部分为数个区域。以胸锁乳突肌为标志，其前方和后方分别称为颈前区和颈外侧区。颈前区也称颈前三角，其边界是胸锁乳突肌的前缘、颈前正中线和下颌骨的下缘。颈前区又借舌骨分为舌骨上区和舌骨下区。颈外侧区也称颈后三角，边界是其胸锁乳突肌后缘、斜方肌前缘和锁骨。至于胸锁乳突肌本身所占据的区域则称为胸锁乳突肌区。

在颈前区内，舌骨上区中有二腹肌的前、后腹与下颌骨下缘围成的下颌下三角，又称二腹肌三角，容纳下颌下腺。左、右二腹肌前腹和舌骨体围成颏下三角。在舌骨下区中，颈前正中线、胸锁乳突肌前缘和肩胛舌骨肌上腹围成肌三角，内有气管和甲状腺等。在肌三角的后上方，胸锁乳突肌前缘、肩胛舌骨肌上腹和二腹肌后腹围成颈动脉三角，是颈总动脉分叉为颈内动脉和颈外动脉的位置。

在颈外侧区内，借斜行的肩胛舌骨肌下腹将它分为上方的枕三角和下方的锁骨上大窝，后者又称肩胛舌骨肌锁骨三角。枕三角内有位置浅表的副神经；锁骨上大窝的深方有锁骨下动脉。

2. 颈深筋膜

（1）颈深筋膜浅层（superficial layer of deep cervical fascia）：又称封套筋膜，环绕颈部。颈深筋膜浅层的后部附于项韧带，向前延续包裹斜方肌和胸锁乳突肌，至颈前正中线与对侧者融合形成颈白线。颈深筋膜浅层在前面附着于舌骨，在舌骨上方覆盖口底，向上连至下颌骨下缘，并构成下颌下腺和腮腺的筋膜鞘。颈深筋膜浅层在舌骨下方分为浅、深两叶，包绕舌骨下肌群，向下附于胸骨柄和锁骨的前、后缘，并在胸骨柄上方，形成胸骨上间隙。

（2）颈深筋膜中层：又称颈内筋膜或脏器筋膜，包绕颈部脏器（喉、气管、咽、食管和甲状腺等）。

1）气管前层（pretracheal layer）位于舌骨下肌群的深面，覆盖气管前面和两侧，上方附于舌骨和甲状软骨，向下延入胸腔与纤维心包融合，在两侧与颈动脉鞘相连。气管前层包裹甲状腺，形成此腺的鞘膜，将腺体连接于喉部。气管前层与气管之间为气管前间隙。

2）颈动脉鞘（carotid sheath）为颈深筋膜向两侧形成的结构，包裹颈总和颈内动脉、颈内静脉及迷走神经。

3）颊咽筋膜（buccopharyngeal fascia）覆盖于咽侧壁及后面和颊肌外面，上方附于颅底，向下形成食管后面的筋膜。

（3）颈深筋膜深层：又称椎前层（prevertebral layer）或椎前筋膜（prevertebral fascia），覆盖椎前肌、斜角肌和项部深肌，向上附于颅底，向下进入胸腔与脊柱的前纵韧带相融合。

椎前层与颈椎间形成椎前间隙。椎前层与颊咽筋膜之间的潜在间隙称为咽后间隙。此间隙的脓肿可使咽部膨出，患者吞咽和发音困难，感染并可蔓延至纵隔。

三、舌骨上区

舌骨上区包括颏下三角和下颌下三角，这两个三角都由舌骨上肌群围成。

（一）解剖规范

1. 在颏下三角寻找小的颏下淋巴结，原位保留。修洁此三角的深筋膜，查看二腹肌前腹和构成此三角底而位于前腹深方的下颌舌骨肌。

2. 下颌下三角内有下颌下腺，它由颈深筋膜浅层所形成的鞘膜包裹。剔除腺浅面的筋膜，观察此腺。注意腺表面或附近有数个下颌下淋巴结，原位保留。面静脉常越过下颌下腺浅面，与下颌后静脉的前支汇合后，注入颈内静脉。将静脉分离清楚。

3. 修洁二腹肌后腹和茎突舌骨肌，观察茎突舌骨肌止端被二腹肌中间腱穿过。

4. 将下颌下腺轻轻向下牵拉，查看面动脉，它经腺体深方至咬肌前缘处越过下颌骨体的下缘，与面静脉伴行至面部。

5. 位于下颌舌骨肌深方的颏舌骨肌而后观察。

（二）解剖层次

舌骨上区：舌骨上肌群、颏下三角、下颌下三角（图9-3）。

（三）解剖内容

1. 舌骨上肌群 舌骨借肌与颅和甲状软骨等相连，这些肌对舌骨起稳定和运动作用。运动舌骨的肌分为舌骨上肌群和舌骨下肌群，位于舌骨和下颌骨间的是舌骨上肌群，包括4对小肌。

（1）二腹肌（digastric）：有前、后2个肌腹。后腹起自颞骨乳突的内侧面，斜向前下方，前

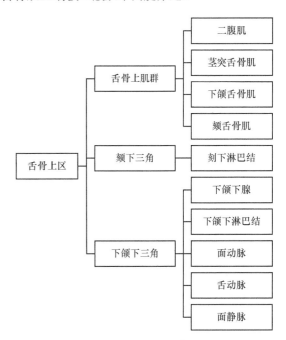

图9-3 舌骨上区

腹起自下颌骨中线两侧，斜向后下方。前、后两腹以中间腱连接，而中间腱借筋膜系于舌骨体和大角结合处。

（2）茎突舌骨肌（stylohyoid）：伴行于二腹肌后腹的上方和内侧，起自颞骨茎突，止于舌骨体和大角的连接处。

（3）下颌舌骨肌（mylohyoid）：宽而薄，在二腹肌前腹的深方，起自下颌骨体的内面，部分纤维行向内下，止于舌骨体。左右下颌舌骨肌借腱性组织在中线上愈合，组成口腔的底。

（4）颏舌骨肌（geniohyoid）：在下颌舌骨肌的上方，是中线两侧的一对窄条肌，起自颏棘，止于舌骨体，增强口底。

舌骨上肌群的神经支配各肌不一，二腹肌前腹和下颌舌骨肌由下颌舌骨肌神经（三叉神经下颌神经的分支）支配；二腹肌后腹和茎突舌骨肌由面神经支配；颏舌骨肌由第1颈神经前支支配。

舌骨上肌群的主要功能是上提舌骨，协助吞咽。当舌骨固定时，可拉下颌骨向下，张口。

2. 颏下三角和下颌下三角

（1）颏下三角内主要有颏下淋巴结（submental lymph node），它位于下颌舌骨肌浅面，收受下唇中部及舌尖的淋巴，输出管注入下颌下淋巴结和颈外侧深淋巴结。

（2）下颌下三角内主要容纳下颌下淋巴结和下颌下腺，下颌下淋巴结（submandibular lymph node）有数个，位于下颌下腺的浅面，大部分在腺体的鞘膜内。此群淋巴结接受眼、鼻、牙、唇、舌、下颌下腺及舌下腺的淋巴。当这些区域感染时，常引起下颌下淋巴结肿大，并可在下颌骨下缘触知。下颌下淋巴结的输出管注入颈外侧深淋巴结。

下颌下腺（submandibular gland）是黄褐色的大唾液腺之一，颈深筋膜的浅层形成它的鞘膜。下颌下腺包括浅、深两部，两部间是连续的。大的浅部位于下颌下三角的前部，下颌骨体与下颌舌骨肌之间；小的深部经下颌舌骨肌后缘绕至此肌的深方，位于下颌舌骨肌与舌骨舌肌之间的间隙中。下颌下腺管自腺体的深面发出，开口于舌下阜。

3. 面动脉和面静脉　面动脉（facial artery）在颈动脉三角起自颈外动脉，经二腹肌后腹的深面进入下颌下三角，通过下颌下腺的深方，在咬肌前缘处越过下颌骨下缘与面静脉伴行进入面部。面动脉在咬肌前缘处可触知其搏动。面静脉（facial vein）收集面部皮肤、肌肉和黏膜的静脉血，它越过下颌下腺浅面时与下颌后静脉的前支汇合，向下在舌骨水平注入胸锁乳突肌深方的颈内静脉。

四、舌骨下区的肌三角

肌三角由胸锁乳突肌、肩胛舌骨肌上腹和颈前正中线围成。在此三角中有舌骨下肌群、甲状腺和甲状旁腺、咽、喉、气管和食管等。

（一）解剖规范

1. 舌骨下肌群

（1）肌三角内容较多，其中的甲状腺是颈部最常进行手术的部位。解剖时应特别注意。解剖肌三角，特别是追踪血管和神经时，常要超越此三角范围。

（2）颈深筋膜浅层包裹舌骨下肌群，查看后，沿颈前区中线用镊尖提起筋膜，轻轻纵行划破，将舌骨下肌群的两层分开。位于浅层的是胸骨舌骨肌和肩胛舌骨肌上腹。把胸骨舌骨肌提起即见深方的胸骨甲状肌和甲状舌骨肌，将肌周围的筋膜稍稍清理，查看舌骨下肌群。

2. 甲状腺

（1）解剖甲状腺。将胸锁乳突肌向外牵拉，最好以拉钩固定。因支配舌骨下肌群的神经多自肌的下1/3处进入肌，为了暂存这些肌支，在胸骨舌骨肌和肩胛舌骨肌上腹的上、中1/3间横断二肌，分别向上、下方翻起。将刀柄伸入胸骨甲状肌的深面，轻轻使之与甲状腺分离，在中、上1/3交界处剪断该肌，翻向两侧，即见甲状腺被颈深筋膜的气管前层所包绕。剖开此层筋膜即可观察包有被膜的甲状腺。在观察甲状腺过程中，要逐步暴露其血管，注意不要剪断。

（2）自甲状腺侧叶上极向上剥离筋膜，寻找甲状腺上动、静脉，并追踪动脉发自颈外动脉，静脉汇入颈内静脉。解剖出穿甲状舌骨膜的喉上动、静脉，向上观察它们发自甲状腺上动、静脉。解剖上述血管时，注意不要损伤与它们伴行的神经。

（3）解剖发自迷走神经的喉上神经。寻出喉上神经外支，它与甲状腺上动脉进入上极前的一段相伴行，但常位于动脉的内侧或后方。向下追踪它至环甲肌；喉上神经内支较粗大，与喉上动脉伴行，并一起穿入甲状舌骨膜入喉。

（4）约在甲状腺侧叶的中、下 1/3 交界处，查看有无甲状腺中静脉，若有则向外查看其注入颈内静脉。

（5）在甲状腺侧叶与颈总动脉间的间隙中，寻找甲状腺下动脉。它自颈总动脉后方向内至甲状腺中部的后缘，再趋向腺的下极。追寻它至甲状腺侧叶下端分数支入腺。向外侧追寻至颈鞘后方，它的起点可能尚观察不到。解剖动脉时，注意勿伤及与其关系密切的喉返神经。

（6）将甲状腺侧叶的后部尽量向前内方牵拉，在气管和食管间的沟中寻找喉返神经。一般它在沟中上行，在甲状腺侧叶的深方与甲状腺下动脉交叉，它常分前、后两支入喉。注意喉返神经在进喉前的分支情况，观察它与甲状腺下动脉的位置关系。

（7）查看有无甲状腺最下动脉。它应在气管前方上行至甲状腺峡部。

（8）观察甲状腺下静脉。它常有数条，或集成单干，自甲状腺下极经气管前方注入头臂静脉。

（9）在标本上观察甲状旁腺。

（10）气管、食管以及其周围结构已大部解剖出，在标本上观察气管、食管颈部。

（二）解剖层次

舌骨下区：舌骨下肌群、甲状腺、甲状旁腺、神经、气管颈部和食管颈部（图9-4）。

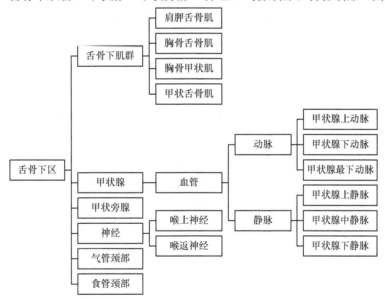

图 9-4　舌骨下区

（三）解剖内容

1. 舌骨下肌群　位于颈前部舌骨下方的中线两侧，喉、气管、甲状腺的前方，共 4 对小肌，排成浅、深两层。

（1）肩胛舌骨肌（omohyoid）分为下腹、中间腱和上腹。下腹附于肩胛骨上缘，斜向前上止于中间腱；上腹自中间腱开始，向上止于舌骨体；中间腱借筋膜襻系于锁骨。

（2）胸骨舌骨肌（sternohyoid）起自胸骨柄后面，止于舌骨体下缘。

（3）胸骨甲状肌（sternothyroid）位于胸骨舌骨肌的深方，起自胸骨柄的后面，止于甲状软骨的斜线。

（4）甲状舌骨肌（thyrohyoid）起自甲状软骨斜线，止于舌骨体和大角。

在舌骨下肌群中，支配甲状舌骨肌的神经自颈神经1的前支发出，加入舌下神经走行一段，在跨过舌骨大角处分出，进入此肌。支配其他三肌的神经出自颈襻（ansa cervicalis）的分支，来自颈襻的分支多在这三个肌的下 1/3 处进入各肌。颈襻成自颈神经 1～3 的分支，位于颈动脉鞘处。

舌骨下肌群主要下拉舌骨，胸骨甲状肌拉喉向下。

2. 甲状腺（thyroid gland）　具有 2 层被膜，内层是甲状腺的真被膜，即纤维囊包裹着腺组织，并伸入腺实质内，将腺体分隔成若干小叶。外层是来自颈深筋膜的气管前层，称为甲状腺鞘膜（临床上常称为假被膜）。这两层膜之间借疏松结缔组织相连，有进入腺体的血管穿行。

（1）甲状腺位置和毗邻：甲状腺借深筋膜牢固贴附在喉下部和气管上部，因而可随吞咽而上下移动。其侧叶的上端紧贴甲状软骨的后上部，圆钝的下端平齐第 5～6 气管软骨环；侧叶的凸面贴附有舌骨下肌群；侧叶的内侧面环抱着气管、环状软骨和咽、食管的外侧面。甲状腺峡部通常平齐第 2～4 气管软骨环，当甲状腺侧叶肿大时，可使舌骨下肌群被牵拉而变薄，甚至不易辨认。肿大的甲状腺可能向下扩展，到达胸骨后面。侧叶过分肿大可压迫喉和食管，致使呼吸、吞咽和发音困难。

（2）甲状腺的血管和淋巴：甲状腺的动脉供应来自成对的甲状腺上、下动脉和单个的甲状腺最下动脉，后者有无不定。①甲状腺上动脉（superior thyroid artery）是颈外动脉的第 1 个分支，平对甲状软骨稍上方发出，行向内下分支入甲状腺侧叶的上极。甲状腺上动脉发出喉上动脉与喉上神经内支伴行，穿甲状舌骨膜入喉，营养喉黏膜和喉肌。②甲状腺下动脉（inferior thyroid artery）是锁骨下动脉甲状颈干的分支之一，在颈总动脉后方上行，约至环状软骨水平弓行向内下，经颈总动脉和迷走神经的后方至甲状腺后缘分支进入腺体。③甲状腺最下动脉（lowest thyroid artery）其出现率约为 10%，起自头臂干或主动脉弓，大小变化很大。若此动脉存在，它上行于气管的前方，至甲状腺峡部的下缘。在甲状腺手术或气管切开术时都应予以注意。

甲状腺的静脉包括：①甲状腺上静脉（superior thyroid vein）收集甲状腺上极处的血液，与同名动脉伴行，注入颈内静脉。②甲状腺中静脉（middle thyroid vein）有无不定，常自侧叶中、下 1/3 交界处走出，注入颈内静脉。③甲状腺下静脉（inferior thyroid vein）收集甲状腺下极处的静脉血，注入头臂静脉。

甲状腺的血管在腺体表面或在被膜下的腺体实质中吻合成丰富的血管网。此外还有小动脉来自食管、喉、气管等处至甲状腺。因此在甲状腺次全切除术中，虽然甲状腺主要血管已结扎，但还会有血液渗出。

甲状腺的淋巴，主要注入颈外侧深淋巴结，少数注入气管旁淋巴结。

3. 甲状旁腺（parathyroid gland）　一般有 2 对，形状和大小约如稻米粒，活体上为棕黄色，位于甲状腺被膜和鞘膜之间。按甲状旁腺的位置，分为上对和下对。上对较下对位置更为恒定，位于甲状腺侧叶后面上、中 1/3 交界处；下对常位于侧叶后面的下端。每个甲状旁腺都有一支供应它的小动脉，这支小动脉常是寻找甲状旁腺的向导。有的甲状旁腺也可埋藏在甲状腺组织中，或在附近的气管上。甲状旁腺分泌的激素能调节钙和磷的代谢，维持血钙平衡。甲状腺手术中，若将大部甲状旁腺切除，可发生钙代谢失常，产生手足搐搦症。

4. 神经　喉上神经和喉返神经二者均为迷走神经支配喉的分支，其中的感觉纤维传导喉黏膜的感觉冲动，运动纤维支配喉肌。

（1）喉上神经（superior laryngeal nerve）：自迷走神经的下神经节发出，在颈内动脉内侧沿咽壁下行，在舌骨大角处分为内支和外支。内支较大，为感觉性，与喉上动脉一同穿甲状舌骨膜入喉，分支至会厌、舌根以及声门裂以上的喉黏膜，司黏膜的感觉。外支较细，与甲状腺上动脉伴行，在距侧叶上极约 1cm 处与动脉分开，弯向内，经甲状腺侧叶的深方进入环甲肌。

当甲状腺手术结扎甲状腺上动脉时，应紧贴腺的上极进行，以免伤及喉上神经外支。双侧喉上神经内支损伤，喉部感觉丧失，食物或分泌物易流入喉和气管，可发生呼吸刺激和肺炎。外支损伤后，环甲肌麻痹，发音变弱，容易疲乏。

（2）喉返神经（recurrent laryngeal nerve）：左、右起源处不同，左侧的绕过主动脉弓向上，右侧的绕过锁骨下动脉向上，一般行于食管和气管间的沟中，在甲状腺侧叶的深方与甲状腺下动脉相交叉，上至咽下缩肌下缘入喉，为喉下神经（inferior laryngeal nerve）。喉下神经入喉时，一般分前、后 2 支，喉下神经的运动纤维分布于环甲肌以外的所有喉肌，感觉纤维分布于声门裂以下的喉黏膜。此外，喉返神经还发出心支入心丛，以及至气管和食管的小支。

喉返神经在颈部与周围结构的关系甚为重要，并且常有变异，应注意以下几点：①喉返神经不一定都位于食管气管沟中，特别是右侧的可能在沟外 1cm 处。②喉返神经与甲状腺之间的位置关系可有不同。约在甲状腺中部 1/3 处，喉返神经有的可紧贴甲状腺，甚至常有一小段穿过腺组织。③喉返神经可在入喉之前就已分支，然后穿入喉内。这种喉外分支的位置可在甲状腺以下，或在甲状腺中部以下或以上。④喉返神经在甲状腺侧叶深方上行时，与甲状腺下动脉的关系密切。神经或在动脉的前方（外侧），或在动脉的后方（内侧），或在动脉的分叉之间。若喉下神经在喉外已分支，则一部分可在动脉之前，另一部分在动脉之后。鉴于这种较复杂的位置关系，在甲状腺切除术时，为了避免损伤喉返神经，结扎甲状腺下动脉宜靠近颈总动脉的内侧。若一侧喉返神经受损，开始声嘶无力，无呼吸困难。若两侧喉返神经受损，则发音嘶哑，类似耳语，可发生严重的呼吸困难。

5. 气管颈部和食管颈部

（1）气管颈部：上端起自环状软骨下缘，在胸骨颈静脉切迹平面向下移行为气管胸部。气管颈部共有 6～8 个气管软骨环。它们前方有甲状腺峡部，后有食管，气管与食管间两侧的沟内有喉返神经。气管颈部两侧有甲状腺侧叶，并邻接颈部大血管，越靠近胸骨上缘，这些大血管与气管的距离越近，因此在做气管切开术时要保持切口的正中位，以免伤及大血管。

（2）食管颈部：食管颈部和胸部的分界平对胸骨颈静脉切迹。食管颈部位于气管后方，颈深筋膜椎前层的前方，它在下降过程中稍向左偏，因此其左缘较接近甲状腺。

五、颈外侧区、胸锁乳突肌区和颈动脉三角

颈动脉三角由胸锁乳突肌前缘、二腹肌后腹和肩胛舌骨肌上腹围成，此三角和胸锁乳突肌区含有颈动脉鞘、颈外动脉的分支和淋巴结等。在颈外侧区中，神经和血管的来源多与胸锁乳突肌区有关，故在此一并解剖。

（一）解剖规范

1. 复认颈外静脉以及自胸锁乳突肌后缘中点浅出的颈丛的皮神经。颈深筋膜的浅层包裹着胸锁乳突肌，在此肌的后缘，浅层筋膜覆盖着颈外侧区，到达斜方肌前缘处，又复包裹该肌。清除此层筋膜，寻找副神经（XI）。它在颈外侧区的体表投影约是自胸锁乳突肌后缘中、上 1/3 交界处，至斜方肌前缘中、下 1/3 交界处的连线。自枕小神经浅出点的下方开始，按此投影的位置解剖出副神经。沿副神经如有淋巴结尽量予以保留。

2. 修洁胸锁乳突肌表面及其前、后缘，保留颈外静脉和从该肌后缘穿出的副神经和其他神经。观察胸锁乳突肌起自胸骨和锁骨内端，止于乳突。在中部横断此肌（勿割断副神经），翻向上、下两侧，看清该肌上部的前缘，在其深面找出副神经进入此肌，它支配此肌后，再自肌后缘中点上方穿出，进入颈外侧区。

3. 将切断的胸锁乳突肌尽量翻向两端，查看此肌深面的颈动脉鞘。它自颅底延至颈根部，包裹颈部血管主干和迷走神经。辨认聚集于鞘外面的颈外侧深淋巴结。

4. 轻轻剥离颈动脉鞘（淋巴结原位保留），剥离时注意勿伤颈襻。颈襻是颈神经发出支配舌骨

下肌群的神经，在颈动脉鞘的浅部或在鞘内呈高低不定的神经襻。见到颈襻后可追寻它至肩胛舌骨肌、胸骨舌骨肌和胸骨甲状肌的分支。

5. 纵行切开颈动脉鞘，观察鞘内容物。颈总动脉位于内侧，它在甲状软骨上缘水平分为颈内、外动脉。颈内静脉位于外侧，二者间的后方有迷走神经主干。

6. 观察颈内、外动脉的位置关系，并观察颈外动脉分支中的甲状腺上动脉、舌动脉和面动脉。查看颈内静脉的主要属支：①面静脉与下颌后静脉前支汇合后注入颈内静脉。②甲状腺上静脉和甲状腺中静脉。

7. 在颈总动脉分为颈内、外动脉处，查看：①颈动脉窦，它是颈总动脉或颈内动脉壁起始处的局部膨大部分；②颈动脉小球，它位于颈总动脉分叉处的后方，为棕红色小体，外有纤维被囊。注意自上二结构处有无神经上行，它为舌咽神经的颈动脉窦支，如见应予保留。

8. 清理辨认颈外动脉及其与各分支伴行的神经：①在动脉起始处找出甲状腺上动脉及与其伴行的喉上神经的分支；②在平舌骨大角处找出颈外动脉的第 2 个分支——舌动脉，追踪它至口底为止；③寻找颈外动脉向前上方发出的面动脉，追踪它至下颌下三角；④向上追踪颈襻的止根至舌下神经。

9. 将已剪断的胸锁乳突肌上端尽量向上后方提拉，将二腹肌后腹暴露清楚。顺迷走神经干向上追寻，待发现迷走神经干出现膨大，即迷走神经的下神经节。将喉上神经向上追至发出处，并再看它与甲状腺上动脉的位置关系。在二腹肌后腹稍下方，寻找舌下神经，它跨过颈内、外动脉向前进入下颌下三角；在进入下颌下三角前发出颈襻的上根，沿颈内和颈总动脉下行组成颈襻。

10. 再复认喉返神经的发出点，以及它们与甲状腺下动脉的位置关系。

11. 剔除颈动脉鞘的后壁，在颈动脉的后方寻找颈部的交感干，平对第 2～5 颈椎横突处的有颈上神经节。自此沿交感干向下追寻颈中和颈下神经节。颈中神经节有无不定，如有，常是位于甲状腺下动脉附近的小神经节。颈下神经节位于锁骨下动脉后上方。观察它是否与胸 1 交感节套成颈胸神经节（星状神经节）。

12. 将颈深筋膜的椎前层稍加剔除，暴露出颈丛的出处。查看沿前斜角肌前面下行的膈神经，它与位于其内侧的迷走神经一起经锁骨下动、静脉之间进入胸腔。再查看来自颈神经 2～5 的颈襻下根，追踪至颈襻。

（二）解剖层次

颈外侧和胸锁乳突肌区：胸锁乳突肌、颈动脉鞘、血管、神经和淋巴结（图 9-5）。

（三）解剖内容

1. 胸锁乳突肌（sternocleidomastoid） 起自胸骨柄和锁骨的内侧端，斜向上方，止于颞骨乳突和枕骨上项线的外侧。此肌一侧收缩，使头屈向同侧，面转向对侧并上仰。两侧同时收缩，可探头，如仰卧起身时抬头的动作。胸锁乳突肌受副神经支配，来自第 2 颈神经的一分支也直接进入此肌。一般认为前者属于特殊内脏运动纤维，后者属本体感觉纤维。一侧胸锁乳突肌若是短小，可发生斜颈畸形。大多数斜颈是由于产伤造成肌纤维撕裂，致使伤侧肌变短。

2. 颈动脉鞘 由颈深筋膜增厚形成，自颅底延至颈根部。此筋膜鞘包绕颈总和颈内动脉（居内侧）、颈内静脉（居后外侧）和迷走神经（居动脉、静脉之间）鞘的浅面为胸锁乳突肌、胸骨舌骨肌和胸骨甲状肌所掩盖，肩胛舌骨肌亦越过此鞘，鞘的后面贴附于颈深筋膜的椎前层。

3. 颈外侧深淋巴结 又称颈深淋巴结（deep cervical lymph node）。沿颈内静脉排列，上自颅底，下达颈根部。此群淋巴结可直接接受某些器官组织的淋巴，也通过腮腺、下颌下和颏下淋巴结等间接接受许多区域的淋巴。通过颈外侧深淋巴结收集全部头颈的淋巴，其输出管形成颈干（jugular trunk），右侧的归入右淋巴导管，左侧的注入胸导管。

颈外侧深淋巴结以肩胛舌骨肌下腹为界分为上、下两群。

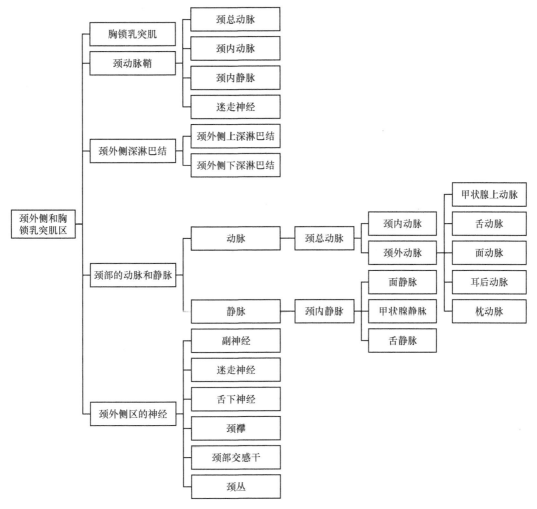

图 9-5 颈外侧和胸锁乳突肌区

（1）颈外侧上深淋巴结（superior deep lateral cervical lymph node）位于颈内静脉上段周围，包括：颈内静脉二腹肌淋巴结，又称角淋巴结（angular lymph node），是颈外侧深淋巴结中较大的淋巴结，位于二腹肌后腹、面静脉和颈内静脉之间，主要收纳鼻咽部、舌后部和腭扁桃体的淋巴管，鼻咽癌和舌根癌常转移至该淋巴结；副神经淋巴结沿副神经排列。摘除该群淋巴结时应注意保护副神经。颈外侧上深淋巴结的输出管注入外侧下深淋巴结和颈干。

（2）颈外侧下深淋巴结（inferior deep lateral cervical lymph node）位于颈内静脉下段周围，沿颈横血管分布，有些结向外侧伸延，沿锁骨下动脉和臂丛排列，其中位于锁骨上大窝的称为锁骨上淋巴结（supraclavicularlymph node），位于前斜角肌前方的淋巴结称斜角肌淋巴结（scalene lymph node），左侧斜角肌淋巴结又称菲尔绍（Virchow）淋巴结。胃癌或食管癌患者，癌细胞可经胸导管，再由左颈干逆流转移到该淋巴结。位于肩胛舌骨肌中间腱与颈内静脉交叉处附近的为颈内静脉肩胛舌骨肌淋巴结，接受舌尖等处的淋巴管，舌尖癌时常受侵及。

咽后淋巴结（retropharyngeal lymph node）在鼻咽部后方的咽后间隙内，收纳鼻腔、鼻旁窦和鼻咽部等处的淋巴管，输出管注入颈外侧上深淋巴结。在鼻咽部发生癌肿时，首先转移至此群淋巴结。

4. 颈部的主要动脉和静脉

（1）颈总动脉（common carotid artery）：右侧的在右胸锁关节后方起自头臂干，左侧的起自主动脉弓。颈总动脉经胸锁关节后方上行，至甲状软骨上缘水平分为颈内和颈外动脉。颈总动脉上部位置较浅，为胸锁乳突肌所掩盖，平甲状软骨向外可摸到动脉的搏动。下部位置较深，还被胸骨舌骨肌和胸骨甲状肌覆盖。

颈总动脉分为颈内和颈外动脉处，有两个重要结构：颈动脉窦和颈动脉小球。颈动脉窦（carotid sinus）是颈总动脉末端或颈内动脉起始处的局部膨大部分。此处血管外膜较厚，舌咽神经的感觉纤维在此形成许多感觉末梢，可感受血液压力。当血压增高时，窦壁扩张，刺激压力感受器，可反射性地引起心跳减慢、末梢血管扩张、血压下降，使血压保持在一定的水平。颈动脉小球（carotid glomus）位于颈总动脉分叉处的后方，为棕红色小体，外有纤维被囊。颈动脉小球成自上皮样细胞和血管窦，是一种化学感受器，感受血液中二氧化碳分压、氧分压和氢离子的浓度变化。当血液中二氧化碳分压增高或氧分压降低时，可反射性地使呼吸加深加快。

颈总动脉除分为颈内和颈外动脉外，无其他的分支。

1）颈内动脉（internal carotid artery）在甲状软骨上缘水平起自颈总动脉，上升到达颅底，通过颈动脉管入颅，分布于脑和眶等处。颈内动脉在颈部没有分支。

2）颈外动脉（external carotid artery）自颈总动脉分出后，先在颈内动脉的内侧，继而转至它的外侧，经二腹肌后腹和茎突舌骨肌的深面上行，在下颌颈的后方进入腮腺，分为颞浅动脉和上颌动脉两个终支。

颈外动脉的分支较多，主要有：①甲状腺上动脉起自颈外动脉的起始处，伴行于喉上神经外支垂直下降，至甲状腺侧叶的上极。它除发出腺支外，还发出喉上动脉，伴喉上神经内支穿甲状舌骨膜入喉。②舌动脉（lingual artery）平对舌骨大角处起自颈外动脉的前面，在舌骨舌肌后缘的深面进入舌内。舌动脉供应舌、口腔底的黏膜和舌下腺等。③面动脉在舌骨大角上方起自颈外动脉的前面，在二腹肌后腹的深面此动脉弓形向上到达下颌下腺的深方（面动脉的分支将在面部解剖）。④枕动脉（occipital artery）平对面动脉起自颈外动脉的后面，靠近起点处有舌下神经越过。枕动脉在二腹肌后腹深方向上，最后在斜方肌和胸锁乳突肌止点之间处浅出，供应项部肌肉和枕项部的皮肤。⑤耳后动脉（posterior auricular artery）在枕动脉的稍上方，走向后上，分布于耳后部、腮腺和乳突小房。颈外动脉的两个终支为颞浅动脉和上颌动脉。

（2）颈内静脉（internal jugular vein）接受脑、颜面和颈部的静脉血。它起自颈静脉孔续接颅内的乙状窦，向下包裹在颈动脉鞘内，在锁骨内侧端的后方与锁骨下静脉汇合成为头臂静脉。颈内静脉的上端膨胀，称为颈静脉上球。颈内静脉颅外的属支较多，在颈部的属支有：①面静脉离开面部越过下颌下腺的浅面，与下颌后静脉的前支汇合，然后注入颈内静脉。②舌静脉与面静脉汇合，也可直接注入颈内静脉。③甲状腺上静脉离开甲状腺上极注入颈内静脉。④甲状腺中静脉在甲状软骨水平注入颈内静脉。

5. 颈外侧区的神经

（1）副神经（accessory nerve）：出颅后分为两支，即内支和外支。内支实际上是颅根的纤维，随即加入迷走神经，参与支配咽喉肌；外支是脊髓根的纤维，越过颈内静脉的外侧，经二腹肌后腹的深方下行，穿入胸锁乳突肌的深面，部分纤维支配此肌，其余纤维自此肌后缘中点上方穿出，进入颈外侧区，潜入斜方肌的深面，支配此肌。

由于副神经的内支是随迷走神经分布，临床上通常所指副神经损伤只限于其外支。副神经外支在枕三角处位置浅表，其周围有淋巴结排列。在此区摘除淋巴结时要避免损伤副神经。副神经受损时，可影响旋转头颈和耸肩。

（2）迷走神经：自颈静脉孔出颅，在颈动脉鞘内，位居颈内静脉和颈内、颈总动脉之间下行。迷走神经在颈部的分支有脑膜支、耳支、咽支、颈上心支和颈下心支，以及喉上神经等。

（3）舌下神经（hypoglossal nerve）：舌下神经自枕骨舌下神经管出颅，在颈内动脉和颈内静脉间下行，当到达二腹肌后腹下缘时，转向前内方，越过颈内、外动脉前方，向前经二腹肌中间腱的深方至下颌舌骨肌的后缘，潜入深部，支配舌内肌和部分舌外肌（茎突舌骨肌、舌骨舌肌和颏舌肌)。

(4)颈襻:在舌下神经的行程中,有来自第1颈神经的纤维加入,与它伴行。这部分纤维除直接由舌下神经分出,支配甲状舌骨肌和颏舌骨肌外,其余纤维在二腹肌后腹下方离开舌下神经,形成颈襻的上根,在颈动脉鞘内或浅面下降。来自第2~3颈神经的部分纤维合成下根,与上根吻合成为襻套,称为颈襻。自襻上发出分支支配肩胛舌骨肌、胸骨舌骨肌和胸骨甲状肌。

(5)颈部交感干:是胸部交感干的延续,在颈总和颈内动脉的后方延伸至颅底,位于颈动脉鞘和颈深筋膜椎前层之间。颈部交感干上一般有3个神经节。

颈上神经节(superior cervical ganglion)最大,呈梭形,平对第2~3颈椎横突的前方。颈中神经节(middle cervical ganglion)有无不定,通常很小,在甲状腺下动脉附近。颈下神经节(inferior cervical ganglion)位于锁骨下动脉的后上方,但大多数人的颈下神经节与胸1交感节融合形成颈胸神经节(cervicothoracic ganglion),亦称星状神经节,位于第7颈椎横突和第1肋颈之间。

颈部交感节发出的分支:①灰交通支,连接颈神经。颈上神经节连接第1~4颈神经;颈中神经节连接第5~6颈神经;颈下神经节连接第7~8颈神经。②襻附颈内、颈外和锁骨下动脉,形成神经丛,随血管分支分布。颈内动脉丛伴随动脉入颅后,除伴随动脉分布外,也发出若干小支与一些脑神经或其分支相吻合。其中有的至眼睑的平滑肌,也有的分布于眼球虹膜的瞳孔开大肌。③颈部交感干每个节都发出心支,与迷走神经心支组成心丛。

临床上进行颈胸神经节封闭时,将麻醉药物注入此神经节处,患者出现注射侧瞳孔缩小和眼睑下垂,同侧头面上肢皮肤温热和汗闭等现象,称为霍纳(Horner)综合征。

(6)颈丛(cervical plexus):位于颈深筋膜椎前层的深方,中斜角肌和肩胛提肌起始处的前方,由颈神经1~4的前支编织而成。颈丛的浅支是皮神经,在颈部浅层中已解剖完毕。颈丛的深支,多系肌支,如膈神经。膈神经以第4颈神经前支纤维成分为主。在环状软骨水平,组成膈神经的神经根在前斜角肌外缘汇合,沿此肌的前面下行,越过锁骨下动、静脉之间以达胸腔。

副膈神经(accessory phrenic nerve)是指膈神经干以外加入干的一些神经纤维,副膈神经多见于一侧,起自第5~6颈神经的前支,多在锁骨下动脉的后侧加入膈神经。

六、颈 根 部

颈根部是指颈、胸的交界区,直接位于胸廓上口的上方。但在此部所要观察的内容并不仅限于此范围以内。实际上是包括了颈外侧区下部深方的结构。在颈根部,前斜角肌是一重要的标志:其后方是臂丛和锁骨下动脉,前方为锁骨下静脉,内后方有胸膜顶、肺尖和胸导管(左侧)。

(一)解剖规范

1. 观察膈神经时已将颈深筋膜的椎前层部分剔除。现在继续清除筋膜,将前、中、后斜角肌暴露清楚,查看前、中斜角肌止于第1肋,三者共同形成斜角肌间隙,此间隙中有臂丛和锁骨下动脉通过;后斜角肌则止于第2肋。各肌起点不必查看。

2. 在前斜角肌前方暴露锁骨下静脉。查看它续于腋静脉,并行至前斜角肌内缘处与颈内静脉合成头臂静脉。复认颈外静脉注入锁骨下静脉。查看胸导管在食管左侧自胸部上行到颈根部,水平转向外侧,经椎动脉、膈神经和前斜角肌前方,颈总动脉和迷走神经后方转向前下,最终注入左静脉角。注意它在颈根部的位置和毗邻。

3. 分开前、中斜角肌,暴露斜角肌间隙。剔除筋膜,查看臂丛和锁骨下动脉通过此间隙。臂丛位于动脉的上方。臂丛的分支已在腋窝解剖,在此复认并追寻到发出地点。

4. 寻认锁骨下动脉的分支:①椎动脉,在前斜角肌内缘向上穿第6至第1颈椎横突孔上行。②胸廓内动脉,起自锁骨下动脉的下壁,与椎动脉起始处上、下相对,它的分支已在胸部解剖。③甲状颈干,紧靠前斜角肌内缘,复认自干上发出的甲状腺下动脉、肩胛上动脉和颈浅动脉。锁骨下动脉的其他分支可不必查看。

5. 颈根部结构均已解剖暴露。同时用两手示指分别在胸腔和颈根部触摸胸膜顶，理解胸膜顶的位置，并查看它在颈根部的毗邻。

（二）解剖层次

颈根部：颈深肌群、臂丛、锁骨下动脉、锁骨下静脉、胸导管、右淋巴导管和胸膜顶（图9-6）。

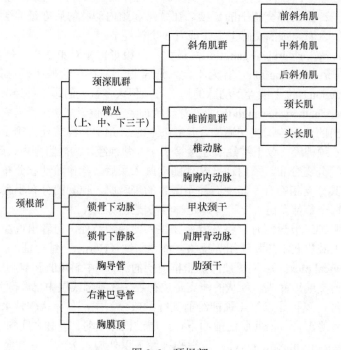

图9-6　颈根部

（三）解剖内容

1. 颈深肌群　颈根部的肌为颈深肌群，可分为内侧、外侧两群，外侧群称斜角肌群。

（1）斜角肌群每侧各有3块肌，形成颈外侧区的底，位于颈深筋膜椎前层的深方。这组肌肉均起自颈椎横突。前斜角肌（scalenus anterior）止于第1肋的斜角肌结节；中斜角肌（scalenus medius）于锁骨下动脉的后方止于第1肋；后斜角肌（scalenus posterior）在中斜角肌后方，止于第2肋。斜角肌可上提第1～2肋，助深吸气。如肋固定，两侧同时收缩可前屈颈椎。一侧收缩可使颈椎侧屈。斜角肌由下位颈神经前支发出的分支支配。

在前、中斜角肌与第1肋之间形成1个间隙，称斜角肌间隙，有臂丛和锁骨下动脉通过。前斜角肌痉挛或肥大，可压迫锁骨下动脉和臂丛，产生上肢疼痛、麻木或肌萎缩以及上肢缺血的循环障碍，这些症状极似颈肋的压迫症状。

（2）内侧群在斜角肌群的内侧有椎前肌，位于颈椎体的前面。椎前肌主要有颈长肌和头长肌，可使颈椎前屈。

2. 臂丛的位置和毗邻　臂丛出椎间孔后在斜角肌间隙中组成上、中、下3个干。每个干在锁骨上部再分为前、后股。上干和中干的前股合成外侧束，下干的前股自成内侧束，3个干的后股合成后束。这3个束分别位于腋动脉的内、外和后方，伴随腋动脉进入腋窝。颈深筋膜的椎前层向外侧延展，包裹臂丛和腋动脉，形成腋鞘。臂丛在锁骨中点上方比较集中，位置也较浅，临床上常在此处进行阻滞麻醉以进行上肢手术。麻醉时应注意臂丛内侧的胸膜顶，以免损伤造成气胸。

3. 锁骨下动脉（subclavian artery）　左侧锁骨下动脉起自主动脉弓，右侧在右胸锁关节后面起自头臂干。锁骨下动脉发出后弓形向外，在前斜角肌后方和胸膜顶的前方越过颈根部，至第1

肋的外缘续于腋动脉。按锁骨下动脉与前斜角肌的关系可分为 3 段：第 1 段是在前斜角肌内侧的部分，第 2 段是在斜角肌间隙内，第 3 段是出斜角肌间隙以后的部分。各段主要的分支：

（1）椎动脉（vertebral artery）：起自锁骨下动脉第 1 段的上方，在前斜角肌的内侧垂直上行，穿第 6～1 颈椎横突孔，再向后绕过寰椎侧块上关节面的后方，经枕骨大孔入颅。椎动脉在颅腔内主要分支营养脑和脊髓，在颅外沿途发出肌支至项部深肌，还有分支经椎间孔入椎管。椎动脉的颅内分支的分布在中枢神经系统中叙述。

（2）胸廓内动脉：与椎动脉起点相对起于锁骨下动脉的下壁，向前下越过锁骨内端的后面进入胸腔。

（3）甲状颈干（thyrocervical trunk）短而粗，在前斜角肌内缘处起自锁骨下动脉的第 1 段，它发出下列主要分支：①甲状腺下动脉，至甲状腺。②肩胛上动脉，在锁骨后方行向后外，经肩胛上横韧带（跨越肩胛切迹的韧带）上方入冈上窝，再经肩胛冈后方入冈下窝。③颈浅动脉（superficial cervical artery）穿臂丛向后，伴副神经行于斜方肌深面，营养此肌。

（4）肩胛背动脉（dorsal scapular artery）：有时起自甲状颈干。它穿臂丛向后，伴肩胛背神经，在肩胛提肌和菱形肌深方，沿肩胛骨内侧缘下行至肩胛提肌和菱形肌。

（5）肋颈干（costocervical trunk）：起自锁骨下动脉第 2 段的后壁，向后越过胸膜顶至第 1 肋颈，分布于上两肋间隙和项部肌。

4. 锁骨下静脉（subclavian vein） 是腋静脉的延续，始于第 1 肋外缘。行于前斜角肌下端的前面，胸膜顶前方，锁骨的后方，向内至前斜角肌内缘处与颈内静脉汇合形成头臂静脉。其汇合处称为静脉角。锁骨下静脉收集锁骨下动脉分布区的静脉血。

5. 胸导管和右淋巴导管

（1）胸导管：起始于乳糜池，至颈根部在食管和左锁骨下动脉起始部之间上行，至第 7 颈椎水平转向外侧，经椎动脉、膈神经和前斜角肌前方，颈总动脉和迷走神经的后方，转向前下，紧贴胸膜顶向下汇入左静脉角，也可汇入左锁骨下静脉或左颈内静脉。胸导管末段收受左颈干、左锁骨下干和左支气管纵隔干的淋巴。

（2）右淋巴导管（right lymphatic duct）：很短，位于右颈根部，接受右颈干、右锁骨下干和右支气管纵隔干，汇入右静脉角。

6. 胸膜顶 胸膜顶后面达第 1 肋颈水平（相当于第 7 颈椎棘突水平），但从前面看，约在锁骨内 1/3 上方 2～3cm 处的平面。胸膜顶上方被增厚的筋膜覆盖；前邻锁骨下动脉及其分支、前斜角肌、锁骨下静脉、膈神经和迷走神经；后邻交感干及第 1 胸神经；外侧与中斜角肌毗邻；内侧，在右侧为头臂干和右头臂静脉，在左侧为锁骨下动脉和左头臂静脉。

7. 甲状腺血管变异

（1）甲状腺供血动脉的分布：甲状腺的供血动脉主要有甲状腺上动脉、甲状腺下动脉和少见的甲状腺最下动脉。

甲状腺上动脉多自颈外动脉的起始部发出（53.1%），向前下方行于颈总动脉与喉之间，从甲状腺的上端进入腺体。少数起自颈总动脉分叉处（32.8%）或颈总动脉（14.1%）。甲状腺上动脉又分出喉上动脉、胸锁乳突肌支、环甲支和腺支。腺支有 1～4 支不等，多数（65.4%）分为前、后两支，少数为单支（9.7%）、3 支（22.6%）或 4 支（2.3%）。

甲状腺下动脉多数起自甲状颈干（93.6%），人颈总动脉后方呈一明显的向上凸的弓状，经侧叶后内侧而分为两支进入腺体。少数直接起自锁骨下动脉（2.0%）或椎动脉（0.4%）或胸廓内动脉（0.3%），有时一侧甲状腺下动脉缺如（3.7%）。甲状腺下动脉分为腺支和喉下动脉。进入腺体之前腺支多数（76.4%）分为两大支，少数不分支（6.1%），或分为 3 支（14.7%）及 4 支（2.8%）。

甲状腺最下动脉起始部位变异较大，出现率约 10.3%，可起自颈总动脉、头臂动脉干、主动脉弓、锁骨下动脉、甲状颈干或胸廓内动脉等，多数为 1 支，偶见 2 支。有报道甲状腺中动脉的存在，但极为罕见。

甲状腺的血供除上述动脉外，在与气管和食管紧贴处，有发自气管、食管动脉的分支进入甲状腺的后部。甲状腺下动脉也有分支供给食管和气管。

（2）甲状腺上动脉的变异：甲状腺上动脉的变异包括起点位置的变化及与颈外动脉分支形成共干的组合形式的变化，两者中以起点位置的变异更常见。

（3）甲状腺下动脉变异：甲状腺下动脉的变异主要表现在起始位置的不同，正常情况下起自甲状颈干，发生变异时可起自锁骨下动脉、椎动脉、胸廓内动脉、肋颈干、颈总动脉，少数情况可缺如。

七、面部浅层和腮腺区

面部皮肤较薄。浅筋膜含脂肪、面肌、血管和神经。腮腺区（下颌后窝）的前界为下颌支，后界为颞骨乳突和胸锁乳突肌的前缘，上界是外耳道，下界至下颌角。此区的主要结构是腮腺和穿行腮腺的神经、血管。

（一）解剖规范

1. 自额（发际）至颏沿中线切开皮肤，但绕过鼻和口裂。自鼻根向外绕过睑裂切至耳廓的上方。自口角至乳突做一横切口。再自耳廓的上方向上做一短的垂直切口。各切口不要过深，仔细将额、颞部皮肤向上剥离，面部皮肤向后剥至耳前。剥皮时不要损伤面肌、神经和血管。

2. 在睑裂和口裂周围摘除皮下脂肪，辨认眼轮匝肌和口轮匝肌。在上、下唇都有口轮匝肌相交织的辐射状小肌，颈阔肌也向上止于口角，观察它们的大致即可。修洁肌肉时，注意不要损伤神经和血管。

3. 修洁腮腺表面，观察腮腺鞘，它包被腮腺，位于腺表面的鞘的浅层较致密。清除鞘的浅层，但注意腮腺表面（鞘的浅方或深方）有无腮腺浅淋巴结。在颧弓下方约一横指处的腮腺前缘找出腮腺管，并向前追踪至咬肌前缘，见其成直角向内穿入颊部。观察腮腺及其导管。

4. 分离由腮腺前缘和上、下端穿出的神经和血管。在腮腺管下方找出面神经颊支，它横行向前，小心摘除咬肌前缘深面的颊脂体，追踪颊支至颊肌。注意在颊肌表面有自咬肌前缘深面走出的颊神经（三叉神经的分支），注意保留。在下颌角附近找出面神经下颌缘支，它沿下颌骨下缘前行，跨面动脉至颏部。在腮腺下端找出进入颈阔肌深方的面神经颈支以及下颌后静脉的前支和后支。在腮腺管上方，自前向后寻出沿颧弓前行的面神经颧支以及跨越颧弓向前上方走行的颞支。在腮腺上端找出颞浅动、静脉，并在血管的后方找出三叉神经的耳颞神经。尽量追踪面神经各支至它们所支配的面肌处。面神经各支之间以及它们与三叉神经分支之间有许多吻合，追踪时较难，要耐心追寻。

5. 面动脉初段在颈部已找出，将其追踪至下颌底的咬肌前缘处。它自此进入面部，向内上方迂曲而行，至内眦改称内眦动脉。按此行程解剖出此动脉主干；同时注意它发出分支的分布情况。面静脉伴行于动脉后方，一并解剖出来。

6. 翻开眼轮匝肌的下内部分，试在眶下缘中点下方 0.5 ～ 1cm 处寻找穿出眶下孔的眶下神经的终支（三叉神经的分支）。在距中线 2 ～ 3cm 的下颌体上、下缘中点处，试剥离该处的肌肉，寻找自颏孔浅出的颏神经。在眶上缘内、中 1/3 交界处剥开眼轮匝肌，寻找自眶上孔浅出上行的眶上神经。

7. 在颊部的咬肌前缘和口角间，观察颊肌的位置。

（二）解剖层次

面部浅层和腮腺区：皮肤、浅筋膜、面肌、腮腺和腮腺管、面神经、血管和淋巴结（图 9-7）。

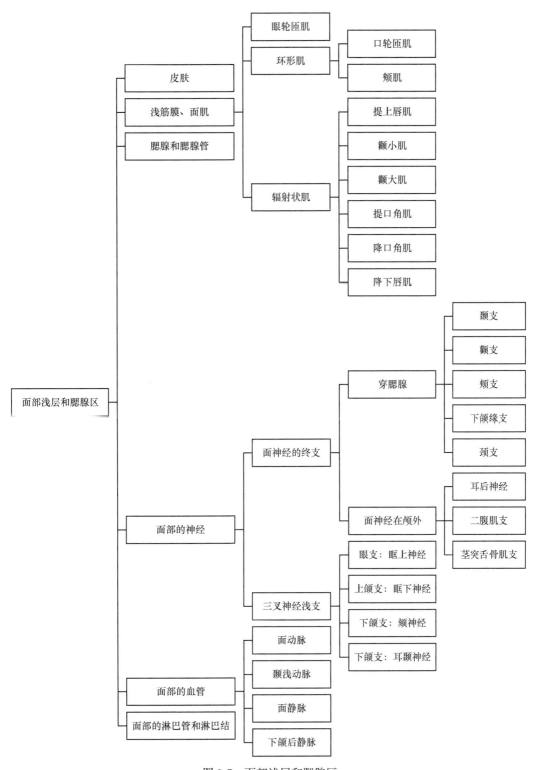

图 9-7 面部浅层和腮腺区

（三）解剖内容

1. 面肌（facial muscle）　又称表情肌，较薄弱纤细，位于浅筋膜中。它们大都起于面颅，止于皮肤，收缩时牵引皮肤，使皮肤出现皱褶，改变睑裂和口裂形状，表达感情，并参与语言和咀嚼等活动。面肌主要围绕睑裂、口裂、鼻和耳排列，按位置可分为眼轮匝肌、口周围肌、鼻肌和耳周围肌。人类由于语言的发展，口周围肌高度发达，耳周围肌则显著退化。

（1）眼轮匝肌（orbicularis oculi）呈环形，位于睑裂周围的皮下，收缩时闭合睑裂。它分为眶部、睑部和泪部：眶部最宽，在眼眶的周围；睑部覆盖上、下眼睑；泪部细小，位于泪囊的后面。睑部的作用为轻度闭眼，如睡眠时或眨眼，它与眶部共同作用，使眼紧闭。泪部可扩大泪囊，促使泪液流向鼻腔。

（2）口周围肌包括环形肌和辐射状肌。环形肌为口轮匝肌（orbicularis oris），环绕口裂，收缩时闭口。辐射状肌，位于环形肌的四周。位于上唇上方的辐射状肌收缩时，上提上唇、加深鼻唇沟和引口角向外上方；位于下唇下方的辐射状肌收缩时，拉口角和下唇向外下方。在口角的两侧，面颊深部有颊肌（buccinator），它使唇、颊紧贴牙齿，参与咀嚼和吸吮活动。

辐射状肌，位于上唇上方的主要有提上唇肌、颧小肌、颧大肌和提口角肌等，它们上提上唇和口角。位于下唇下方的主要有降口角肌和降下唇肌等，它们下拉下唇和口角。颈阔肌的后部纤维移行于降下唇肌表面，它可向外下牵引口角。此外，在鼻翼外下方有鼻肌；耳周围有数块耳肌，都不发达。

2. 腮腺和腮腺管　腮腺（parotid gland）是最大的一对唾液腺，在耳的前下方。腮腺的浅部多呈三角形，也有的呈不规则卵圆形。它的上缘约平颧弓，后下部搭盖在胸锁乳突肌的前缘上，前尖沿水平的腮腺管（parotid duct）延伸，盖在咬肌表面。腮腺的深部为浅部所掩盖，自下颌支的后方向内伸至咽壁。在活体上，正常腮腺不易摸认，炎症或肿瘤使其增大时才能触知。腮腺炎时腮腺肿大，低头或张口都可使下颌窝变小，压迫腺体引起疼痛。腮腺管自腺体前缘的上部发出，约在颧弓下一横指处向前越过咬肌，至咬肌前缘呈直角向内穿过颊肌，开口于平对上颌第 2 磨牙的颊黏膜上。在咬牙时，可在咬肌前缘触知腮腺管。

包被腮腺的深筋膜称为腮腺鞘，是由颈深筋膜浅层延伸而来。鞘的浅层比较致密，它的特点是伸入腺体内部，将腮腺分割成许多小叶。因此腮腺发炎化脓时，可仅侵犯腺体的某几个小叶。由于腺体表面盖有坚韧的筋膜，腮腺脓肿不易显出波动体征，故应早期切开引流。腮腺脓肿可用细小血管钳钝性插入腺体进行引流，这样可不致损伤穿行于腺体内的面神经分支和腮腺管。腮腺鞘的深层较为薄弱，有时甚至没有。

3. 面部的神经　分布到此区的主要是面神经的终支和三叉神经浅支。

（1）面神经的终支：面神经（facial nerve）其主干自茎乳孔出颅后进入腮腺，在腮腺内分支吻合成丛，呈辐射状由腮腺的前缘和下端穿出，分布于面肌。①颞支（temporal branch），支配额肌和眼轮匝肌；②颧支（zygomatic branch），主要至眼轮匝肌；③颊支（buccal branch），至颊肌、口轮匝肌及其他口周围肌；④下颌缘支（marginal mandibular branch），沿下颌骨下缘至下唇诸肌；⑤颈支（cervical branch），在颈阔肌深面向前下，支配该肌。腮腺手术时，因面神经通过腮腺实质，应当特别注意它的行程，以免损伤。

此外，面神经在颅外还发出 3 个小支：①耳后神经，在靠近茎乳孔处发出，向后支配枕额肌的枕腹和耳周围肌；②二腹肌支和③茎突舌骨肌支，分别支配二腹肌后腹和茎突舌骨肌。

面神经损伤时，可因损伤的部位不同而出现不同的症状。如在茎乳孔以外损伤主干时，表现为患侧 面肌瘫痪，患侧出现额纹消失，不能皱眉，不能闭眼，鼻唇沟平浅，不能鼓腮，咀嚼食物常集聚在患侧口颊内，以及口角向健侧歪斜等现象。如在面神经管内，主干在发出镫肌神经以上受损伤，除以上症状外还有听觉过敏，舌前 2/3 味觉消失，并可伴有唾液腺分泌的障碍。

（2）三叉神经浅支：都属一般躯体感觉纤维。①眶上神经（supraorbital nerve）由眶上孔（或眶上切迹）浅出，至上睑、额和颅顶的皮肤。②眶下神经（infraorbital nerve）由眶下孔浅出，散成数支，分布于下睑、鼻的外侧部、上唇和颊部的皮肤。③颏神经（mental nerve）由颏孔浅出，分布于颏部和下唇的皮肤。④耳颞神经（auriculotemporal nerve）由腮腺上端穿出，沿外耳门前方上行，分布于颞部的皮肤，并发小支至腮腺。

4. 面部的血管　面部的血管分布到此区的动脉主要是面动脉和颞浅动脉，静脉主要归入面静脉和下颌后静脉。

（1）面动脉起自颈外动脉，经下颌下腺的深方，在咬肌的前缘处越下颌骨体的下缘转至面部，斜趋口角，循鼻外侧迂曲上行至内眦，改称内眦动脉（angular artery）。面动脉沿途分支营养腭扁桃体、下颌下腺以及唇、鼻等部。面动脉左、右两侧的分支，在中线上有丰富的吻合。在咬肌前缘与下颌骨体下缘交界处，可以摸到面动脉的搏动，也可在此压迫此动脉进行止血。

（2）颞浅动脉（superficial temporal artery）是颈外动脉的终支之一，为颈外动脉的直接延续。它从下颌颈的后方开始，向上经颧骨颧突根部的表面，穿出腮腺至颞部，直居皮下，很易触知其搏动。在行程中，与耳颞神经和颞浅静脉伴行，神经位于动脉的后方。它至颧弓以上约2cm处分顶、额两终支；它的分支营养腮腺、眼轮匝肌、枕额肌的额腹和颅顶、颞部的皮肤。当这些分布区域受损伤而出血时，在外耳门前方，颧弓根部，压迫此动脉可以止血。

临床上颞浅动脉的分支，常被选用与颅内大脑中动脉的皮质支做血管吻合，以建立人工侧支循环，治疗栓塞性脑血管疾病。

（3）面静脉伴行于面动脉后方，在内眦处起自内眦静脉，经鼻翼和口角的外侧，向后下方至咬肌前缘下部，越过下颌骨下缘，穿颈深筋膜浅层入颈部，最后在下颌角稍下方与下颌后静脉的前支汇合，汇入颈内静脉。内眦静脉与眼静脉相交通。

面静脉收集相当于面动脉分布区域的静脉血。它部分走行于面肌中，在咬肌前缘经面深静脉与翼静脉丛相交通。面静脉无静脉瓣，肌收缩时血液可逆流，当出现面部疖、痈等细菌感染时，若处理不当（如挤压等），有可能由面静脉通过内眦静脉或翼静脉丛蔓延到颅内海绵窦，导致海绵窦血栓或化脓性脑膜炎。故临床常将鼻根和两侧口角之间的三角形区域称"危险三角"，应予以足够重视。

（4）下颌后静脉（retromandibular vein）：颞浅静脉自腮腺上端穿入腮腺深面，在腮腺内与上颌静脉汇合成下颌后静脉。下颌后静脉继续穿过腮腺下行，分为前、后两支。前支与面静脉汇合，一般归入颈内静脉。后支与耳后静脉合成颈外静脉，一般注入锁骨下静脉。

5. 面部的淋巴管和淋巴结　面部淋巴管非常丰富，连接成网。面前部和前额的淋巴注入下颌下淋巴结。面外侧部和耳廓前面的淋巴注入腮腺浅淋巴结（superficial parotid lymph node），它们位于腮腺鞘浅方，其输出管至腮腺深淋巴结和颈外侧深淋巴结。腮腺深淋巴结位于腮腺实质内，收纳外耳道、鼓室、咽鼓管、鼻腔后部和颊深部的淋巴；它的输出管注入颈外侧深淋巴结。

八、头　皮

头皮（scalp）由皮肤、浅筋膜、颅顶肌（帽状腱膜和枕额肌）、腱膜下疏松组织以及颅骨膜5层组成。前三层紧密结合在一起，有如一层，在浅筋膜内分布有血管和神经。

（一）解剖规范

1. 在标本上观察皮肤、浅筋膜、帽状腱膜，并在额部观察与帽状腱膜相连的枕额肌的额腹，再观察腱膜下疏松组织和颅骨膜。

2. 用木枕垫高大体标本头部。在颅顶中央做十字皮肤切口，冠状位切口向两侧连至耳上方的纵行切口；矢状位切口向前连至额部中线上的切口，向后连至项部的切口；切开皮肤、浅筋膜和帽状腱膜，插入刀柄检查其深方的疏松组织；将头皮浅部5层做一层翻开。

3. 观察腱膜下疏松组织内有一些小静脉，此层内还有导静脉穿过，此静脉与颅内静脉窦（硬脑膜窦）相交通。

4. 切开骨膜，观察它与骨缝粘连的情况。

5. 自眼轮匝肌的上部向上寻认枕额肌的一对额腹，并追踪其与帽状腱膜相连。

（二）解剖层次

头皮：皮肤、浅筋膜、深筋膜、肌肉、腱膜下疏松组织、颅骨膜、血管、淋巴管和神经（图9-8）。

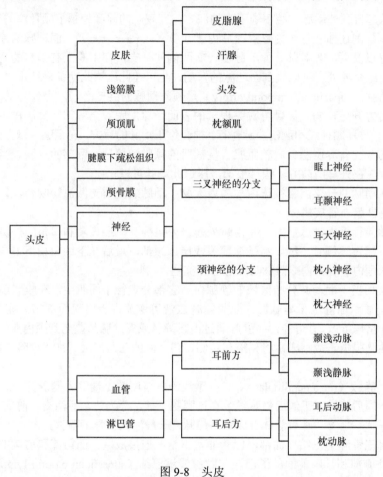

图9-8　头皮

（三）解剖内容

1. 皮肤　头部皮肤较身体其他处厚而致密。血管、淋巴管极为丰富，内含大量的皮脂腺、汗腺和头发，由于皮脂腺丰富，为皮脂腺囊肿、疖的好发部位。

2. 浅筋膜　由坚韧致密的结缔组织组成，有许多垂直的纤维束把皮肤和帽状腱膜连在一起，束间含有脂肪、血管和神经等。因此，浅筋膜内有感染时，渗出物不易扩散，红肿多限于局部，神经末梢受压，在炎症早期即感剧痛。此层的血管与纤维组织连接紧密。此层创伤断裂后，其内断裂的血管不易缩回，因而出血剧烈，此种情况不宜用血管钳直接钳夹，须施行压迫止血。

3. 颅顶肌（epicranius）　主要为枕额肌（occipitofrontalis）。其前部为一对额腹（frontal belly），位于额部皮下，附于鼻根和眉弓附近的皮肤；后部为枕额肌的一对枕腹（occipital belly），位于枕部皮下，起自上项线的紧上方。额腹和枕腹间借厚而坚韧的帽状腱膜（galea aponeurotica）相连。当枕腹固定帽状腱膜而额腹收缩时，可以扬眉，并使前额横起皱纹。头皮裂伤，如未伤及帽状腱膜，伤口并不裂开。若伤口裂开，说明已伤达帽状腱膜。

4. 腱膜下疏松组织　又称腱膜下间隙，为一薄层疏松组织，它连接帽状腱膜和骨膜，中有导血管通过。头皮的静脉即借导血管与颅内硬膜窦相交通。如头皮感染发生血栓，即有将其带入颅内的可能。在此层内发生的积血、积脓或积液都会很快蔓延至全部颅顶。

5. 颅骨膜　覆盖在颅骨外面，它与颅骨间借疏松组织连结，只有骨缝处连结紧密，故骨膜下血肿常局限于一块骨的骨膜下。此点与发生于腱膜下疏松组织层者不同。

6. 神经、血管和淋巴管

（1）神经：位于浅筋膜内，除支配枕额肌额腹、枕腹的属运动神经外，其余都属感觉神经。在耳前方的都是三叉神经的分支，主要有眶上神经和耳颞神经。在耳后方的都是颈神经的分支，由前向后是耳大神经、枕小神经和枕大神经。枕大神经（greater occipital nerve）是第 2 颈神经后支的皮支，穿斜方肌腱至皮下，分布于枕部的皮肤。

（2）血管：位于浅筋膜内，在耳前方主要有颞浅动脉，与颞浅动脉伴行的为颞浅静脉，向下与下颌静脉汇合成下颌后静脉，它们可通过上颌静脉经翼（静脉）丛而与颅内海绵窦相交通。在耳后方的有耳后动脉和枕动脉。耳后动脉和枕动脉，都是颈外动脉的分支。耳后动脉分布到耳廓后部的肌和皮肤。枕动脉较大，沿乳突根部内侧行向后上，在斜方肌和胸锁乳突肌止点之间浅出，分布到枕部和颅顶部的皮肤。它们的伴行静脉，都流回到颈外静脉。总之，头皮静脉彼此间有广泛吻合，并通过无瓣膜的导血管与颅内硬膜窦相通。

（3）淋巴管：是从颅顶流向四周。额部的淋巴可与面部的淋巴一起注入下颌下淋巴结（见下颌下三角）；颞部的淋巴注入腮腺浅淋巴结；顶部的淋巴注入乳突淋巴结又称耳后淋巴结（retroauricular lymph node），它们位于乳突外面；枕部的淋巴注入枕淋巴结（occipital lymph node），此淋巴结位于枕部皮下、斜方肌起始处。

九、颞窝、颞下窝和翼腭窝

（一）解剖规范

1. 在整颅骨上观察颞窝、颞下窝、翼腭窝的位置。

2. 在咀嚼肌标本上观察咬肌，它起于颧弓下缘，止于下颌支和下颌角外面。

3. 清除颞区的浅筋膜，观察覆盖颞肌表面的颞筋膜，沿颧弓上缘切开颞筋膜，切开时注意观察它分浅、深两层，分别止于颧弓的外面和内面。切开此筋膜浅层，可见其深方的脂肪组织，清除浅层，在颧弓上方横行切开深层，尽量向上翻起，暴露出颞肌，注意不要损伤血管、神经。

4. 观察颞肌，呈扇形，前部纤维垂直向下，后部纤维几近水平，经颧弓深方止于下颌骨冠突和下颌支前缘。在颞肌下部的深面找出行向前下方的颊神经（有时穿过颞肌），将它自颞肌分离，加以保护。

5. 在标本上观察翼外肌和翼内肌的起止和位置。复查颊肌的位置。

6. 在标本上观察上颌动脉及其分支、分布。

7. 在标本上观察位于颞肌及翼内、外肌之间的翼静脉丛，理解翼静脉丛的交通。

8. 在标本上观察颞下窝内三叉神经的下颌神经的分支、分布。

9. 在标本上观察翼腭窝内的主要结构。

颞窝位于颅的侧部。大致为颞线围绕，向下经颧弓内面与颞下窝相通。颞下窝在咽和下颌支之间。翼腭窝位置较深，为上颌骨体的颞下面，翼突和腭骨间的窄隙。此区域的主要内容有咀嚼肌、上颌动脉、翼（静脉）丛和上颌静脉、上颌神经、下颌神经和颞下颌关节（见颅骨连结）。

（二）解剖层次

颞窝、颞下窝和翼腭窝：咀嚼肌、上颌动脉、上颌静脉、翼静脉丛和三叉神经（图 9-9）。

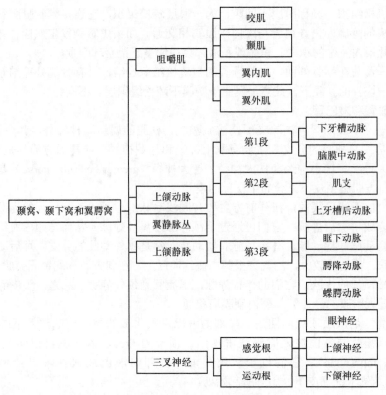

图 9-9　颞窝、颞下窝和翼腭窝

（三）解剖内容

1. 咀嚼肌　包括咬肌、颞肌、翼内肌和翼外肌，它们通过颞下颌关节运动下颌骨，参与咀嚼运动。咬肌（masseter）位于下颌支的表面，起自颧弓下缘，止于下颌支和下颌角的外面。颞肌（temporalis）呈扇形，起于颞窝，前部纤维垂直向下，后部纤维几乎水平向前，通过颧弓深方，止于下颌骨冠突和下颌支前缘。在其表面有坚韧的颞筋膜，自颞线向下，分为浅、深两层，分别附着于颧弓的外面和内面。翼外肌（lateral pterygoid）位于颞下窝内，起于蝶骨大翼下面和翼突外侧板，纤维行向后外，止于下颌颈，并通过关节囊连于关节盘。翼内肌（medial pterygoid）位于下颌支的深方，主要起于翼突，向下外方止于下颌支和下颌角的内面。

咀嚼肌为三叉神经下颌支的肌支支配。咬肌、颞肌和翼内肌收缩，可以上提下颌骨（闭口）。两侧翼外肌同时收缩，使下颌骨向前。颞肌后部肌束收缩，可拉下颌骨向后。若一侧翼外肌收缩，则使下颌骨转向对侧。

2. 上颌动脉（maxillary artery）　为颈外动脉的终支之一。它经下颌颈的深面向前至颞下窝，穿过翼外肌到达翼腭窝，按它的位置可分为 3 段：第 1 段在下颌颈的内侧；第 2 段斜向上前，越过翼外肌的浅面（有时经过其深面）；第 3 段进入翼腭窝内，经眶下裂入眶腔后，进入眶下沟及眶下管，出眶下孔终于眶下动脉。

第 1 段自下颌颈的内侧向前，分支：①下牙槽动脉（inferior alveolar artery）入下颌孔，经下颌管出颏孔后，称为颏动脉（mental artery）。此动脉营养下牙槽、下颌牙齿、牙龈以及下唇和颏部的肌。②脑膜中动脉（middle meningeal artery）自上颌动脉发出后，在翼外肌深面上行，穿耳颞神经两根之间，经棘孔入颅中窝。在颅内它行于颅中窝的动脉沟内，分为前、后两支，营养硬脑膜。在颅外仅见到它的起始部。

第 2 段的分支都是肌支，供应咀嚼肌和颊肌、颊部皮肤和黏膜。

第 3 段位于翼腭窝内，分支：①上牙槽后动脉（posterior superior alveolar artery）在上颌动

脉将入翼腭窝时发出，经牙槽孔进入上颌骨体，营养上颌后部的牙齿。②眶下动脉（infraorbital artery）经眶下裂入眶腔后进入眶下沟及眶下管，出眶下孔，途中发出上牙槽前动脉（anterior superior alveolar artery）营养上颌中、前部的牙齿。③腭降动脉（descending palatine artery），沿翼腭管下降，营养腭部及扁桃体。④蝶腭动脉（sphenopalatine artery）经蝶腭孔到鼻腔，营养鼻腔侧壁及鼻中隔。

3. 翼静脉丛和上颌静脉 翼静脉丛（pterygoid venous plexus）围绕翼外肌，向后形成一短干（有时为 2 干），称上颌静脉。上颌静脉（maxillary vein）在下颌颈的后方与颞浅静脉汇合成下颌后静脉。翼丛的交通比较重要，向后上方经卵圆孔和破裂孔导血管入颅，与海绵窦交通；向前上方经眶下裂与眼下静脉交通；前下方借面深静脉与面静脉交通。因此面部及口、鼻、咽等部位的感染可能通过这些交通扩散到颅内。

4. 三叉神经（trigeminal nerve） 由大的感觉根（大部）和小的运动根（小部）组成。自感觉根的三叉神经节（trigeminal ganglion），又称半月神经节，分出 3 个大神经干，称眼神经、上颌神经和下颌神经。紧贴三叉神经节的下面，有细小的运动根，进入下颌神经，支配咀嚼肌等。3 个神经干的感觉纤维在面部的分布，约以眼裂和口裂为界。当一侧三叉神经完全损伤时，患者伤侧面部皮肤、角膜、结膜、鼻和口腔黏膜以及舌前 2/3 的一般感觉消失，角膜反射（以棉絮轻触角膜引起闭眼反应）也会消失，患侧咬合无力，张口时下颌偏向患侧以及向健侧运动困难等。

十、眶内的血管和神经

（一）解剖规范

1. 骨性眶腔已在颅骨中观察。

2. 在眶内动脉标本上观察眼动脉。在眶内神经标本上观察眼神经、动眼神经、睫状神经节及其 5 个根和睫状短神经、滑车神经及展神经等。

（二）解剖层次

眶内的血管和神经：血管（眼动脉和眼静脉）、神经（视神经和眼神经）（图 9-10）。

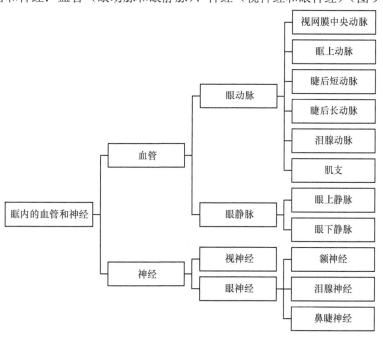

图 9-10 眶内的血管和神经

（三）解剖内容

1. 血管

（1）眼动脉（ophthalmic artery）为颈内动脉穿海绵窦以后的分支。它向前与视神经一起经视神经管入眶。在眶内，动脉先位于视神经的外侧，后斜跨视神经上方到眶的内侧壁。它发出以下分支：①视网膜中央动脉（central artery of retina）在眼球后方（0.5～1.0cm）自视神经下面穿入视神经，前行于视神经中央，至视神经盘处分为视网膜颞侧上、下小动脉和视网膜鼻侧上、下小动脉，营养视网膜，但黄斑的中央凹无血管分布。在活体用检眼镜观察时，可以看到它们分支分布的情况。②眶上动脉（supraorbital artery）经眶上切迹（或眶上孔）分布到前额的皮肤。③睫后短动脉（脉络膜动脉）是许多小支，沿视神经周围穿过巩膜，分布于脉络膜。④睫后长动脉（虹膜动脉）在视神经内、外侧各一，穿过巩膜后，沿巩膜与脉络膜间前行，在虹膜边缘处形成虹膜动脉大环，环上再发出细支，在瞳孔周缘形成虹膜动脉小环。⑤泪腺动脉，沿外直肌上缘达泪腺，并发分支到睑外侧及结膜。⑥肌支，常分为上、下两支，营养眼外肌。

（2）眼静脉有两条，分别为眼上静脉（superior ophthalmic vein）和眼下静脉（inferior ophthalmic vein），收受眼球和眶内的静脉。它们向前与面部静脉吻合，向后经眶上裂注入海绵窦。故面部的感染可经此路径传入颅内。

眼上静脉起自眶的前内侧，向前与面前静脉吻合。本干与眼动脉伴行，收纳与眼动脉分支的并行静脉，向后经眶上裂注入海绵窦。眼下静脉比眼上静脉小，起自眶下壁和内侧壁的静脉网。它收受附近眼肌的静脉，向后分为两支：一支经眶上裂注入眼上静脉，另一支经眶下裂注入翼（静脉）丛。

眼球内的静脉：视网膜中央静脉，其径路、属支与同名动脉相同，出视神经管后注入眼上静脉。巩膜和脉络膜的静脉主要合成 4 条涡静脉，穿出巩膜注入眼静脉。

2. 神经

（1）视神经（optic nerve）：视网膜节细胞的轴突，聚向视神经盘，穿出眼球后成为视神经。视神经向后，经视神经管至颅中窝，移行于视交叉。视神经外包 3 层膜，分别延自相应的 3 层脑膜，蛛网膜下隙也随之延续至视神经周围，故颅内压增高时，常出现视神经盘水肿。

（2）眼神经（ophthalmic nerve）为三叉神经的第 1 个分支，属感觉性神经。它经眶上裂入眶。在入眶之前即分成 3 终支，为额神经、泪腺神经及鼻睫神经。眼神经分布到眼球的感觉神经，有一部分穿经睫状神经节。临床上做眼内手术时，可将麻醉药注入睫状神经节附近，称球后麻醉。

第三节　临床应用解剖

一、颅底与颅底骨折

颅底骨折在颅脑损伤中较常见，因颅底结构复杂，有许多孔、裂、管和沟，其中都有重要的血管、神经通过，加之颅底与硬脑膜黏着紧密，故颅底骨折时常伴有神经损伤及硬脑膜撕裂伤。颅底骨折线方向多种多样，大多数病例骨折线经过颅骨的裂孔、裂缝和颅底骨质菲薄处。颅前窝或颅后窝的骨折线多纵行，而颅中窝的骨折线则多横行。颅底骨折常见以下几种：

1. 颅前窝骨折　颅前窝骨折涉及筛板时，常伴有脑膜和鼻腔底部黏膜撕裂，引起鼻出血和脑脊液流出，若伤及嗅神经导致嗅觉丧失；骨折线经过额骨眶板时，可见球结膜下出血或眶周围淤血，额窦常受累。

2. 颅中窝骨折　由于颅中窝孔、裂、腔隙较多，是颅底骨折的好发部位，骨折多发生于蝶骨中部和颞骨的岩部。当蝶骨中部骨折时，常伤及脑膜和蝶窦黏膜而致蝶窦与蛛网膜下腔相通，血性脑脊液经鼻腔流出；当伤及颈内静脉和海绵窦时，可形成动静脉瘘而引起眼静脉淤血，出血波动性突眼症；如累及穿过窦内和窦壁的神经时，可出现眼球运动障碍及三叉神经刺激症状。岩部骨折有鼓膜撕裂时，血性脑脊液可经过外耳道溢出，穿经岩部内部的面神经和前庭蜗神经亦可受累。蝶鞍、鞍旁及颞鳞下部骨折，根据颅中窝的毗邻及结构特点，可出现与第Ⅱ、Ⅲ、Ⅳ、Ⅴ、Ⅵ对脑神经损伤相关的症状，也可能导致第Ⅶ、Ⅷ对脑神经的损伤。

3. 颅后窝骨折 颅后窝骨质较颅前窝、颅中窝厚，发生骨折也少，当颅后窝骨折时，骨折线常在枕骨大孔附近，后果极为严重。当小脑和脑干受累时，可能出现相应的症状，骨折数日后乳突部皮下可出现瘀斑，这时才考虑枕底骨折。如骨折在岩枕裂部可导致第Ⅸ、Ⅹ、Ⅺ、Ⅻ对脑神经损伤。

二、颅内结构与脑疝

当颅内发生占位性病变引起颅内压增高时，推挤位于小脑幕孔、枕骨大孔周围的脑组织（海马旁回及钩或小脑扁桃体）分别向二孔移位，使脑神经和脑组织受挤压而出现相应临床症状时，称为脑疝。脑疝可使脑组织和脑神经受挤压而危及生命。临床常见的脑疝有小脑幕切迹疝和枕骨大孔疝。

（一）小脑幕孔

小脑幕孔是附着于前床突的小脑幕切迹与鞍背所围成的孔。与此孔相邻和通过的结构：

1. 颞叶内侧面的海马旁回及钩，在正常情况下，位于小脑幕切迹上方并向内侧越过小脑幕孔的游离缘。

2. 小脑的上丘、大脑脚和动眼神经等，由小脑幕孔通过。

3. 中脑周围与小脑幕孔之间，有蛛网膜下腔形成的含有脑脊液的脑池。

（二）枕骨大孔

枕骨大孔位于颅后窝最低部的中央。前后径约3.5cm，横径约为3cm，其下缘相当于延髓与脊髓衔接处。在枕骨大孔前上方有延髓，后上方有小脑幕扁桃体，其后部有小脑延髓池。经过此孔的还有副神经脊髓根、椎动脉、脊髓前动脉、脊髓后动脉。

三、垂体毗邻的临床应用

垂体位于颅中窝蝶鞍的垂体窝中，周围邻接许多重要结构，如海绵窦、海绵间窦等，如垂体发生肿瘤，在X线片上可见到蝶鞍扩大变形。如垂体前部肿大，则可将鞍膈前部推向上方，压迫视交叉，可出现双眼颞侧视野偏盲。蝶窦位于垂体窝的前下方，垂体肿瘤可向下扩大时，则使垂体窝加深以致累及蝶窦。如垂体肿瘤向两侧扩大，则压迫海绵窦内的动眼神经、滑车神经、展神经等，出现眼球运动障碍以及眼睑下垂、瞳孔变大、眼球突出等症状。

四、腮腺的临床应用

腮腺鞘浅层厚、深层薄，当腮腺化脓时，脓肿易穿透深层向深部蔓延，形成咽旁脓肿或向颈部扩散。由于鞘与腺体紧密结合并发出小格分隔腮腺，故当腮腺脓肿时可使腮腺小叶成为独立散在的小脓灶，不易出现波动感。腮腺紧邻外耳道，腮腺脓肿也可蔓延至外耳道和中耳。外耳道感染易扩散到腮腺，腮腺肿胀可推移耳垂向外上移位，成为腮腺肿胀特有的体征。

由于面神经分支在腮腺内形成丛，所以当腮腺手术切除时，一般采用两种方法保留面神经。一是先寻找面神经主干；一是沿其终支向近端分离，寻找主干。前者可在外耳道下方，剥离腮腺鞘直达乳突前方显露面神经主干，再向远端分离其分支。面神经主干在越过茎突根部以前一段长1～1.5cm，位于腮腺深面，故由此分离保护面神经分支比较方便。后者可先小心在咬肌前缘与下颌体下缘相交处辨认面血管，沿下颌体下缘并在面血管的浅面，找出面神经的下颌缘支，然后沿此支向后上深面入腮腺追踪面神经主干。

五、面神经的临床应用

面神经出茎乳孔后受到压迫、损伤或发生炎症，都会导致所支配肌肉的瘫痪。表现为额纹消失、眼不能闭、口角歪向健侧、患侧鼻唇沟变浅、不能做鼓腮和吹口哨等动作。若损伤发生在面神经管内，除以上表现外，还有舌前 2/3 的味觉障碍、唾液分泌减少等表现。

六、颅外血肿形成的解剖学基础

颅顶浅筋膜主要由致密结缔组织和脂肪组织构成，结缔组织形成许多小梁把脂肪分隔成许多小格，内有血管和神经穿过，当外伤出血时，血肿常局限于受伤部位，早期并可因神经末梢受压引起剧痛。腱膜下间隙，位于帽状腱膜与颅骨外膜之间，为一层疏松结缔组织，前至眶上缘，后达上项线，广泛而宽阔，因此，此间隙发生血肿时，可广泛蔓延至全颅顶。颅骨外膜在骨缝处与缝韧带愈着紧密，因此颅骨外膜下发生血肿时，常局限在一个颅骨的范围内。